金氏脉学

概　要

JINSHI MAIXUE GAIYAO

金伟　王平　辛超　桑素珍 / 主编

姜宝秀　王丽　姚闻达 / 副主编

 济南出版社

图书在版编目（CIP）数据

金氏脉学概要 / 金伟等主编 . —— 济南：济南出版社，
2024. 8. —— ISBN 978-7-5488-6691-6

Ⅰ . R241.1

中国国家版本馆 CIP 数据核字第 2024E3S444 号

金氏脉学概要

JINSHI MAIXUE GAIYAO

金 伟 王 平 辛 超 桑素珍 主编

姜宝秀 王 丽 姚闻达 副主编

出 版 人 谢金岭

责任编辑 侯建辉 陈玉凤

装帧设计 张 倩

出版发行 济南出版社

地 址 山东省济南市二环南路 1 号（250002）

总 编 室 0531-86131715

印 刷 东营华泰印务有限公司

版 次 2024 年 9 月第 1 版

印 次 2024 年 9 月第 1 次印刷

开 本 170mm×240mm 16 开

印 张 28.5

字 数 356 千字

书 号 ISBN 978-7-5488-6691-6

定 价 128.00 元

如有印装质量问题 请与出版社出版部联系调换

电话：0531-86131736

《金氏脉学概要》编委会

前　言

　　金伟自幼跟外祖父学习中医，一直想长大了当一名像外祖父一样的好医生，但9岁时一场大病后，他的眼睛失明了。眼睛失明之后，他没有颓丧，继续以惊人的毅力努力学习中医。跟外祖父学，跟民间老中医学，后来又去青岛盲校中医班学习了三年。在青岛盲校毕业后，他去了东北。在东北工作期间，他又在几位老教授的指导下系统学习了血流动力学、血液流变学和高等数学，之后他把数理知识跟脉学融合在一起进行深入研究，历经四十年不断努力，创立了独特的"金氏脉学"。

　　金氏脉学是一种基于中医理论，融汇当代科学研究成果，以脉诊为手段，以数学为量化工具，依照血流动力学和血液流变学的基本规律建立发展起来的无损伤诊断理论。

　　本书共十章，系统介绍了金氏脉学的形成背景、理论依据及其证成，论述了金氏脉学"一个原理、两个基本规律、三对基本概念"的基本内容，阐明了金氏脉学的脉诊方法、脉应和特征、脉形的构建与评价，介绍了金氏脉学的脉病关系、数学模型，探索了金氏脉学的临床应用。

金氏脉学突破了传统脉学的桎梏，建立了一个全新、开放、客观的理论体系。截至目前，其确定了260种常见疾病的脉象数学模型，提出了以特征定性、以脉点定位、以周程特征密度及其离散系数定量的三定方法，解决了传统脉学无法精确定性、定位、定量诊断的难题，改变了几千年来传统脉诊踟蹰不前的发展困境与只能作为证候诊断参考依据的缺陷，基本实现了只用脉诊就能确诊疾病的目标。

对金伟的研究成果，国内外各大新闻媒体都进行了宣传报道。《人民日报》（海外版）、中央电视台、《新华社每日电讯》、《中国与非洲》、《走向世界》等报刊先后刊发通讯、特写等。此外，新华社还向国内外发了通稿，经美联社转发后，美国《纽约时报》《世界日报》，新加坡《中原日报》等二十多个国家和地区的报刊分别加以转载，金伟的事迹得到了国内外有关专家学者的广泛赞誉。

医学科学家、泌尿外科专家吴阶平院士为"金氏脉学"题词："积累经验，服务人民。"原国务委员王芳将这套理论誉为"医林奇葩"。全国人大教科文卫委员会原主任范敬宜先生更是给予了极高的评价："仁心出仁术，脉理通哲理，杏林最难得，一炉融中西。"中日友好医院主任医师王树岐也对"金氏脉学"寄予厚望："用现代科学手段发扬祖国医学遗产，为人民健康服务。"

目　录

第一章

金氏脉学创立的背景及理论依据

随着历史的发展、社会的进步、科技的繁荣、物质文明和精神文明的昌盛，人类的物质文化生活水平日益提高，人们普遍开始关心自己的生存质量，对身体的健康更是倍加关注，人们渴望通过更安全、更经济、更便利的医疗诊断手段和医学理论，保障身体健康和生活质量。尽管目前的医疗水平和诊断手段较之以往有了很大的进步和发展，但还是难以满足人们的需求，要么是安全简便但不准确，要么是准确但不够安全简便。为此，许多医学工作者一直潜心于新的医学理论和诊断手段的研究，力求有所突破。金氏脉学理论就是在此前提下以现代医学理论为基础，结合中医的整体观与辨证观，总结 50 余年的临床经验，建立发展起来的一门新的简便易行的无损伤诊断理论。

第一节　脉学现状

　　人体是一个有机的整体，有物质层次上的生命现象和意识层次上的精神和思想。相应地，人体活动就分为两个层次：生命活动和意识活动。有了生命活动才有了形形色色的生命、繁衍不绝的人类，有了意识活动才有了丰富多彩的生活、社会的发展、日新月异的科技进步。人同时还是一个复杂的系统，或者说是一个复杂的信息系统。从意识角度看，人从外界接收各种消息，通过大脑的分析、综合、处理，总结出有用的信息，指导人的社会活动；从生命角度来看，人体中的各种物理、化学变化，无一不反映着人体的生命状况，而这种生命状况的信息在脉搏上的显现，即是脉搏信息。脉学就是根据人体脉搏的变化研究人体健康状况的一门科学。

　　脉诊是中医诊断学的核心内容之一，是数千年来中医诊断的基本手段，时至今日仍广为使用。但由于传统脉诊理论过于玄奥，历朝历代只有少数医学大家能够真正掌握其精髓，一般医生只能根据指下的感觉结合临床经验对病人进行诊断，不仅脉诊结论笼统模糊，而且大多数病人对这种模糊的评价、附会的描述不能理解，很难准确地掌握自身的疾病。

　　随着国家发展强大，生活水平不断提高，人们的需求逐渐从简单的物质需求转向了对健康的渴求。众所周知，任何一种医学的发展都离不开患者这一群体的推动，谁得到了这一群体的信任，谁就得到了发展的机会。在科学飞速发展的今天，医疗设备越来越精微准确，对现代医学的发展来说是一种推动，对中医来说却是一种挑战。近百年来，中医药学虽然得到了一定发展，脉诊却越来越显得落后，已无法满足患者的需求。

脉诊从其起源到形成脉学，是历代医家长期探索、研究、整理、总结的成果，也是由实践到理论的升华过程。传统中医脉学的发展大致可分为三个阶段：第一阶段为《内经》成书以前，这一阶段为脉学的萌芽阶段；第二阶段为《内经》成书到晋代王叔和《脉经》成书，这一阶段为脉学的发展和理论初步形成阶段；第三阶段为《脉经》成书至今，这一阶段为脉学充实和完善阶段。

传统脉学的发展，就时间而言，第一阶段用了多长时间已无法考证，第二阶段用了大约四五百年，第三阶段至今已有一千七百多年。在这期间，著名医家王叔和在《脉经》中确定了"独取寸口"的诊脉方法，并明确提出了二十四脉，自此以后，脉诊发展就十分缓慢。后世医家基本上都是宗法《脉经》，所做的只不过是对《脉经》的一些修修补补，虽然有些医家也提出了不同脉法，但大同小异，各有优劣，基本上没有超出《脉经》的范围。一直到了明代，著名医药学家李时珍才总结了自己的临床经验，在《濒湖脉学》中把《脉经》中的软脉改为濡脉，并在原二十四脉基础上增加了长、短、牢三种，称为二十七脉。后来李士材又在《诊家正眼》一书中增加了疾脉，共计二十八种病脉。

尽管中医学在漫长的发展过程中曾有过金元时期的学术争鸣，明清时期的伤寒、温病学的发展，以及临床各科、各种新疾病新问题的提出和解决等重大进步，但脉诊却未能与之同步，以致影响了中医诊断学的发展。到现在为止，我们的《中医诊断学》教材上记载的仍是二十八脉。

另外，中西医理论体系的差异也是脉诊发展形成瓶颈的主要因素。中医学有着独特的天人形神合一的模式，从宏观上以整体观念为主导思想，以阴阳五行为理论工具，以脏腑经络、气血津液为生理病理基础，以辨证论治为诊治特点；更由于望、闻、问、切四诊的简便易行、无损伤，深受广大患者的喜爱。但随着现代医学的普及，人们越来越习惯用数字了解自己的健康状况，如谷丙转氨酶是多少、血压是多少，胃火炽盛、肝阳上亢之类的笼统结论已无法满足人们的需要。加之脏腑经络、气血津液理论与现代人对人体生理和病理的理解不尽相同，也与现代医学的生理学、病理学等描述的客观存在不够一致，因此患者往往难以认同。

众所周知，中医脉学是中华民族对世界文明发展的伟大贡献，在漫长的历史中，为减轻患者的病痛起到了不可磨灭的积极作用，这一切，中华儿女都不会也不该忘记。但是，任何一种事物，尤其是一种经验理论，经历了悠久的发展历程，若没有被发扬和光大，必然就要衰退，因为历史在发展，人类在进步，文明在昌盛。因此，没有通过实验验证推动的认识突破、没有基于理性逻辑的理论突破而纯粹从史籍中机械挖掘的表象传承必将被历史抛弃。

马克思认为：一门科学只有当它达到了能够运用数学分析研究描述时，才能真正成为科学。康德也认为，任何一门自然科学，只有当它能应用数学工具进行研究时，才能算是一门发展渐趋完善的科学……而且一门科学对于数学工具的应用程度，就是这门科学渐变为真实科学的发展完善程度。

从科学理性角度讲，马克思和康德的观点无疑是正确的。传统脉学正是因为缺乏数学及流体力学这两个量化和逻辑与理性工具的帮助，诊断中没有量化指标，临床上医生只能依靠自己的经验及指下的感觉进行判断，不仅脉诊结论笼统模糊，而且大多数病人对这种模糊的评价、附会的描述不能理解，这也就是几千年来脉诊只能作为证候诊断参考依据的根本原因。1998 年，在德国举办的中西学术研讨会上，美国生物医学工程学会主席、国际流变学学会副主席 Y. C. Hung

教授曾说："中国的脉象，当然是无损伤诊断方法的巅峰。可是，怎样用客观的科学仪器，用数字将它们的功用解释清楚，使得这一方法为全世界的医生和一般人所了解，因了解而信任，因信任而使用，这就是我们的责任。"

正是意识到这一责任的重大，金伟研究员一直潜心研究脉学。1969年到1972年，他在青岛盲校中医班学习期间，不仅系统学习了医学理论，还利用节假日跟着许多民间名老中医系统学习了《内经》《伤寒论》《金匮要略》，掌握了不少治疗疑难病的药方，在脉学上也得到了真传。应该说，这为金伟研究员以后走上脉学研究的道路奠定了坚实的基础。

第二节　中医脉学的启示和借鉴

无损伤诊断是一种安全、方便、快捷的诊断手段，有着广阔的发展前景，不过现有的无损伤诊断手段临床上基本是作为一种辅助诊断，且大多仅能做到局部诊断，难以真正通过无损伤诊断实现疾病的定性、定位、定量，掌握疾病的本质。为了使无损伤诊断成为临床上主要的、综合的诊断手段，各种理论不断提出，同时传统的中医诊断手段日益受到重视，尤其是中医脉学更是引起了广泛的关注。

脉诊是中医诊断的主要方法之一。这种方法简便易行、经济方便，无须任何仪器和烦琐的过程，并能避免仪器检查诊断中对人体造成的损伤，因而有很高的实用价值。

所谓脉诊，就是医生运用手的食、中、无名三指指腹触按病人的腕部桡动脉脉搏，运用轻重不同的指力，对各种脉象进行鉴别，借以诊断疾病的方法，是真正的无损伤诊断。研究脉诊原理及诊脉方法的科学，称为脉学。脉学是祖国医学理论的重要组成部分。脉诊的研究应用早在两千多年前就开始了，它始于《内经》，详于《难经》，推广于《脉经》，经过历代医家的不断研究整理和总结提高，已逐步发展成为中医临床诊断疾病的重要手段。

临床医学上的关键问题是在对人体和疾病有深刻认识的基础上，进行正确的诊断和治疗（正确的诊断是有效治疗的前提）。由于现代医学偏重于局部、微观、形态的分析，很多又是损伤性诊断，这样既易导致诊断的片面性，又会给患者造成新的损害。而中医脉诊的长处正在于整体地、客观地、辩证地反映疾病的整个过程，且使用的诊断手段又是无损伤的，这正是脉诊的生命力所在。两千多年来，中医抓住了切脉以辨气血这一根本，把脉学发展成完整的辨识体系，使脉学成为祖国医学中的宝贵遗产。

但是，中医脉诊是以经验为基础，以古代朴素的辩证唯物论为基础理论，以诗文状述，以比喻附会的方式著书传代。由于受历史和现实等各种条件的限制，医家对错综复杂的脉象多用拟物类比的语言来描述，缺乏客观指标，对不同的脉象进行判断时主观随意性较大，从而影响了诊疗的准确率。传统脉学似乎已不能顺应生命科学高速发展的潮流，因为随着现代医学的日益普及，人们已习惯用西医的术语和数据来了解自己的健康状况，而传统中医的模糊结论无法满足人们的要求。

金氏脉学汲取了中医脉学的整体观和辩证观的理论思想，以现代医学理论为基础，以数学为手段，通过脉诊的方式，基本做到了对疾病准确定性、定位、定量诊断，这不仅发展了脉诊理论，而且其实质已经与传统中医脉学大相径庭。

第三节　金氏脉学的理论基础

金氏脉学是一门新的医学理论，同时又是一门综合性的学科。金氏脉学之所以与中医脉学有质的不同，正是因为吸收和借鉴了现代科学的有关成果，如血流动力学、血液流变学、信息论、数学等。也正是因为吸纳了这些内容，金氏脉学才能成为一门独立的新学科。

一、 血流动力学基础知识

血流动力学是研究心脏、血管和血液循环的动力学特性的科学。通过血流动力学的分析，可以掌握心血管系统的力学性质，明确脉搏波产生的力学机理，这对于深刻了解脉搏和脉诊，加深对金氏脉学的基本原理、基本规律、基本概念的认识大有裨益。

（一） 心脏的力学性质

心脏是整个循环系统的动力源，研究其动力学特性，从力学角度认识心血管系统物理本质规律，是深刻理解金氏脉学的前提。

心脏的动力来源于心肌细胞的收缩，而心肌细胞的收缩由电信号触发。心脏有一个完整的电信号发生、传输系统，周期性地发出电信号，使心肌节律性地收缩、舒张，推动血液在体内循环。因此，心脏血流动力学问题，不仅取决于心脏的几何形状、材料性质以及边界条件（如输入、输出条件），还和心电过程密切相关。

从流体动力学观点来看，心脏血液流动的特点有以下几点。

a. 和一般流体力学问题不同，心脏血流是在心电系统控制下能动的、边界推动的非牛顿流体运动。流体的运动和心脏的构造、心肌的收缩过程、心电系统的动力学过程紧密耦合。

b. 心血管系统是个完整的整体，各个环节是互相影响的。以左心室为例，其输出量作为始端边界条件，影响整个血管系统的血液流动；而血管组织的流动特性，作为心室流动的出口条件又影响到心脏的输出。

c. 从心脏血流问题来说，心室的充盈和射血过程和瓣膜的运动密切相关。

d. 无论是射血流还是充盈流，流动加速度都很大（如左心室射血时，加速度达 1000—5000 cm/s^2）、雷诺数相当高，因而流体黏性可以忽略不计。但另一方面，血液的松弛时间约为 0.001— 0.5 s，而射血持续时间约为 0.2— 0.3 s，所以血液的弹性是应该考虑的。

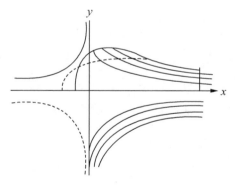

图 1 - 1　流线

（1）心室射血流动模型

心脏的构造功能符合优化原理。设想心室内壁本身是个流线面（见图 1 - 1），在收缩过程中，所有流线的形状都连续地变化，构成流线面的流体质点始终不变，因而流体质点部分穿越流出，不发生混合。这样，流动阻力最小，而且溶血、凝血以及血栓形成的可能性也最小。

由于心脏射血时，雷诺数很高，黏性效应很小，若取原点位于流

场驻点的坐标系 $\{x, y, z\}$ 为参考，则射血流动的速度位为：

$$\varphi = f(t) \left[ax^2 + by^2 + cz^2 \right]。$$

其中，a，b，c 为待定系数，是时间的函数，满足

$$a + b + c = 0。$$

实验证明，尽管主动脉口峰值雷诺数高达 104，仍不发生持续的湍流，这说明流动基本不受干扰。因此可以假设出口流动是圆柱形射流，与主动脉壁平行。进而，左心室收缩时腔室呈旋转椭球形，故室内流动是轴对称的，这样，可取 a = 2，b = −1，c = −1，则有

$$\frac{\partial \varphi}{\partial x} = 4f(t) \, x;$$

$$\frac{\partial \varphi}{\partial y} = -2f(t) \, y;$$

$$\frac{\partial \varphi}{\partial z} = -2f(t) \, z。$$

若 $t = 0$ 时，内腔壁型线为：

$$G_0 (x_0, y_0, z_0) = 0。$$

则任何时刻，内壁面型线是上式的仿射变换，

$$\begin{bmatrix} x \\ y \\ z \end{bmatrix} = \begin{bmatrix} \lambda^{-2} & 0 & 0 \\ 0 & \lambda & 0 \\ 0 & 0 & \lambda \end{bmatrix} \begin{bmatrix} x_0 \\ y_0 \\ z_0 \end{bmatrix}。$$

这里，

$$\lambda = e^{-\int_0^t f(t')dt'}$$

$f(t)$ 取决于心输出流量 $Q(t)$。

（2）瓣关闭的力学机理

主动脉瓣由三片新月形膜构成，向主动脉方向打开，关闭时将主动脉孔严密封闭，边缘向主动脉内凸起。主动脉根部有三个主动脉窦，其内有冠状动脉口。肺动脉瓣的构造与此类似。射血时，瓣膜大体上与管壁平行，瓣尖略偏向主动脉（或肺动脉）窦，窦内形成一驻

涡。二尖瓣由两片约略呈梯形的薄膜组成，其环座呈椭圆形。在开启位置，膜成锥形。远端边缘由腱索连接于乳突肌。三尖瓣除多一个膜片外，构造与二尖瓣相似。

瓣膜由胶原纤维构成，其底座、环架也是纤维组织，没有肌肉，因而没有主动收缩的能力，其启闭完全取决于外力。开启机理不难理解，关闭机理却很复杂，一般有如下解释。

如图 1-2 所示，实验 a：一根管子插入容器，流体通过管子流向容器，形成淹没射流，当管流（在上部）突然中断时，容器内的液体向管周围流向管口。实验 b：在直管中部装一 D 形弯管，把心脏瓣膜装在弯管进口处。当流体沿直管向下流动时，弯管内没有流动，当管流在下方受阻时，在弯管内形成回流，推动瓣膜将直管关闭。实验 c：直管下端套一段乳胶管，插入容器中。开始时，使管内液面高于容器液面。放开后，管内液柱下降，当其液面略低于容器液面时，软管自动关闭。

对于上述现象，忽略黏性力，则运动方程为

$$\frac{\partial u}{\partial t} + u \cdot \frac{\partial u}{\partial x} = -\frac{1}{\rho} \cdot \frac{\partial p}{\partial x}。$$

其中 u 是流体速度，p 是压力。因为管截面积不变，所以

$$u \cdot \frac{\partial u}{\partial x} = 0,$$

$$\frac{\partial u}{\partial t} = -\frac{1}{\rho} \cdot \frac{\partial p}{\partial x}。$$

如以实验 b 为例，当直管在下端受阻时，流动减速，$\frac{\partial u}{\partial t} < 0$，故 $\frac{\partial p}{\partial x} > 0$，它推动瓣膜关闭。

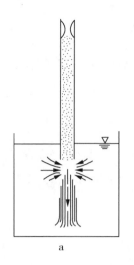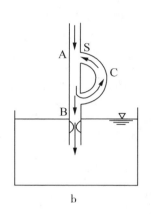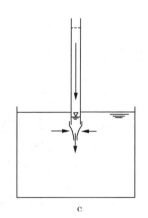

图 1-2　实验示意图

通过以上实验发现，瓣膜关闭的原因是流动减速引起的逆压力梯度，不是流动速度，因而很灵敏，几乎没有回流。实验 b 可以说明主动脉瓣和肺动脉瓣关闭的原理，实验 c 适于解释二尖瓣和三尖瓣的关闭过程。

（3）主动脉瓣膜流动分析

考虑主动脉瓣膜流动，必须将脉冲射流、膜运动及主动脉窦内的涡流三者结合起来。在瓣膜运动中，瓣膜运动引起的孔道截面积变化而对流动的影响，以及柔性膜本身在流场中的运动，之间存在着强烈的相互作用。这种作用不仅表现为孔道截面积的变化，还表现为瓣膜形状和瓣膜运动速度的变化。

假设血液的流动是轴对称的，取柱坐标 (r, θ, x)，相应速度场为 $(v, 0, u)$，流动满足方程：

$$\frac{\partial u}{\partial x} + \frac{\partial v}{\partial r} + \frac{v}{r} = 0。$$

得出

$$\frac{\partial u}{\partial t} + \frac{\partial}{\partial x}\left[\frac{1}{2}(u^2 + v^2) + \frac{p}{\rho}\right] = 0,$$

$$\frac{\partial v}{\partial t} + \frac{\partial}{\partial x}\left[\frac{1}{2}\left(u^2 + v^2\right) + \frac{p}{\rho}\right] = 0。$$

其中，ρ 为血液黏滞系数。瓣膜的血流动力学特性可以用排出系数 C_d 表示为：

$$C_d(t) = \frac{Q(t)}{A_0 \sqrt{\dfrac{2\Delta p(t)}{\rho}}}。$$

A_0 为主动脉根部内腔截面积，$\triangle p(t)$ 为根部压力和主动脉窦下游压力之差。

因此可以得出如下结论：

①流量增大使瓣膜效率增大。

②瓣膜开启速度变慢，在心率不变时，相当于通道狭窄（开启不完全），瓣膜效能大大降低。

（4）瓣膜运动和流场的相互作用

瓣膜运动和流场的相互作用主要体现为：

①瓣膜以当地流体的速度运动。

②瓣膜对流体的作用力改变流体运动。这种力包括瓣膜关闭时，阻止流体运动的力，以及瓣膜打开时作用于流体使之形成旋涡的剪应力等。

因此有连续方程：$\nabla \cdot u = 0$；

运动方程：$\rho\left[\dfrac{\partial u}{\partial t} + (u \cdot \nabla) u\right] = -\nabla p + \mu \nabla^2 u + F$；

膜—流体界面无滑流条件：$\dfrac{dx(s)}{dt} = u(x(s), t)$。

$x(s)$ 是瓣膜质点的位置，x 是流场中的点。

瓣膜运动方程：$m\dfrac{d^2 x(s)}{dt^2} = f_1 + f_2$。

m 是瓣膜微元质量，f_1 是周围组织作用于该微元的力，f_2 是流体作用于该微元的力。

通过这种方法可以得出有关二尖瓣的定性结果：

①心房收缩压力峰领先于二尖瓣射血速度峰；

②驱动力小于 0 时，血液继续向前流动；

③二尖瓣关闭后，流动曲线上有明显的阻尼振荡，这种振荡是由瓣膜弹性和流体惯性的耦合作用所致；

④每个周期结束时，流量有一轻微的突增，此时驱动力尚未变为正值。这是由于储存在成囊状的尖瓣中的血液突然排出引起的。

（二）　血管的力学性质

1. 血管的构造和功能

生理流动总是以固态生物材料软组织为边界的，它的力学行为和生理流体的运动相耦合，是生理流动的一大特色，了解软组织的力学性质，是认识生理流动规律的必要前提。因此，要想了解血液的流动情况，必须首先知道血管的构造和力学性质。

（1）大血管的力学性质

①静力学性质

不可压缩性：大血管是否压缩不仅取决于材料的体积模量（K），更重要的是取决于体积模量与剪切模量（G）之比。因为 K 远大于 G，故血管材料近乎不可压缩。

正交性：在管内外压差（内压高于外压）的作用下，血管的变形是轴对称的。

非线性：在静载荷作用下，血管的应力—应变关系是非线性的。

②动力学性质（血管的黏弹性）

滞后回线：在周期性载荷的作用下，不仅存在滞后回线，且每一周期的滞后回线并不重合，表明血管壁材料是非线性黏弹体。即使应力、应变变化幅度很小，滞后回线依然存在。在不同的平衡载荷下，各个小滞后环不平行。另外，不论是加载曲线还是卸载曲线，同样在应力水平上，小滞后环并不与有限变形时的滞后回线相切。

应力松弛：大血管的材料存在应力松弛现象，且平衡弹性模量大于 0，为部分松弛。

蠕变：在应力阶跃作用下，材料会发生蠕变，且蠕变是有限的。

应变率的影响：应变率对应力—应变关系有影响，但并不显著。在给定应变下，载荷频率改变 1000 倍，加载或减载时，应力的变动系数为 1—2。

（2）血管力学特性的热力学说明

从热力学观点来看，应力的起源有二：a. 来自内能改变；b. 来自熵的改变。当结晶材料在外力作用下变形，改变结晶构造时，外力使物体变形所做之功变为物体的内能贮存起来，它可以释放出来做功，是可逆的。非结晶材料在微结构不变的条件下变形时，内能的变化亦与此类似。另一方面，若材料在外力作用下变形时，伴之以微结构有序—无序的改变，从而引起熵的改变，这一改变和外力所做的功有关，是不可逆的。前者称为内能弹性，后者称为熵弹性。二者的温度系数不同。

构成血管的胶原纤维的网络结构松弛，形态相当随机。平滑肌和弹性蛋白纤维是有组织的，但不是晶体。在变形时，必然发生有序—无序的变化，因而内能和熵同时改变。当变形较大时，必定发生某种不可逆的改变。这就是应力—应变曲线出现滞后环的热力学原因。

同样，由于过程不可逆，血管材料不可能存在所谓自然状态——外在去除后材料能够恢复到的唯一状态，至多只能在一定载荷下达到某种可重复的状态。生物学上称此为内平衡，在此状态下，因和果是一一对应的。内平衡状态是由生理条件决定的，当生理条件有较大改变时，内平衡点亦随之改变。在做血管材料力学性质实验时，可通过重复相同的加载、卸载过程而达到可重复状态，这种方法称为预调制。

（3）小动脉的力学性质

小动脉富含平滑肌，可以能动地收缩，对周缘血流微循环起调节作用。但目前人们对它的认识还很少。

一般我们只知道小动脉的平均周向应力与平均直径关系，即被动承载时，其性状和大动脉十分相似。由于大量平滑肌的作用，机械刺激（应力变化）、O_2、去甲肾上腺素等，会引起能动的反应，这对于血流调节十分重要。在某一压力范围内，管径不随压力变化，这和弹性反应完全不同，是由血管平滑肌主动收缩导致。不仅如此，当灌注压力低于某一临界值时，平滑肌的主动收缩将使小动脉关闭。

（4）毛细血管的力学性质

人类现在对毛细血管的认识还很不完备，但一般都认为，毛细血管的力学性质取决于它和周围组织的关系。在不同的器官和组织内，毛细血管组织具有不同的构造，因而其力学性质亦不相同，需分别研究。

二、 血液流变学基础知识

血液流变学是研究血液及其组成成分在循环系统内的流动性、变形性、聚集性、粘弹性及其变化效率的一门学科。通过对机体血液流变学改变的研究，可以掌握机体的生命状态对血液流变性质的影响，明确其对血流速度的影响，从而深刻理解脉搏波的变异原因。

（一） 血液的流变特性

血液是一种不透明的红色液体，是一种悬浮系统，由有形成分和一些大分子物质组成。血液有形成分中大部分是红细胞，此外还有少量的白细胞及血小板等，这些成分共同悬浮在血浆中。血浆是一种复杂的水样溶液，主要是高分子化合物，如白蛋白、球蛋白、纤维蛋白原等，溶解在稀盐溶液中。全血呈弱碱性，pH ＝ 7.35—7.40，比重为1.056，血浆 pH ＝ 7.3—7.5，比重约为 1.024，胶体渗透压约为330 mmHg。影响血液流变特性的主要是红细胞的特性，它可看作是高度可变形的中间充满液体的弹性薄壳体。白细胞的变形性、血小板的聚集性、纤维蛋白原浓度等对血液的流变特性也有一定的影响。

大量的实验表明，血液具有以下流变特性：

a. 全血是非牛顿流体，血浆是牛顿流体。

b. 全血具有屈服应力，只有当所受的外部切应力超过此值时，血液才开始流动。

c. 红细胞浓度愈高，全血黏度愈高。

d. 切变速率足够大时（$>100\ \text{s}^{-1}$），全血的流变特性趋于牛顿流体。因此在大血管中全血可看作是牛顿流体。

e. 血液流动的典型曲线随切变速率的增高，全血黏度逐渐降低并趋于一渐近值。

f. 有各种定量描述全血的剪切速率与剪切力之间相互关系的数学方程，其中效果较好的当属卡森方程。在相当宽的切变速率范围内，全血的流动曲线可用卡森方程描述。

g. 血浆黏度主要取决于纤维蛋白原浓度。

h. 影响血液流变特性的因素有很多，主要有红细胞聚集性、变形性、血液 pH 值、渗透压等。

i. 温度对全血及血浆黏度都有很大影响，温度越低，黏度越高。

1. 血液的基本组成

血液包括血浆和血细胞两部分。

（1）血浆

血浆是血液的重要组成部分，主要由水、蛋白质和无机盐组成，另外还有葡萄糖、脂类以及激素、酶等活性物质。

水在血浆中占的比例最大，约为 90%—91%，其主要作用是参与调节体温、运输营养物质及代谢产物。

血浆蛋白含量约为 6.5—8g/dl，可分为白蛋白、球蛋白和纤维蛋白原三类，其中球蛋白又可分为 α-球蛋白、β-球蛋白、γ-球蛋白。白蛋白的作用主要是维持胶体渗透压；球蛋白的作用主要是与机体免疫力防御功能有关；纤维蛋白原是血液凝固的基本物质。

血浆中的无机盐主要以 Na^+ 和 Cl^- 为主，还有少量的 K^+、Ca^{2+}、HCO_3^-，其作用主要是维持血浆晶体渗透压和酸碱平衡，并维持神经、肌肉的兴奋性。

（2）血细胞

血细胞是血液中的有形成分，它包括红细胞、白细胞和血小板。

①红细胞

红细胞是血液中最多的一种血细胞，正常男性每立方毫米血液中的红细胞平均约为 500 万个，女性约为 420 万个。正常红细胞呈双凹圆盘形，平均直径约为 $8\mu m$，周边稍厚。这种红细胞形状的表面积与体积之比，较球形时为大，因而气体可通过的面积也较大，以利于气体交换；这种形状也有利于红细胞的可塑性变形，以便于通过口径比它小的毛细血管和血窦孔隙。成熟的红细胞无核，血红蛋白是红细胞的主要成分，约占细胞重量的 34%，它的主要功能是携带氧和二氧化碳。

红细胞的悬浮稳定性可通过红细胞的沉降率反映出来。将与抗凝剂混匀的血液置于一支小玻璃管（如分血计）中，红细胞由于比重较大，将因重力而下沉，但正常时下沉十分缓慢。通常以红细胞在一个小时内下沉的距离来表示红细胞沉降的速度，称为红细胞沉降率。正常男性的红细胞沉降率第一小时不超过 3 mm，女性不超过 10 mm。红细胞下降缓慢，说明它有一定的悬浮稳定性；红细胞沉降率愈小，表示悬浮稳定性愈大。

如果将红细胞放在低渗的盐溶液中，可以看到红细胞由双凹圆盘形逐渐胀大而呈球状直至解体，释放出血红蛋白。这种现象称为溶血。红细胞对低渗溶液有一定的抵抗能力，这种抵抗能力的大小可以说明红细胞脆性的大小。

成人的红细胞主要是在骨髓内生成的。它的生成过程除了要求骨髓的造血功能正常外，还需一些原料，如铁、蛋白质等。成熟的红细胞进入血液后平均寿命约为 120 天（最短者为 40 天，最长者可达 200天），每日约有 1% 的红细胞在肝脏、脾脏、骨髓内被网状内皮细胞所吞噬。

②白细胞

白细胞是一种有核细胞。健康成年人每立方毫米血液中含有白细胞约 4000—10000 个，低于 4000 或超过 10000 者均属异常。根据胞浆内有无颗粒及染色的不同，白细胞可分为两类五种。两类是粒细胞（胞浆中有特殊颗粒）和无粒细胞（胞浆中无特殊颗粒）。粒细胞包括嗜中性粒细胞（约为 60%—70%）、嗜酸性粒细胞（约为 0.53%）、嗜碱性粒细胞（约为 0%—0.75%）；无粒细胞包括单核细胞（约为 3%—8%）、淋巴细胞（约为 20%—30%）。所有的白细胞都可以借助变形通过毛细血管进入组织间隙，它们能吸附异物包括细菌及其解体所产生的毒素、抗原—抗体复合物等，并把它们吞入胞内，这个过程被称作白细胞的吞噬作用。在许多疾病中，血液内各种白细胞数量的变化呈现出一定的规律，因此，白细胞计数和白细胞分类计数，对疾病的诊断有重要的意义。

③血小板

血小板是由骨髓中成熟的巨核细胞胞浆裂解脱落下来的小块细胞胞质，是无色无核的不规则小体。在正常人的血液中，每立方毫米血液中约含有血小板 10 万—30 万个。进入血液的血小板平均寿命约为7—14 天，衰老的血小板被肝、脾、骨髓的网状内皮系统所吞噬和破坏。

血小板的生理特性主要有黏着、聚集、收缩、释放和吸附，这些特性与血小板的止血和凝血功能密切相关。

2. 血液的触变性和黏弹性

（1）血液的触变性

血液的触变性是指血液的表观黏度不仅依赖于剪切率，而且还与剪切作用时间有关，是一种有时间依赖关系的非牛顿特性。剪切时间越长，表观黏度越小。在一定的剪切率范围内，如 $0.1—10 \ s^{-1}$，血液具有触变性。

①触变性产生的原因

在低剪切率或静止状态下，血液中的红细胞会产生桥联，聚集成钱串状。小的钱串状由 2—3 个红细胞叠在一起，大的钱串状可由几十个红细胞聚集而成，并且钱串状和钱串状之间还能相互交联形成三维网络结构。此结构的形成，使红细胞有效体积增大，造成了全血表观黏度的增加。当血液受到较大程度的剪切时，钱串状结构将被解聚。剪切率越高，解聚的程度越大，表观黏度就越低。当剪切停止时，解聚的红细胞又重新聚集成钱串状。

在一定剪切率下，钱串状红细胞解体有一个过程。在此过程中表观黏度逐渐下降，直到钱串状与单个红细胞的转变达到动态平衡。之后，表观黏度将维持在一定水平不再降低。

②血液触变性的流变图

血液的触变性表示血液不但有剪切稀化效应，同时还与时间有关。由于血液黏度的这种双重依赖性，因此可用两种流变图表示血液的触变性。

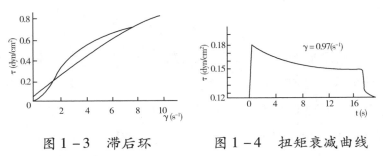

图 1 - 3 滞后环　　　图 1 - 4 扭矩衰减曲线

a. 滞后环

滞后环是指剪切率从零平稳地增高到某一最大值，而后立即平稳地减小为零，在此过程中剪切应力和剪切率之间的关系曲线。

b. 扭矩衰减曲线

又名应力衰减曲线，是指剪切率一定时，剪切应力与剪切时间的关系曲线。血液的触变性表明，当用一定的剪切率作用于血液时，剪切应力立即增至某一值，而后随剪切时间的延长，剪切应力呈指数下降。

③血液触变性的本构方程

血液的触变性可用方程表示为：

$$\tau - \tau_0 = \mu\dot{\gamma} + CA\dot{\gamma}^{-n\int_0^t C\dot{\gamma}^n dt}$$

其中，τ 是剪切力，$\dot{\gamma}$ 是剪切时间，τ_0、μ、C、A、n 是此方程的触变系数。

滞后环可分成两根曲线，加上扭矩衰减曲线，共有三根曲线，可以用上式导出三个方程表示：

a. 当 $0 \leqslant t \leqslant t_1$ 时，剪切率线性增加，此时 $\dot{\gamma} = at$（a 为常数）

$$\tau - \tau_0 = \mu\dot{\gamma} + CA\dot{\gamma}^{-\frac{C\dot{\gamma}^{n+1}}{na(n+1)}}$$

b. 当 $t_1 \leqslant t \leqslant 2t_1$ 时，剪切率线性降低，此时 $\dot{\gamma} = a(2t_1 - t)$，$t_1$ 是使剪切率达到最大值的时间。

c. 对扭矩衰减曲线，有

$$\tau - \tau_0 = \mu\dot{\gamma} + CA\dot{\gamma}^{-nC\dot{\gamma}^n t}$$

其中，τ_0 为屈服应力，μ 为血液黏度的牛顿分量，与血液中血浆成分和分散成单个红细胞的流变特性有关，C 为钱串状分散成单个红细胞的解体反应的速率常数，如果 C 值低，表示钱串状解体成单个红细胞的过程慢，因而血液中可能有较多的钱串状存在，容易阻塞微循环中的血流，致使脉搏呈现致密硬涩搏。A 为结构平衡常数，表示剪切力为零时，钱串状与单个红细胞之间的平衡常数。A 值越高，表示静止血液中钱串状的相对数量越多，聚集程度越高。n 为剪切使钱串状解体的反应方次数，n 值越大，表示钱串状解体越迅速。

（2）血液的黏弹性

在低剪切率条件下，如剪切率小于 $0.1 \ s^{-1}$ 时，血液表现出黏弹性。血液的黏弹性是血液各组元的物理、化学性质及其间相互作用的又一表现，与许多疾病的发生、发展有很大关系。

我们知道，血液的无形成分血浆具有黏性，而其有形成分红细胞却具有弹性变形和相互聚集的特性。在低剪切率条件下，红细胞之间可相互交联成三维网络结构，这种结构起着传递单个红细胞的弹性变形的作用，这样，具有弹性的三维网状结构悬浮在具有黏性的无形成分血浆中，就使血液呈现出了黏弹性。

（二） 红细胞的流变性

1. 红细胞的变形性

红细胞的变形能力或红细胞的变形性是指在外力作用下，红细胞改变其形状的能力，这是一种重要流变现象。在血液流动时，特别在微循环系统，血管管径与红细胞直径量级相当或更小，红细胞要承受很大的剪切力，发生很大的变形才能通过微血管。而在大血管中，红细胞的尺度比血管管径小得多，血液被认为是均匀的连续介质，不再考虑单个红细胞的流变行为。红细胞是机体内重要的物质交换单元，血液将氧和营养成分运输到全身各个器官和组织，同时收集废物。微循环正是进行这一物质交换的场所，可见红细胞的变形能力是影响机体新陈代谢的重要因素，也是导致脉搏发生变异的重要原因之一。因此，对红细胞流变行为的研究，可以帮助我们更好地认识血液的流变特性、力学特性及疾病的发病机理和治疗原理等，并对阐明病理变化与脉应的对应关系有着极其重要的意义。

（1）影响红细胞变形性的因素

红细胞变形是在外界环境作用下其自身形状产生改变的一种被动过程。红细胞是否容易变形由其自身特性决定，而变形程度如何往往又与外界环境的作用相关。所以，影响红细胞变形性的因素分为内部因素和外部因素两部分。

①内部因素

影响红细胞变形性的内部因素是指与其自身结构或特性有关的因子，主要包括红细胞膜的黏弹性、红细胞的几何形状及红细胞的内黏度等。

a. 红细胞膜的黏弹性

一般认为，红细胞膜的结构由两层磷脂分子组成，其亲水基团向外，疏水基团向内，膜蛋白分子镶嵌其上（见图1-5）。生理条件下，膜脂分子呈液晶态，具有良好的流动性。因此，镶嵌其上的蛋白质分子可在膜平面进行横向扩散及翻转等形式的运动。

红细胞在一定外力作用下表现出的弹性特性主要与膜的骨架蛋白相关。研究发现，红细胞膜表面的一些跨膜蛋白与膜下一系列蛋白相互连接，对红细胞的运动及结构的稳定性有着重要的作用，这些构成了红细胞膜的骨架。骨架蛋白由多种蛋白质分子组成，大致可分为两组类型。一组由收缩蛋白、锚蛋白、阴离子通道蛋白（又称带3蛋白）构成；另一组由收缩蛋白、带4.1蛋白、肌动蛋白、血型糖蛋白构成。阴离子通道蛋白及血型糖蛋白是镶嵌于膜上的跨膜蛋白，其他都是胞浆面的蛋白，它们相互交联形成网络，共同维系着红细胞膜的稳定性（如图1-6）。

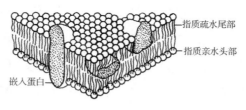

指质疏水尾部
指质亲水头部
嵌入蛋白

图1-5 液态镶嵌模型

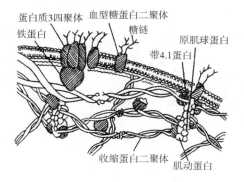

蛋白质3四聚体 血型糖蛋白二聚体
铁蛋白 糖链
原肌球蛋白
带4.1蛋白
收缩蛋白二聚体 肌动蛋白

图1-6 膜骨架蛋白的连接

红细胞的黏弹性是脂双层与膜骨架综合作用的结果，两者的变化均会影响膜的力学性质，进而使红细胞的变形性发生改变。

膜骨架蛋白的完好也使膜的韧性增强，不易在机械损伤下破裂。膜收缩蛋白异常将降低红细胞的变形性及膜的稳定性。一般认为，红细胞膜骨架蛋白原发性（多为遗传性和某些溶血性贫血）的构形异常或成分缺乏，以及继发于某些疾病过程中影响红细胞膜蛋白的构形或含量，均能导致红细胞变形性的改变。

b. 红细胞的几何形状

正常的生理条件下，静止的红细胞呈双凹圆盘形。虽然到现在为止，学界对红细胞的这种特殊结构并未有满意的解释，但有两点是肯定的，第一，红细胞双凹圆盘的存在必然是由于受力不均引起，而内部力主要产生于膜结构中大分子间的相互作用；第二，红细胞双凹圆盘系红细胞最后分裂阶段才形成，对红细胞从骨髓进入血液循环及以最佳方式适应各种血流条件很有帮助，有利于红细胞的变形性。一般而言，体积一定的条件下，面积越小，越不易变形。球形物体很不容易变形，主要原因是球形物体变形时必须要以表面积增大为前提，这样必然产生内部抗表面变形的张力，致使消耗过多能量。

关于红细胞形状对变形性的影响，一般用无量纲量表示。

$$S_i = \frac{4.84 \times V^{\frac{2}{3}}}{S}$$

其中，V 为体积，S 为表面积。球形物体的 $S_i = 1$，其他形状的物体 S_i 均小于 1。因此，S_i 越小，表示物体变形性越好。

对红细胞而言，除一些典型的疾病（如球形或椭圆形红细胞增多症等）外，环境渗透压是影响其形状的主要因素。

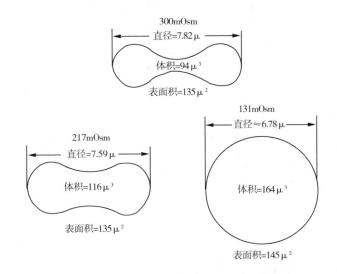

图 1-7　悬浮介质渗透压对红细胞几何形状的影响

红细胞几何形状是影响其变形能力的主要因素之一，红细胞本身的面积与体积之比越大，变形性越好，反之越差。红细胞的表面积与体积比低于 0.88 时，已经丧失了变形性。

c. 红细胞的内黏度

红细胞膜内是血红蛋白溶液，红细胞内黏度主要取决于血红蛋白浓度及其理化性质。正常红细胞的血红蛋白浓度约为 33 g/dl，内黏度为 6 mPa·s，如此小的内黏度是保证红细胞有良好变形性的前提。当胞内黏度与介质黏度之比大于 50 时，则红细胞将成为不可变形的刚性球。

②外部因素

a. 剪切对红细胞变形性的影响

当剪切率增加时，正常血液的黏度明显降低，这是随着剪切率的增加，正常血液中红细胞变形和定向作用增加所致。剪切除了使红细胞变形程度增加外，还可通过另外两种方式作用于具有变形性的红细胞，使其在血流中保持良好的适应性。一方面，剪切可使正常红细胞沿流线方向排列，减少流动阻力，降低全血表观黏度。另一方面，可变形的红细胞存在膜绕内容物的坦克履带式运动，进一步增强了红细胞对流场的适应性。

b. 血管内径对红细胞变形的影响

红细胞变形与血管内径有很大关系。实验证明，毛细血管中随流速增加或管径变小，红细胞变形性增加。另外，红细胞在通过不同管径时会产生不同特点的变形。如在直径小于 $5\mu m$ 的毛细血管中，红细胞呈拖鞋状，在直径大于 $7\mu m$ 的毛细血管中红细胞呈子弹状，而在 $5—7\mu m$ 的毛细血管中，红细胞常呈现一个细胞的突出端与另一个细胞的平凹端相接的"拉链式"运动，在小动脉中，由于血流呈抛物线速度分布，红细胞变形也就出现了从轴心向外周逐渐增大的分布。

c. 红细胞浓度对变形的影响

实验证明，细胞浓度增加，红细胞的变形和定向也增加，而细胞在流场中自身的旋转率下降。这是因为细胞浓度增加时，细胞之间的间隙变窄，使细胞之间的剪切力增高而引起细胞变形增大。

另外，介质黏度、pH 值与渗透压等也是影响红细胞变形性的常见因素。

（2）红细胞变形的生理及病理意义

红细胞变形性是血液呈非牛顿特性的主要原因之一，正常生命过程需要良好变形能力的红细胞，而红细胞变形能力的降低又与很多疾病病理相联系。

①红细胞变形的生理意义

a. 红细胞变形性是影响血液宏观流变特性的主要因素之一

已有数据证明，血液呈剪切稀化效应是较大剪切力作用下，红细胞定向与变形的结果。事实上，具有良好变形性的红细胞可适应各种流场的作用，并沿流线方向定向排列，产生剪切变形，所有这些效应都将减小红细胞运动时的有效体积，从而使红细胞悬浮液在较高剪切力作用下呈现较小的表观黏度。

b. 红细胞变形性是微循环有效灌注的必要条件

正常红细胞的直径在 $8\mu m$ 左右，人体循环系统内毛细血管的直径可达 $5\mu m$ 以下，因此红细胞通过毛细血管必须变形。研究表明，刚化的红细胞不能通过比自身直径小的管道，变形性差的红细胞通过微孔所用的时间延长。因此，我们说，变形性减弱的红细胞在完全通过毛细血管前就可能使其氧分压降至零，这种情况下，高黏而又脱氧的红细胞阻碍了自身的运动，并切断了携氧红细胞向毛细血管静脉侧输氧，影响微循环的正常灌注，从而在脉搏波相应脉点上产生空搏，这就是脑血栓患者脉搏呈现空搏的原因。

c. 红细胞变形是影响其寿命的主要因素

正常红细胞在循环系统中的寿命大约为 120 天，红细胞从诞生被释放入循环系统，到其衰老，最后被清除等各个过程均与其变形性有十分密切的关系。

骨髓是红细胞的诞生地，骨髓系筛网状结构，骨髓内还有血管窦，它具有假内皮及基底膜的结构。这些窦嵌在网状结构中，为成熟的红细胞进入血液循环提供了入口。骨髓内具有良好变形能力的网织红细胞可通过骨髓窦进入血液循环，而由正常红细胞分裂后产生的有核红细胞由于很难通过骨髓窦而被吞噬。

进入循环系统后，正常红细胞由于自身良好的变形性很容易通过与骨髓窦结构类似的脾窦进行继续循环，变形性减弱的红细胞则容易被脾窦扣留、吞噬。研究发现，很多贫血病人体内的红细胞变形能力下降，脾脏肿大。

d. 红细胞膜的流动性是保证膜功能实现的前提条件

膜具有很重要的生理功能，这些功能的实现与其上胰蛋白分子的运动密不可分。此外，膜上配体与受体的结合、酶反应、膜融合及药物作用等均与膜的流动性有关，可以说，一切膜的基本活动均在细胞膜流动状态下进行。若细胞膜固化，黏度增大至一定程度，某些物质传送将中断，膜内酶的活性将中止，最后导致细胞死亡。

e. 变形性有助于防止未成熟的红细胞进入血循环

红细胞由骨髓进入血循环必须经过骨髓血窦裂隙。成熟的人类红细胞无核，变形性好，易于通过狭窄的血窦裂隙进入血循环；未成熟的有核红细胞变形性差，难以通过血窦裂隙，所以不能进入血循环。当红细胞系增生旺盛时，骨髓血窦裂隙扩大，因而某些体积较大、变形性差的有核红细胞亦可进入血循环，但当再次循环到微小孔隙和微血管时，又被阻滞（特别是在脾脏），就地继续完成去核成熟过程。

f. 有利于红细胞发挥生理携氧功能

红细胞的主要功能之一是由血红蛋白（Hb）携氧输送给机体各部分。每个 Hb 分子含有 4 个与氧分子的结合点（Fe），并通过结合点的协作效应，相互配合使 Hb 具有高携氧效率。当每个红细胞内的 Hb 含量达到一定的数值后，为进一步提高血液携氧能力就必须增加红细胞的数量。由于红细胞具有良好的变形性，所以即使正常人体内的红细胞压积达到 0.40— 0.45，也不至于因为全血黏度过高而影响血流。

②红细胞变形性减退的病理意义

a. 红细胞变形性减退对血流的影响

红细胞变形性减退至一定程度超过机体的自动调节能力时，必将导致动脉中的全血黏度增加，从而引起循环阻力增加。在微循环中，红细胞变形性减退，将引起临界半径增加，血液黏度骤升，阻力增加，微循环血流缓慢，甚至淤滞。后者又激发红细胞在低剪切力或低剪切率下的聚集，形成叠连，微循环黏度增加更明显，周而复始通过

27

正反馈机制形成恶性循环。最终，需采取适宜的药物和（或）非药物干预血液流变学参数（包括红细胞变形指数），使疾病好转或痊愈；否则，组织甚至机体生命在正反馈的恶性循环中变性、坏死或死亡。

b. 细胞变形性与湍流

湍流指流体质点呈现不规则的流动状态。当 Re（雷诺数）超过某一临界值时，流动状态将由正常的层流转为湍流。与层流相比，湍流的最大特点是管壁附近的速度梯度较大，管壁的剪切力增高。这易于使动脉内膜受损伤，导致血栓形成、动脉硬化、血压增高。研究表明，红细胞变形性减退会加重湍流的程度，因此，提示红细胞变形性减退时，可诱发血液湍流现象并造成上述危害。

c. 红细胞变形性与血管内凝血和溶血

红细胞变形性减退时，在高剪切率和湍流的高剪切力作用下易于损伤破坏红细胞，释放出 ADP（腺苷二磷酸），引起血小板活化和血小板聚集，红细胞基质也具凝血活酶样作用，均可促进血凝；红细胞变形性减退引起表观黏度增高，两者共同作用使机体处于高凝状态或血栓前状态。红细胞由于变形性减退，硬度增加，难以通过脾窦裂隙，易被扣留清除，致使寿命缩短。

2. 红细胞的聚集性

静止或低剪切率条件下，红细胞在大分子桥联作用下能形成缗线状聚集体从而对血液的宏观流动特性产生一定的影响。

（1）影响红细胞聚集的因素

①大分子的桥联作用

红细胞悬浮液中某些大分子的存在是红细胞聚集的前提条件。实验证明，纤维蛋白原、球蛋白、高分子量的葡萄糖及高浓度的肝素等均可使红细胞明显聚集。聚集过程中，这些大分子是一种双交联剂，即起桥联因子作用。

②红细胞表面电荷的影响

正常生理条件下，由于唾液酸的存在，红细胞相互靠近到一定程度后会产生静电排斥力，该力的存在可使红细胞间的聚集作用减弱。因此，一般认为凡是能使红细胞或桥联分子表面负电荷减小的因素均有利于聚集的发生，而能使表面负电荷增加的因素又将减弱红细胞间的聚集性。

③剪切影响

剪切是使红细胞聚集体解聚的最主要力量之一，其通过两种不同途径对红细胞聚集产生影响。低剪切率条件下，剪切增加了红细胞间相互接触的机会，使聚集体形成较容易，而且可形成边底交联、结合紧密、包裹血浆较少的聚集体；随着剪切率的增加，剪切破坏聚集体的作用越来越大，此时剪切主要有利于聚集体的解聚，起解聚作用。这种双重效应使红细胞聚集体在一定剪切力范围内（一般为 0.1—$1.0 \, dyn/cm^2$）达最大，而后随剪切力增加，聚集体逐渐减小，直至聚集体完全解聚，红细胞定向、定形。

（2）红细胞聚集的生理及临床意义

正常生理条件下，红细胞聚集体可在体内存在，但过度聚集却是一种病理表现。

①红细胞聚集对血液宏观流变特性的影响

红细胞聚集是血液表观黏度的决定因素之一。实验证实，在较低剪切率条件下，随着剪切率的减小，红细胞聚集程度逐渐增加，进而导致全血表观黏度大幅度增加。

红细胞聚集不但影响全血低切黏度，而且还是全血黏弹性、触变性的主要决定因素之一。

②红细胞聚集性对体内血液流动的影响

首先，红细胞的体内聚集不仅与血液本身有关，还与血管壁的性质有关。

红细胞聚集对血液循环和血管生理的影响，在发生微循环障碍等病理情况下更为明显。

微循环障碍的特征是毛细血管内血流减慢，血管壁发生病变，通透性增加。此时，一方面由于血沉速度较小，管内剪切力的作用不足使红细胞聚集体解离，致使红细胞聚集体大量存在，进一步降低血流速度，以此形成恶性循环，导致病情恶化；另一方面，毛细血管通透性增加将导致血管内红细胞压积及血浆大分子（如纤维蛋白原等）浓度增加，引起红细胞聚集，血流减慢，甚至生理循环滞血。除此之外，红细胞聚集的增加还会使微静脉内的白细胞被挤向血管壁，增加白细胞与血管壁作用的机会，使附壁白细胞增多，管腔面积相对减少，血流量降低。

其次，由于人体自身的调节代偿作用，当红细胞聚集程度不太严重时，红细胞聚集对人体血流量的影响是可以忽略的。

再次，循环系统是由不同结构的管道连接成的复杂系统，不同器官、不同部位血管的几何特性及血流状态差异较大，从而对红细胞聚集产生不同影响。

正常生理状态下，红细胞聚集程度较低，此时，大动脉内的剪切力足以使其内较大的红细胞聚集体解聚，血液表现出较小的表观黏度；对毛细血管而言，由于其内的血液流动有更大的剪切力，外加较小直径及较低的血细胞压积，致使这些部位几乎不可能有红细胞聚集发生。毛细血管后静脉及小静脉是剪切力最小的部位，因此，它们是红细胞聚集体最可能形成的部位，同时红细胞聚集体的存在及较小的剪切力使这些部位有较高的表观黏度，这样一种后毛细血管中血液表观黏度升高的现象可使后毛细血管与前毛细血管阻力比增加，毛细血管内压升高，有利于毛细血管内体液的交换。

某些病理状态下，红细胞聚集性可显著增加，使体内有大量的较大红细胞聚集体存在。大血管中，缗线状的聚集体可在流场中旋转，消耗过多的能量，增加全血表观黏度。在管径较小的血管中可能出现几种复杂情况：一方面，红细胞聚集体有向轴迁移的趋势，将导致血浆层的出现，使表观黏度降低，同时，聚集体的向轴迁移也将导致白细胞向壁移动，增加白细胞附壁的机会；另一方面，过度过强的聚集将会使聚集体堵塞小血管，引起血流滞止、毛细血管通透性增加等病理表现。

③红细胞聚集在静脉病理中的作用

临床上，静脉循环两个最重要的病理过程是静脉高血压和静脉血栓形成，这两种过程均与血液流变特性，尤其是红细胞聚集性有很大关系。

红细胞聚集性及血液流变学效应从两个不同层次作用于静脉高血压。一方面，静脉曲张或慢性静脉功能不全继发深静脉血栓形成可引起静脉高血压。静脉曲张过程中，虽然静脉瓣关闭不全是基本病因，但局部血液流变学变化，尤其是红细胞聚集性升高又加重了静脉血流减慢的程度，并进一步导致静脉血压升高，最终形成恶性循环。

另一方面，血液流变特性可在毛细血管影响静脉高血压。慢性静脉功能不全患者伴随有皮肤下组织血流停滞，造成缺氧、代谢物堆积、细胞内 ATP 减少、pH 值下降，从而使红细胞变形性减弱，红细胞聚集性升高，引起长期静脉循环血流停滞。

血流减慢是血栓形成的三大原因之一，流变学上血流速度减慢与红细胞聚集性增强几乎有相同的含义。二者相互影响，在一定条件下能在体内形成恶性循环，最终导致血流停滞。

三、 概率论基础知识

在自然界和人们的社会活动中，各种现象形形色色，千姿百态，但不外乎分为两大类。一类称为确定性现象，即在一定的条件下，可事先预知其结果的，例如"太阳每天从东方升起""在正常状况下，水在零摄氏度时结冰"，这些都是在一定条件下必然会发生的确定性现象。另一类现象则与确定性现象有着本质的区别，称为随机现象，这类现象在一定的条件下，可能出现这样的结果，也可能出现那样的结果，在观察和试验之前是无法预知的。例如，抛掷一枚硬币，既可能正面朝上，也可能反面朝上，其结果无法事先预知。虽然随机现象在个别观察或试验中，其结果具有不确定性，但在多次重复试验或观察中却会表现出某种规律性。例如，多次重复抛掷一枚质地均匀的硬币，就会发现，正面朝上和反面朝上的次数大致各占一半，这种随机现象在多次重复试验或观察中所出现的规律性称为统计规律性，概率论和数理统计就是研究随机现象的一门科学。概率论是从数量的侧面来研究随机现象统计规律的学科。数理统计是以概率论为基础，通过对随机现象观察数据的收集整理和分析推断来研究统计规律的学科。

（一）随机事件

对随机事件的研究总是伴随着随机试验进行的，所谓的试验是指对研究对象所进行的观察、测量或科学实验。随机试验是指具有如下三个特点的试验：

a. 试验可在相同条件下重复进行；

b. 试验的所有可能结果事先是明确可知的，且不止一个；

c. 每次试验恰好出现这些可能结果中的一个，但试验前无法预知到底出现哪一个结果。

在试验中，每个可能出现的结果称为基本事件，又称为样本点，记为 ω。基本事件的全体，即试验中所有可能结果组成的集合称为样本空间，记为 Ω。在进行试验的过程中，人们往往关心带有某些特征的基本事件所组成的集合，我们将由单个或多个基本事件组成的集合称为随机事件，简称事件，用大写字母 A、B、C 等表示。显然，一个随机事件对应样本空间的一个子集。在随机试验中，如果发生的结果是事件 A 所含的基本事件 ω，就称事件 A 发生，记为 $\omega \in A$。

事件是样本空间的子集，一个样本空间可有多个事件。如果在给定的样本空间 Ω 中，事件 A 与 B 中至少有一个发生所组成的事件，称为 A 与 B 的并，记为 $A \cup B$。类似地，称事件 A_1，A_2，$\cdots$，A_n 同时发生所构成的事件为事件 A_1，A_2，$\cdots$，A_n 的并，记为

$$A_1 \cup A_2 \cup \cdots \cup A_n \text{ 或 } \bigcup_{i=1}^{n} A_i。$$

事件 A 和 B 同时发生所构成的事件，称为事件 A 与 B 的交，记为 $A \cap B$ 或 AB。类似地，称事件 A_1，A_2，$\cdots$，A_n 同时发生所构成的事件为事件 A_1，A_2，$\cdots$，A_n 的交，记为

$$A_1 \cap A_2 \cap \cdots \cap A_n \text{ 或 } \bigcap_{i=1}^{n} A_i \text{ 或 } A_1 A_2 \cdots A_n。$$

如果对事件 A，所有不属于 A 的基本事件组成的事件称为事件 A 的对立事件，记为 A^c，即 $A^c = \Omega - A$。易知，A 与 A^c 互为对立事件。

如果事件 A 与 B 不能同时发生，则称事件 A 与 B 互不相容，显然，互为对立事件必互不相容。类似地，如果事件 A_1，A_2，$\cdots$，A_n 中的任意两个事件都不能同时发生，则称事件 A_1，A_2，$\cdots$，A_n 互不相容。

脉学中，在特定的条件下，脉搏上呈现的信息（信号、特征和脉形）在诊脉之前并不能确定会出现何种信号、特征和脉形，诊脉时才能确定；且无论呈现何种，总是可以重复进行采集和识别，脉搏信息按照固定的规律重复出现。因此，脉搏信息是一种随机事件。

（二）统计概率

设随机事件 A 在 n 次重复试验中出现 n_A 次，则事件 A 在 n 次试验中出现的概率为 $f_n(A) = n_A / n$。随机事件的频率 $f_n(A)$ 是随着试验总次数 n 而定的数。

事件的频率能在一定程度上反映事件发生的可能性大小。如果事件发生的可能性大，它在 n 次试验中出现的机会也多，事件发生的频率也大。事实上，虽然事件的频率随着试验次数 n 的变化而变化，但

在大量重复的试验中，事件的频率具有一定的稳定性。虽然对于不同的 n，事件 A 出现的频率并不相同，但随着 n 的增大，频率 f_n （A）将逐渐稳定地趋于某常数。这种大量重复试验中事件出现的频率的稳定性表明，随机事件发生的可能性大小是随机事件本身所固有的客观属性。

因此定义在 n 次重复进行的随机试验中，当 n 很大时，事件 A 出现的频率 f_n （A）$= n_A/n$ 将稳定在某一数值 p 附近摆动，且一般随着试验次数 n 的增大，摆动的幅度越来越小，则称数值 p 为事件 A 发生的概率，即统计概率，记为 P （A）$= p$。

如果在随机试验的样本空间 Ω 上，每个事件 A 都对应一个实数 P （A），若这样的 P （·）满足：

①对每个事件 A，P （A）$\geqslant 0$；

②对于 Ω，P （Ω）$= 1$；

$$P(\bigcup_{i=1}^{\infty} A_i) = \sum_{i=1}^{\infty} P（A_i）;$$

③若 A_1，A_2，$\cdots$，A_n，$\cdots$ 为可列无穷个互不相容事件，则称 P （A）为事件 A 的概率。

（三）概率的计算

1. 对于任意事件 A，有

$$P（A）= 1 - P（A^c）; \tag{1-1}$$

$$P（A^c）= 1 - P（A）;$$

$$1 = P（A）+ P（A^c）。$$

2. 对任意事件 A、B，有

$$P（A \cup B）= P（A）+ P（B）- P（AB）。$$

以上称为加法定理。对于任意 n 个事件 A_1，A_2，$\cdots$，A_n，有

$$P（A_1 \cup A_2 \cup \cdots \cup A_n）$$

$$= \sum_{i=1}^{n} P（A_i）- \sum_{1 \leqslant i < j \leqslant n} P（A_i A_j）+ \sum_{1 \leqslant i < j < k \leqslant n} P（A_i A_j A_k）- \cdots + （-1）^{(n-1)}$$

$$P（A_1 \cdots A_n）。 \tag{1-2}$$

以上称为 n 个事件的加法定理。

同样，根据事件的运算规则和概率的性质，还有

$$P\ (A_1^c A_2^c \cdots A_n^c)\ = 1 - P\ (A_1 \cup A_2 \cup \cdots \cup A_n)$$

故（1-2）式又可写为

$$P\ (A_1 \cup A_2 \cup \cdots \cup A_n)\ = 1 - P\ (A_1^c A_2^c \cdots A_n^c)。$$
$$= 1 - P\ (A_1^c)\ P\ (A_2^c)\ \cdots P\ (A_n^c)。$$

$$(1-3)$$

3. 如果事件组 B_1，B_2，$\cdots$，B_n 满足：

（1）B_1，B_2，$\cdots$，B_n 互不相容且 $P\ (B_i)\ > 0$（$i = 1$，2，$\cdots$，n）；

（2）$B_1 \cup B_2 \cup \cdots \cup B_n = \Omega$，则对任何事件 A 有

$$P\ (A)\ = \sum_{i=1}^{n} P\ (A \mid B_i)\ P\ (B_i)。$$

以上称为全概率公式。其中，满足条件（1）（2）的事件组 B_1，B_2，$\cdots$，B_n 称为完备事件组。$P\ (A \mid B_i)$ 表示在 B_i 事件发生的条件下，A 事件发生的概率。

4. 设事件组 B_1，B_2，$\cdots$，B_n 为一完备事件组，则对任意事件 A，只要 $P\ (A)\ > 0$，就有

$$P\ (B_j \mid A)\ = \frac{P\ (A \mid B_j)\ P\ (B_j)}{\sum\limits_{i=1}^{n} P\ (A \mid B_i)\ P\ (B_i)}\ (j = 1，2，\cdots，n)。$$

该公式称为贝叶斯公式，又称为逆概率公式。

若我们把事件 B_1，B_2，$\cdots$，B_n 看作导致试验结果事件 A 发生的"原因"，而事件 A 只能伴随着"原因"B_1，B_2，$\cdots$，B_n 其中之一发生，又已知各"原因"B_i 的概率和在每个"原因"下事件 A 发生的概率，可用全概率公式得出事件 A 发生的概率；如果进行试验时，事件 A 已经发生，可用贝叶斯公式得出某个"原因"B_i 导致该结果发生的概率。

脉形是由特征构成的，故假设某一脉形 M 是由特征 t_1，t_2，$\cdots$，t_n

$(n = 1，2，\cdots)$ 等构成，即可把 t_1，t_2，$\cdots$，t_n 看作导致试验结果事件 M 发生的"原因"，脉形 M 只能伴随着特征发生，则 t_1，t_2，$\cdots$，t_n 可称为脉形发生的一个完备事件组。

四、 模糊数学基础知识

概念是科学的细胞，一些概念在特定的场合有明确的外延，例如"国家""男人""货币""经济法人"等。对于这些明确的概念，现代数学中常常用（经典）集合来表示。但是，还有相当一部分概念在一些场合不具有明确的外延。例如，"青年人"就不能划分出明确的界限。人的生命是一个连续的过程，一个人从少年走向青年是一日一日积累的。同样，一个人从青年步入中年也是一个渐变的过程。因此，很难用一个具体的明确的标准来确定什么范围内是青年人，什么范围以外不是青年人。又比如"好学生""高经济增长""四肢无力""病情好转""身体虚弱"等，都是具有外延不分明特点的概念。这样的概念相对于明确的概念，就称为不分明概念或模糊概念。模糊概念在科学领域中随处可见，尤其是随着科学的深化，研究的对象愈发复杂。而复杂的事物有两个突出的特点：一是影响该事物的因素众多，人们又不可能认识全部因素，只能在有限的一些因素上考察事物，这样，本来清晰的现象也变得模糊了；二是深度延长（难度增加）。这造成了数学模型的复杂化，于是模糊性逐次积累，变得不可忽略。显然对于此，传统的集合论就无能为力，于是1965年，美国计算机与控制论专家扎德教授提出了"模糊集合论"。同时，扎德教授总结出了一条互克性原理："随着系统复杂性的增长，我们对其特性做出精确而有意义的描述能力相应降低，直到达到一个阈值，一旦超过它，精确性和有意义性（或贴近性）几乎成为两个互相排斥的特征。"这就是说，复杂程度越高，模糊性越强，精确化程度也就越低，说明模糊性来源于复杂性，解决这个矛盾的有效方法之一，就是在"高复杂性”与“高精度”之间应用模糊数学。

在金氏脉学中，脉形是由特征组成的，组成脉形的特征越多，对疾病的定性、定位、定量的准确性越高，这反映了脉形对疾病诊断的有意义性，或者说脉形对疾病的贴近程度是随着组成脉形特征的量的增加而增加；但是，特征越多，医生临床上的诊断准确率则呈下降趋势，这反映了诊断的准确性随着特征数量的增加在降低。因此，对于脉形这个系统而言，复杂性增长了，准确性和有意义性成了两个反比的特点，这就是脉学中的互克性原理。

（一） 模糊集合

概念有其内涵和外延。内涵是指符合此概念的对象所具有的共同属性。外延指的是符合此概念的全体对象，严格说来是符合此概念的全体对象所构成的集合。“把一些明确的（确定的），彼此有区别的，具体的，或想象中抽象的东西视为一个整体，就叫集合”。集合的重要方法之一就是概括原则：任给一个性质 P，便能把所有满足性质 P 的对象，也仅有具有性质 P 的对象，汇集在一起构成一个集合，用符号来表示就是：

$$A = \{a \mid P(a)\}。$$

其中 A 表示集合，a 表示 A 中任何一个对象，称为集合 A 的元素，$P(a)$ 表示元素 a 具有性质 P，$\{\}$ 表示把所有具有性质 P 的元素 a 汇集成一个集合。

在模糊数学中，设 U 表示一些对象的集合，即被讨论对象的全体，称为论域。对于 U 上的一个子集 A，可以用它的特征函数来表示：

$$X_A(u) = \begin{cases} 1, & u \in A; \\ 0, & u \notin A。 \end{cases}$$

X_A 是定义于 U 上取值于 $\{0，1\}$ 的函数，称为集合 A 的特征函数。X_A 明确表示了集合 A，对于 $u \in U$，若 $X_A(u) = 1$，则说 u 是 A 中的元素；若 $X_A(u) = 0$，则说 u 不是 A 中的元素。

设 U 是论域，U 上的一个模糊集合 A 由 U 上的一个实值函数表示：

$$\mu_A : U \to [0, 1]。$$

对于 $u \in U$，$\mu_A(u)$ 称为 u 对于 A 的隶属度，而 μ_A 称为 A 的隶属函数。为简便计，常常用 $A(u)$ 来代替 $\mu_A(u)$，这样，A 既表示抽象的模糊集合，又同时表示具体的隶属函数。U 上的模糊集合的全体记为 $F(U)$。

因此，对于论域 U 上的一个元素 u 和 U 上的一个模糊子集 A，u 在多大程度上属于 A，则由隶属度 $A(u)$ 的数量指标来表示。若 $A(u) = 0$，则认为 u 完全不属于 A；若 $A(u) = 1$，则认为 u 完全属于 A；若 $0 < A(u) < 1$，则说 u 在 $A(u)$ 的程度上属于 A。这时 u 在完全属于 A 和完全不属于 A 的元素之间，呈现出中间过渡状态，或叫连续变化状态，这也就是 A 的外延表现出不分明的变化层次，表现出模糊性。

当论域 U 为有限点集，即 $U = \{u_1, \cdots, u_n\}$ 时，U 上的模糊集可以用向量来表示：

$$A = (\mu_1, \cdots, \mu_n)。$$

这里 $\mu_i = A(\mu_i)$，$i = 1, \cdots, n$。一般地，若一个向量的每个坐标都在 $[0, 1]$ 之中，则称其为模糊向量。

（二）映射

设 U、V 为两个论域，$A \in P(U)$，$B \in P(V)$，如果有一个规则 f，通过它，对于每一个 $x \in A$，唯一确定一个 $y \in B$ 与之对应，则称 f 是从 A 到 B 的一个映射，记为

$$f : A \to B。$$

A 称为映射 f 的定义域，B 称为 f 的值域；y 称为 x 在 f 作用下的象，记作 $y = f(x)$，也可用符号表示 $f : x \mapsto y$，x 称为 y 的一个原象。

两个映射 $f : A \to B$ 和 $g : C \to D$，如果 $A = C$，$B = D$，并且对于任

意的 $x \in A$，$f(x) = g(x)$，则两个映射称为相等。若映射 f：$A \rightarrow B$，任意的 x、$y \in A$，有 $x \neq y$ 时，$f(x) \neq f(y)$，则称为一个单射；若对于任意的 $y \in B$，至少有一个 $x \in A$，使 $y = f(x)$，则称为一个满射。如果 f 既是单射又是满射，则 f 称为一个双射，双射也称——对应。

设 A、B 为两个集合，如果在 A 与 B 之间存在一个双射 f：$A \rightarrow B$，则称 A 与 B 对等（或称等势），记为 A—B。

设 U、V、W 是三个论域，$A \in P(U)$，$B \in P(V)$，$C \in P(W)$，由已知的两个映射 f：$A \rightarrow B$ 和 g：$B \rightarrow C$ 可以确定一个 A 到 C 的映射：

$$a \mapsto h(a) = g(f(a));$$

$$h：A \rightarrow C。$$

以上称为映射 f 与 g 的合成映射（或称复合映射），即 $h = g \circ f$。

（三） 特征函数

设 U 是给定的论域，任取 $A \in P(U)$，由集合 A 可确定一个从 U 到 $\{0，1\}$ 的映射：

$$u \mapsto C_A(u) = \begin{cases} 1，& u \in A \\ 0，& u \notin A \end{cases}$$

$$C_A：U \rightarrow \{0，1\}。$$

C_A 称为集合 A 的特征函数。

集合 A 的特征函数 C_A 是由 A 唯一确定的，它在 u 处的值 $C_A(u)$ 称为 u 对 A 的隶属度。当 $u \in A$ 时，隶属度为 $1 = 100\%$，表示 u 绝对地属于 A；当 u 不属于 A 时，隶属度为 $0 = 1 - 100\%$，表示 u 绝对地不属于 A。

反之，若 C 是 U 到 $\{0，1\}$ 的任何一个映射，则由 C 也可唯一确定 U 上的一个集合：

$$A = \{u \in U \mid C(u) = 1\}。$$

它恰恰以 C 为其特征函数：$C = C_A$。

我们把 U 到 $\{0，1\}$ 上的映射全体记为 $Ch(u)$，即

$$Ch\ (u)\ =\ \{C \mid C:\ U \rightarrow \{0,\ 1\}\}。$$

集合与特征函数可以互相唯一确定，集合是直观概念，而特征函数则是它的数学表现。

（四）模糊集的截集

在处理实际问题的某个时刻，要对模糊概念有个明确的认识与判定，要判断某个元素对模糊集的明确归属，即是要求模糊集与普通集合可以某种法则相互转化，模糊集的截集是解决该问题的一种比较满意的方法。

设 A 属于 U 上的全体模糊集合，任取 $\lambda \in [0,\ 1]$，记

$$A_\lambda\ =\ \{u \in U:\ A\ (u)\ \geqslant \lambda\}，$$

称 A_λ 为 A 的 λ 截集，其中 λ 称为阈值或置信水平。又记

$$A_\lambda^S\ =\ \{u \in U:\ A\ (u)\ > \lambda\}，$$

称 A_λ^S 为 A 的 λ 强截集。这样，截集是 U 中的一个普通集合，它由那些对模糊集 A 的隶属度不小于水平 λ 的成员构成；强截集则是由那些对模糊集 A 的隶属度严格大于水平 λ 的成员构成。在脉学中，如果设脉形与疾病完全对应的集合为 A，那么我们可以确定 A 的 λ 截集或 λ 强截集，只有取 $\lambda = 0.40$（脉形对疾病的确诊概率），该脉形对疾病的诊断才有意义。即在临床上，只有脉形的确诊概率大于 0.40（确诊率超过 40%），脉形才被认为成立，确诊概率 $P = 0.40$ 就是脉形成立的阈值或置信水平。

正态模糊集 A 可记为 $n\ (a,\ \sigma)$，通常它表示"在数 a 的左右"或者"差不多是 a"这个概念。A 是中心值，而 σ 是偏差度，表示模糊性的程度。脉学上的一个特征，我们用两个参数特征的周程密度 ρ 和密度的离散系数 v 描述。其中，ρ 表示特征呈现的频率，v 表示特征的稳定程度。因此特征 t 可以用序偶的方式表述为 $t\ (\rho,\ v)$，ρ 为中心值，v 为 ρ 的偏差度，表示了特征模糊性的程度。同样，当我们用组成脉形的特征的数学期望描述脉形时，脉形 M 也可用序偶的方式表

述为 M （$E\rho$，Ev），$E\rho$ 是特征密度的数学期望，为脉形的中心值；Ev 为特征离散系数的数学期望，是 $E\rho$ 的偏差度，表征了脉形的一个模糊性范围。

由模糊集 A 中隶属度为 1 即完全属于 A 的元素构成的集合 A_1，称为 A 的核心，记为 kerA；随着 λ 由 1 向 0 递减变化，A_λ 从 A_1 出发不断扩大，收进越来越多的元素，达到 suppA。suppA $= A_0^S =$ $\{u \in U$：A（u）$>0\}$ 是隶属度大于 0 的元素的全体，称为 A 的支撑集，而介于完全属于 A 与完全不属于 A 之间的元素的全体，称为 A 的边界，记为 bon（A），为 A 的灰色地带。

脉形中的特征分为一级特征、二级特征、三级特征，甚或有四级、五级、六级特征等。一级特征对脉形的确立起决定作用，隶属度为 1，可称为核心特征，记为 kerT；二级、三级特征对脉形的确定起补充作用，隶属度介于 0 和 1 之间，可称为支撑特征，记为 suppT；四级、五级等其他特征对脉形的确定只起参考意义，可以说是介于属于与不属于之间的特征，可称为边界特征，记为 bon（T）。一般而言，只要核心特征和支撑特征确定了，脉形也就确定了，边界特征不需要考虑。

（五）　模糊综合评判的初始模型

模糊综合评判是在模糊的环境中，考虑了多种因素的影响，基于某种目的对某事物做出的综合决断或决策。

设 $U =$ $\{u_1$，u_2，$\cdots$，$u_n\}$ 为 n 种因素构成的集合，称为因素集；$V =$ $\{v_1$，v_2，$\cdots$，$v_m\}$ 为 m 种决断构成的集合，称为评判集。一般而言，各因素对事物的影响是不一致的，故因素的权重分配可视为 U 上的模糊集，记为

$$A = （a_1，a_2，\cdots，a_n） \in F（U）。$$

a_i 表示第 i 个因素 u_i 的权重，它们满足归一化条件：$\sum a_i = 1$，另外，m 个决定也并非都是绝对的肯定和否定，因此综合后的评判也应

41

看作 V 上的模糊集，记为

$$B = (b_1, b_2, \cdots, b_m) \in F(V)。$$

其中 b_j 反映了第 j 种决断在评判总体 V 中所占的地位。

假定有一个 U 与 V 之间的模糊关系 $R = (r_{ij})_{n \times m} \in m_{n \times m}$，则利用 R 就可以得到一个模糊变换 T_R，就构造出一个模糊综合评判模型。

模糊评判模型要有三个基本要素：

a. 因素集 $U = \{u_1, u_2, \cdots, u_n\}$；

b. 评判集 $V = \{v_1, v_2, \cdots, v_m\}$；

c. 单因素评判，即模糊映射：

$$f: U \rightarrow F(V)；$$

$$R = R_f = \begin{bmatrix} f(u_1) \\ f(u_2) \\ \cdots \\ f(u_n) \end{bmatrix} = \begin{bmatrix} r_{11} r_{12} \cdots r_{1m} \\ r_{21} r_{22} \cdots r_{2m} \\ \cdots \\ r_{n1} r_{n2} \cdots r_{nm} \end{bmatrix} \in m_{n \times m}。 \tag{1-4}$$

由这三个基本因素立即可以得出评判模型。事实上，由 f 可以诱导出一个模糊关系：

由 R 再诱导出一个模糊变换：

$$T_R: F(U) \rightarrow F(V)；$$

$$A \mapsto T_R(A) = A \circ R。$$

这意味着三元体 (U, V, R) 构成一个模糊综合评判模型。若已知一个权重分配 $A = (a_1, a_2, \cdots, a_n) \in F(U)$，则可得出一个综合评判 $B = (b_1, b_2, \cdots, b_m) \in F(V)$，于是

$$(b_1, b_2, \cdots, b_m) = (a_1, a_2, \cdots, a_n) \circ \begin{bmatrix} r_{11} r_{12} \cdots r_{1m} \\ r_{21} r_{22} \cdots r_{2m} \\ \cdots \\ r_{n1} r_{n2} \cdots \cdots r_{nm} \end{bmatrix}。$$

$$\tag{1-5}$$

假如 $b_{j0} = max \{b_1, b_2, \cdots, b_m\}$，则得出决断为 v_{j0}。

$$b_i = \bigvee_{i=1}^{n} (a_i \wedge r_{ij}), \quad i = 1, 2, \cdots, m。$$

（$\vee$ 表示二者比较后取大值；$\wedge$ 表示二者比较后取小值。）

我们对构成脉形的特征用密度 ρ 和离散系数 v 这两个参数描述，即 $t(\rho, v)$。对 ρ 和 v 只给出相应的一个小范围，在临床上用该范围确定的脉形对疾病进行诊断的准确率较高。高于该范围确定的脉形的临床诊断准确率更高，低于该范围确定的脉形的临床诊断准确率降低，失误率增高。对该范围的确定就是应用模糊综合评判的初始模型原理完成的。

第二章

金氏脉学的理论体系

第一节　脉形成立的基本理论

　　血流动力学、血液流变学、生理学、病理学、解剖学、生物化学、诊断学等，以及传统中医的整体观和辨证观就是金氏脉学的理论基础，其中血流动力学和血液流变学是基础的核心。金氏脉学按照基本理论的含义，从微观到宏观，从局部到整体，从抽象到具体，建立了自己的理论体系。由整体脉应和脉动构成整体特征，动点脉应和脉点组成动点特征，整体特征和动点特征构成脉形，这个建立脉形的过程就是连接微观和宏观、局部和整体、抽象和具体的过程。

一、　微观和宏观

　　机体的某一组织、器官的功能状态及器质性改变会直接或间接地影响心血管系统，心血管系统的微观力学状态必然带有机体各系统的信息。当机体的心血管系统微观力学性质改变时，机体的某一组织或器官必然有病变或异常，这种病变或异常反过来又使心血管系统的力学性质发生变化，变化导致压力脉动和流量脉动变异，引起脉搏波整体脉动和脉点变化，这种变化通过脉诊的手段采集识别出来就是特征，这些特征可被组成脉形，再对脉形进行分析就可以诊断出机体所患疾病。

心血管系统的动力学和流变学的改变是病理变化产生的微观状态变化。疾病是由多种病理变化构成的，是机体呈现于外的宏观表现。心血管系统微观上的改变，实际是机体宏观系统状态变异的根源。动点脉应根据机体心血管系统力学性质的改变确定病变的性质，整体脉应是心血管系统局部变化对整个心血管系统的影响，是心血管的微观力学系统对机体宏观病变的反映。脉点和脉动是脏器位置的差异使脉管的压力脉动和流量脉动在传播过程中受到的不同扰动在脉搏波上的反映，是宏观脏器位置在心血管系统微观力学性质上的反应点和反应面。当动点脉应和脉点结合起来形成动点特征，整体脉应和脉动结合起来形成整体特征，整体特征和动点特征有机结合构成脉形时，就表征具体脏器上的某一确定疾病，以及该疾病对机体整体的影响，表达了机体的宏观状态。当压力脉动和流量脉动通过病变部位时，该部位血管的变形或血液呈现黏滞异常综合征，影响了整个心血管系统，对脉搏波的整体形状和局部形状造成干扰，使脉搏波上对应于该脏器的脉点和该脏器所属区域对应的脉动出现变异，故脉搏波上的微小的变化，就代表着机体某脏器的异常以及整体的变异，是微观与宏观的对应。因此说脉形是通过机体内的微观变化对脉搏波的影响来诊断宏观疾病的手段，是连接微观和宏观的桥梁。

一般来讲，现代西医多注重疾病和病变的微观分析，是微观理论，中医多考虑疾病和病理变化所致的症状，是宏观上的理论，而金氏脉学就通过脉形这个概念，把微观和宏观有机地统一了起来。

二、 局部和整体

人体是个统一的整体，各组织、器官、系统的功能状态会直接或间接地影响心血管系统，而脉搏波是由心脏的张缩形成的脉动流所致的压力脉动和流量脉动共同作用产生的，必然携带着机体各部分的信息并向全身各处传播。脉诊的对象是腕部桡动脉的脉搏波，故可以通过脉诊的方式对脉搏波携带的信息加以分析综合，形成对机体生命整体状态的判断。脉搏波上呈现的反映机体健康状态或某一疾病的综合信息在金氏脉学中被称为脉形，其分类包括生理脉形、中介脉形和病理脉形。腕部桡动脉的脉搏波是心血管系统整体的局部信息，但是这个局部信息（脉形）反映了机体的整体状态。

疾病是由于致病因子作用于机体，致使某一组织、器官的功能和（或）器质发生变异，使机体生命状态呈现异常的过程。疾病是一种或多种病理变化的综合反映，是多种病理变化的整体表现，病理变化是疾病的局部表现。对金氏脉学而言，脉形是由特征组成，对应的是疾病的整体；而特征是组成脉形的基本单位，是确定某一病理变化和该变化对机体的影响的根据，对应的是疾病的局部。从这个角度来看，脉形是局部病理变化的整体表现，特征是疾病整体的局部反映。只有机体出现了病理变化，才能在脉搏波某一脉点和脉动上呈现单一病变的综合反映，即脉应，脉应和脉点及脉动结合成特征，各种特征构成脉形，反映出疾病的全貌，即整体。

从特征对应某一种病理变化及变化对机体的影响而言，脉诊是一种局部的具体诊断；从脉形对应疾病整体而言，脉诊是一种综合性的全局诊断。全局综合诊断是局部的具体诊断的复合，而不是局部具体诊断的简单相加。脉形不但考虑了具体的病变，而且考虑了具体病变对整体的影响，更重要的是结合了具体病变和具体病变对整体的影响两方面的因素，因此脉形是连接局部和整体的纽带。故在金氏脉学中，脉形不但可以了解具体的疾病，还可以判断机体的整体状态。

三、　抽象和具体

脉应是指机体内的一种病理变化对压力脉动和流量脉动形成的特定性质的变异在脉搏中所呈现的特定性状，脉象则是有内在联系和规律的脉应的综合。不同的疾病种类有可能会包含着某些相同的病理变化，这些病理变化对应的压力脉动和流量脉动变异呈现于脉搏的性状也是相同的，即其对应的脉应是相同的。病理变化是疾病中相似的变化抽象出来的一种共性，相应地，脉应作为病变的脉搏对应也是一个抽象的概念。疾病由病变造成，是舍弃了具体的机体的纯粹形态，相应地，疾病的脉搏性状——脉象必定也是一个抽象概念。脉动和脉点是脏器的相对位置和绝对位置在脉搏波上的对应，由层位和动点、点位、层面来确定。由于脉搏波是一个空间的波动，其上并无什么具体的固定的位置，故脉动和脉点实际上是根据经验以及脉管的血流动力学和血液流变学性质的变化抽象出来的一个具有共性和一般性的位置，也是一个抽象的概念。但是当脉应和脉点这两个抽象概念结合起来构成特征时，就表示机体某一特定脏器上呈现的某一特定的病理变化，就表示一个具体的概念。因此，脉象和脉应与脉动和脉点是对疾病和病变与脏器的抽象，脉形和特征则是对某一特定组织器官上的确定的疾病和特定的病理变化的具体描述，故脉形和特征是抽象和具体之间的中介体。

脉形是由特征组成的，脉形对应的是某一疾病，特征对应的是某一具体的病变，因此脉形是对具体疾病的表征，是一个具体概念。但是，从脉搏波上来看，脉形又是对具有特定变异的脉搏波的综合反映，这个综合的过程，就是一个抽象的过程，因此脉形又是一个抽象的概念。

所以脉形具有具体和抽象的两面性。我们从采集识别脉应，到脉应与脉点结合形成特征，再到由特征构建成脉形的过程来看，脉形就是一个抽象的概念，表达了疾病对脉搏波的影响，包括整体的影响和局部的影响。这种影响是具体的，但其影响造成的变化又是抽象的；当使用脉形诊断疾病时，脉形又可以确定机体某一具体的、确实存在的疾病，这时脉形就是一个具体的概念，表达了脉形的临床意义。

所以，脉形既是有意识建立在疾病微观力学性质上的诊断指标，又是可以描述机体宏观疾病的诊断依据；不但可以从整体上表征机体的生命状态，还可以通过对特征的分析确定某一局部的病理变化；不仅能够反映疾病造成脉搏波的变异这一抽象概念，更能够根据脉形来确定机体具体的疾病。故脉形是微观和宏观、整体和局部、抽象和具体之间的中介，是连接它们的桥梁和纽带，并且借由脉应和脉象、脉点和脉动、特征等概念的表达，充分体现了现代西医的微观性和具体问题具体分析的科学性，与传统中医的整体观和辨证观的根本融合。

第二节　脉形构建的基本方法

脉形是确诊疾病的依据，特征是病理变化的反映，是组成脉形的基本单位，故在确立脉形时只要按照"以病理变化为基础，以心血管的力学改变为依据，以脉搏波为载体，以特征为要素"的原则，就能正确地确定脉形，达到诊断疾病的目的。为了正确地构建脉形，必须通过脉诊对脉应、脉点进行认真采集识别，去伪存真。

一、诊脉方法

首先要选定脉位。所谓脉位是指脉诊时选用的特定部位。传统中医把脉位分为寸、关、尺三部，各部对应不同的脏腑。而金氏脉学则根据脉搏的起伏特点和强弱变化，将整个脉动分为 A、B、C 三个动组。脉搏的起搏段为 A 组，其组性特点为由弱变强；脉搏的回落段为 B 组，其组性特点为由强变弱；脉搏间歇段为 C 组，其组性特点为脉管由硬变软。根据组性特点，将脉搏进一步细分为 A_1、A_2、A_3、B_1、B_2、B_3、C_1、C_2 八个动点；同时按照血液的轴心流动和外周流动情况，又分为浅、中、深、底四个层位，其中浅层、中层、深层各包括深浅两个层面，底层则只有浅层面。

　　传统中医的脉诊方法是用食、中、无名指指腹触按脉位，对脉动的频率、节律、强度、波位、波域等整体特征进行感知，虽然也用轻重不同指力反复体察，但由于信息复杂多变，仅凭指力的变化难以全面采集（如阻抗信息、加速度信息等）。就指力变化而言，中医最常用的是举、按、寻（或称浮取、中取、沉取），只是单纯的指力变化，并没有与脉动的起落变化有机结合。因此金氏脉学独创了随测法，即以三指指腹取定脉位，并按照脉动的起搏和回落减（减压法）加（加压法）指力。指力的变化速度应与脉动的起搏回落速度相一致，这样既避免了过重指力对特征的抵消，又避免了过轻指力对特征的漏采，从而扩大了信息采集量，提高了脉诊准确率。

　　临床上采用的脉诊方法除随测法外，还有平测法、顺测法、逆测法、冲测法、举测法、垂测法等20余种方法。使用这些方法不仅能最大限度地提高脉象的显示率，还可有效地去除伪特征，为脉诊准确诊断疾病提供可靠的保证。

　　值得注意的是，因为脉动浅层浅层面和底层相对其他层位（层面）而言，空间有限，跨度较小，使用随测法时若指力的变化不当，采集到的脉点就进入了其他层位（层面），而且浅层浅层面和底层携带的信息量较少，尤其是底层只有一个层面（底层浅层面），所以对浅层浅层面和底层信息的采集应使用平测法。其他层位、层面的信息，只有使用随测法才能准确、全面地采集到，从而得出机体生命状态全面的、整体的判断。

二、 特征的采集及识别

特征采集的原则是先整体后动点。

1. 整体特征的采集识别

整体特征是疾病在脉搏上的整体反映，故采集时只需对脉动进行整体感知，对各脉点上呈现的特异性变化暂不考虑。由于血液各液层间的流动特点不同，各层脉动的表现亦有较大差异，为充分了解各层脉动的变化，应按照先强后弱、先浅后中，再深再底的原则，使用顺测法对各层脉动逐一感知。对各层脉动呈现的特征先通过相应的方法（如血流冲击试验、举测法、垂测法等）去除伪特征，然后再根据特征对疾病诊断概率值的大小，确定一二三级特征。

2. 动点特征的采集识别

在对动点特征采集时应把握的总体原则是，先 A 后 B，先浅后中，再深再底。即采集时先以随测法的减压法对 A 组的特征进行采集，再以随测法的加压法对 B 组的特征进行采集；先对浅层脉动进行采集，再采集中层、深层和底层。特征确定以后，再通过相应的方法，去除伪特征，根据其密度和离散系数确认特征的表现度。

三、 脉形的理论评价

脉形指数是评价脉形的理论指标，是结合脉形理论确诊率和理论误差系数来综合评判脉形的理论意义、完善程度，以及指导临床实践，并且对脉形进行分类的依据。

（一） 脉形理论确诊率

脉形是诊断疾病的依据，是判断疾病性质、程度及预后的根据。但是脉形实质是携带有病理信息的脉搏波，其发生、发展是随机事件，必然带有或然性，当这种随机事件大量发生时又必然带有一定的规律性。在脉诊中，利用脉形诊断疾病实际上是根据随机事件大量发生的规律性判定机体生命状态，因此这种诊断是一种或然性诊断。脉形理论确诊率是描述脉形的基本指标，是脉形诊断疾病的理论可能性。其公式如下：

$$P = \frac{\rho^{0.90}}{v^{0.02}} - \rho \times v \quad (20\% \leqslant \rho < 100\% , \ 0 < v \leqslant 40\%)。$$

其中，P 是确诊概率值，ρ 是特征密度，v 是特征离散系数。

认识理解脉形的理论确诊率需要从以下几个方面入手。

1. 代表理论脉形的完善程度

脉形的理论确诊率代表了理论脉形的完善程度。由于人的手指的感觉灵敏度有一定的局限性，对脉搏波上的一些微小变化感知不到，这对理论脉形的构成就有一定的影响，从而影响脉形的完善程度。同时，因为部分脉应与病变的对应关系机理尚不清楚，故在判定脉应构成的特征在脉形中的作用时，有可能把特征的级别混淆，这样实际上是妨碍了理论脉形的构建，从而影响脉形的完善程度。

在临床实践中，患者大多是疾病处于中期或接近中期出现了自觉症状才来就诊的，早期患者人数相对较少，晚期就诊的患者人数也相对较少，故只有中期或接近中期的患者的脉形才能对该种疾病有代表作用，这样构成的理论脉形对该种疾病的中期来讲可能更加正确，这是确定理论脉形的一个重要方面。因此就理论脉形确诊率来讲，对疾病的中期理论确诊率针对性最强，对疾病的早期理论确诊率就偏高，对疾病的晚期理论确诊率则偏低。

另外在临床上，对脉应的采集识别难免存在一定的误差，当脉形中脉应的数量多时，脉形的采集识别误差相对就大，因此在确定脉形时，为避免较大的误差，有时会人为地忽略三级、四级特征，这样得出的理论脉形的真实性会较实际的脉形略差，此时的理论确诊率相对就低一点。

2. 反映诊断疾病的可能性

脉形的理论确诊率反映了脉形对疾病确诊的一种可能性，包括两种情况：首先反映了使用脉形确诊疾病的概率。这一方面说明了该脉形的不完善情况，另一方面说明了对不同的个体，脉搏信息是存在差异的。其次，这种可能性反映了对患有同一疾病的大量样本，并不都是可以诊断出来的，由于部分患者存在脉动微弱、无脉症或脉位畸形等原因，在临床采集识别过程中无法组成脉形，从而不能确诊疾病。这说明了医者手指敏感度的局限性，而这一点是无法克服的，只有结合现代科技，利用高灵敏度的探头才能提高确诊率，使脉形有更大的适用性。

3. 定量描述脉形的基本指标

脉形诊断疾病的准确程度由脉形的理论确诊率来确定，故理论确诊率是对脉形的定量描述。我们可以根据脉形的理论确诊率来了解其对应疾病的轻重程度。对脉形而言，只有确诊率高，脉形的临床实用性才强，因此脉形的理论确诊率是描述脉形的基本量化指标。

4. 与构成脉形的特征数量有关

特征是对病理变化的直接描述，不同的特征说明疾病不同的本质和侧面。当特征少时，对疾病整体描述的全面程度相对就低；特征多时，对疾病整体描述的全面程度相对就高。脉形是对疾病全面性的描述，故脉形的理论确诊率与构成脉形特征的数量呈正相关。在同等程度下，特征数量少则确诊率低，特征数量多则确诊率高。

5. 与临床诊断准确率的区别

脉形的理论确诊率是脉形结构本身确定的对疾病诊断的可能性，临床诊断准确率则是指使用脉形在临床中对同类疾病的诊断结果与患者疾病实际的吻合情况。两者的相同之处都是对疾病诊断而言的，理论确诊率高，临床诊断准确率也高，是同向的关系。两者的根本区别在于理论确诊率是脉形结构本身决定的脉形对疾病的诊断情况，是客观的，不以人的意志为转移；临床诊断准确率是医者使用脉形在临床中诊断疾病的准确性，是医者意识能动性的反映。另外，理论确诊率代表了脉形本身的完善程度，是理想情况，包含了脉形本身的系统误差，而临床诊断准确率主要代表了医者的诊断水平，受医者当时的水平、情绪等因素的影响，包含了临床系统误差和随机误差，尤其受随机误差的影响较大。

（二）　脉形理论误差系数

误差系数是描述脉形及特征的重要指标，其变化程度的大小主要由特征密度所决定。一般来讲，特征的表现度越高，采集识别中出现的失误越小，脉形的理论误差系数也小。其公式如下：

一级特征为 $\sigma = 0.66 \times (1 - \rho^{0.20})$；

二级特征为 $\sigma = 0.33 \times (1 - \rho^{0.20})$；

三级特征为 $\sigma = 0.17 \times (1 - \rho^{0.20})$。（对离散系数较大的患者可按 0.22 计算）

其中，σ 为误差系数，ρ 为特征密度。

1. 误差系数反映了脉形的完善程度

理论脉形是通过临床实践归纳出来的具有概括性、普适性的脉形，是来自临床实践，同时对临床实践又有指导意义的脉形。临床中，在对特征的采集识别过程中难免会有失误，影响了理论脉形的完善程度。误差系数反映了脉形采集识别过程中的最小理论误差，表明了在目前的认识水平和实践技能的条件下，从误差角度来讲脉形的最大完善程度。

2. 误差系数与构成脉形的特征数量有关

构成脉形的特征数量有多有少，在采集识别每个特征时都存在着误差系数，所有特征的误差系数统合起来就是脉形的误差系数。故脉形的误差系数与特征的数量正相关。

53

3. 误差系数是定量描述脉形的重要指标

确定脉形的根本目的是诊断疾病，而诊断疾病的可能性由理论确诊率来决定，因此，理论确诊率是描述脉形的基本指标。但是，脉形的组成包含着经验的、主观的、随机的因素，这些因素对脉形的诊断准确性是有影响的，所以对这些因素加以描述是必要的，而描述这些因素的指标就是误差系数，故脉形的误差系数是定量描述脉形的重要指标。

（三） 脉形指数

脉形指数是定量描述脉形的综合指标，是判断脉形完善程度及临床意义的根本参数，是对脉形临床意义进行评判的综合性描述。公式如下：

$$Z = 0.70 \times P + 0.30 \times （1 - \sigma）。$$

其中 Z 为脉形指数，P 为理论确诊率，σ 为脉形误差系数，0.70 为理论确诊率的权重，0.30 为误差系数的权重。

通过脉形指数可以把理论确诊率和误差系数有机地结合起来，并根据脉形指数 Z 的大小，把脉形按照其临床意义分为四类。

1. 缺陷脉形

脉形主要由变异特征构成或脉形不完善，仅能提示患者可能患有某种疾病，脉形指数 $Z \leqslant 0.40$。

2. 基本脉形

脉形结构基本完善，但特征表现度较低，对疾病的诊断有参考意义，脉形指数 $0.40 < Z \leqslant 0.60$。

3. 标准脉形

脉形结构完善，特征表现度适中，是本书所称的理论脉形，可作为脉诊诊断的依据，脉形指数 $0.60 < Z \leqslant 0.90$。因为理论脉形是金氏脉学中最重要、最普遍的脉形，故根据脉形指数的大小又将理论脉形分为三级：

（1）脉形指数为 $0.60 < Z \leqslant 0.70$ 时，是三级标准脉形，表征该脉形可以作为诊断依据，但特异性较差。

（2）脉形指数为 $0.70 < Z \leqslant 0.80$ 时，是二级标准脉形，表征脉形可以作为诊断依据，特异性较强。

（3）脉形指数为 $0.80 < Z \leqslant 0.90$ 时，是一级标准脉形，表征脉形可以作为诊断依据，特异性强，普适性最强，大部分理论脉形的脉形指数在此范围。

4. 最佳脉形

脉形结构完善，特征表现度高，特异性强，可作为脉诊诊断的可靠依据，脉形指数 $Z > 0.90$，此时脉形的理论确诊率在90％以上。

提高脉形的理论确诊率不能单纯依靠增加脉形的特征数量，因为增加特征数量往往是以增大脉形的误差系数为代价的，也就是说尽管增加特征数量可以提高确诊率，但临床上对脉形的采集识别的误差也增加了，临床诊断意义会受到影响。进一步完善金氏脉学理论，提高医者的业务能力，尽量减少临床中随机因素的影响，才是提高脉形的理论确诊率的正确途径。

第 三 章

金氏脉学的基本内容

金氏脉学的基本内容包括一个基本原理、两个基本规律、三对基本概念。

一、 一个基本原理

一个基本原理是脉病统一原理，是指"有其病必有其脉，有其脉必有其病"这一客观现实。

人体是一个有机的整体，机体内组织、器官的功能状态或器质性改变都会在心血管系统得以体现，并能通过脉搏反映出来，这就是脉病统一，也是金氏脉学的基本原理。

脉病统一的观点不仅在临床实践中不断地得到验证，同时又符合唯物辩证法原理。从辩证法来看，脉病的统一实际上是本质和现象的对应。病是本质，本质是内在的、主动的物质存在；脉是现象，被动则是外在的、表象的物质表现。现象的产生由本质决定，没有无本质的现象；同时，现象又是本质的外在表现，也没有无现象的本质，必须通过认识现象来认识本质。本质与现象互相依存。

二、 两个基本规律

两个基本规律是病变与脉应的对应规律、脉点与组织器官的对应规律。

1. 病变与脉应的对应规律

正常情况下，血液的理化性质相对稳定，血管质量也处于较好状态，管腔内的血液在心脏周期性张缩作用下不停地循环，以完成物质运输和新陈代谢。在病理情况下，某一组织器官受破坏，血液流经该处时，无法进行正常的物质交换，致使血液的理化性质发生改变，这种理化性质的改变直接或间接地影响了心血管功能，使脉动流运动发生异常变化，这些变化从脉搏上反映出来，就是脉应。

2. 脉点与组织器官的对应规律

机体内不同脏器的构成、结构、功能不同，对布满自身的毛细血管的影响也不一样，因为血液循环流经某一特定脏器的途径、顺序是固定的，故特定脏器的信息在脉搏波上的反映位置也应该是相对固定的，这个位置就应该是脏器在脉搏波上的对应点，即脉点。由此，我们认定脉点与组织器官之间存在着一一对应关系。

三、 三对基本概念

三对基本概念是脉动与脉点、脉应与脉相、特征与脉形。

1. 脉动与脉点

（1）脉动：脉动又称脉搏，是指在每一心动周期中，随着心脏的舒缩，动脉压力及容积产生周期性变化而引起动脉管壁周期性的波动。在金氏脉学中，根据桡动脉管腔内各液层的流动特点，可将脉管纵向搏动空间分为浅、中、深、底四个层位。浅中深三个层位又可分为浅深两个层面，即浅层浅层面、浅层深层面、中层浅层面、中层深层面、深层浅层面、深层深层面；因底层脉动搏动空间极小，很难分出两个层面，所以底层只有一个浅层面。

（2）脉点：脉点是指脉搏上与机体组织器官相关的特定时域空间位置，是金氏脉学定位诊断的主要依据。大量研究资料证实，不同组织器官发生疾病时在脉搏上的反映位置不同。应该说，人体有多少个组织器官，脉搏上就有多少个时域空间位置，只有把人体的各组织器官与脉搏上的时域空间位置一一对应起来，才能真正实现脉诊的定位诊断。从脉搏图上看，一个完整的脉动包括上升支、下降支和平台期，金氏脉学把脉搏的上升支称为 A 组，包括 A_1 点、A_2 点和 A_3 点；下降支称为 B 组，包括 B_1 点、B_2 点和 B_3 点；平台期称为 C 组，包括 C_1、C_2 两个动点（因为脉搏图的平台期脉搏变异度较小，触觉很难分辨，故一般讲的脉点不含 C_1、C_2 两点）。

由上可知，一个脉动有七个层面，每个层面有六个脉点，七个层面就有 42 个脉点。两侧脉位的脉点相加，就有 84 个脉点。这些脉点与人体各组织器官相互对应，就能基本建立起脉点与组织器官的一一对应关系。脉点分布可参见下面的脉搏点位示意图 3 - 1：

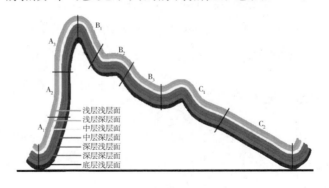

图 3 - 1　脉搏点位示意图

另外还应指出，特征相同，点位、层面一样，但特征和点位所处的左右脉位不一，反映的患病脏器也不尽相同。左侧脉位主要反映位于左侧的组织器官（脑部则相反），当位于左侧的组织器官发生病变时，同侧的脉搏性状变异度较大，周程密度也较对侧高；右侧脉位主要反映位于右侧的组织器官，位于右侧的组织器官发生疾病时，右侧脉位的脉搏性状变异度较左侧大，周程密度亦较左侧高；居于左右之间的脏器发生病变时，则两侧脉位显示的特征密度完全一致（如膀胱、子宫、直肠等）。

2. 脉应与脉相

（1）脉应：脉应是一种单一的生理变异或病理改变在脉搏上呈现的非定向性反应。因其未跟脉点结合，所以通过它只能对单一的生理变异和病理改变做一般性了解。只有脉应与脉点结合生成特征后，才能构成脉形诊断疾病，所以本章对脉应不做详述。

（2）脉相：脉相是多个脉应按其内在联系组成的集合体。因组成脉相的脉应没有定位功能，所以通过脉相也只能对疾病做一般性了解，无法对疾病做出全面诊断。尽管脉应和脉相都有生理、中介和病理之分，因其临床诊断意义不大，故在此不做赘述。

3. 特征与脉形

（1）特征

存在于确定脉动或脉点的脉应称为特征。特征是单一病变在脉搏上的定向性反应，是机体在生理、病理状态下呈现于脉搏相应点位上的性状变异，是描述机体生命状态的重要指标，也是组成脉形的基本单位。它能定性、定量且定位病灶。

①特征分类

按照特征分布，可将脉搏特征分为整体特征和动点特征。分布较广，能反映人体整体状况的特征称为整体特征；分布面小，仅限于一个脉点的，能反映一个具体病灶的特征称为动点特征。

根据人体的健康状况，可将特征分为生理特征、中介特征和病理特征。

生理特征反映机体某一确定区域或脏器的生理状态。生理特征脉搏变异度小，密度在 0 到 10 之间，离散系数大于 70%，说明相应组织器官正处于健康状态。

中介特征表示机体某区域或脏器发生了病理倾向性改变，表示该区域或脏器处于亚健康状态。11% < 特征密度 < 20%，40% < 离散系数 < 70%。中介特征的特点是极易变化，常随机体状况和影响因素的

改变而改变。如机体免疫力下降，或影响因素增强，机体的病理倾向性增大，趋向于病理特征；若机体免疫力增强，影响因素减弱，病理倾向性减小，直至还原为生理特征。

病理特征是指人在病理状态下脉搏呈现的特征。其特点是特征密度大，离散系数小且相对稳定，常随疾病的进退而变化，与疾病的程度成正比。

②特征评价

根据病情轻重，可将病理特征分为四级。

一级：特征密度大于20%，等于小于40%；离散系数大于31%，小于40%。

二级：特征密度大于等于41%，小于等于60%；离散系数大于等于21%，小于等于30%。

三级：特征密度大于等于61%，小于等于80%；离散系数大于等于11%，小于等于20%。

四级：特征密度大于等于81%，小于等于100%；离散系数大于0，小于等于10%。

（2）脉形

一个或多个整体特征与一个或多个动点特征按其内在联系组成的综合体可以反映机体一种确定的生理状态或病理状态，则称这个特征的综合体为脉形。脉形是脉相的具体形式，反映的是机体存在的实实在在的疾病，是临床诊断疾病的依据；脉相是脉形的理论表现，反映的是实在疾病的一般性。两者之间以脉动和脉点为桥梁。脉相与脉动和脉点结合就成为脉形，脉形去掉脉点则为脉相。脉形是对机体全面完整的反映，既反映了整体性，又反映了局部性，是按照特征的外在联系和内在规律进行的有机结合，不是特征之间的简单相加或总和。根据组成脉形的特征的性质，脉形可分为生理脉形、中介脉形和病理脉形。

生理脉形：生理脉形是生理脉相和脉点的结合，包括生理整体特征和生理动点特征，反映机体处于健康状态，其变化常随人体内外因素的影响而稍有改变，但这些改变是在生理健康范围之内的。

中介脉形：中介脉形提示机体处于亚健康状态，或某组织器官发生了病理倾向性改变。中介脉形可随机体抵抗力和病因等影响因素的改变而变化，如影响因素增强或增加，中介脉形趋向或发展为病理脉形；如影响因素减弱或减小，中介脉形趋向于生理脉形，直至还原为生理脉形。

中介脉形的转化过程可分为直线演变和迂回演变两类。

①直线演变：直线演变是指脉形由生理脉形经中介脉形演进为病理脉形或病理脉形经中介脉形演退为生理脉形的过程。根据脉形演变方向的不同，又可将直线演变区分为进向演变和退向演变两种。所谓进向演变是指正常脉形在病理因素作用下，逐渐演进为中介脉形。此时，若致病因素持续增强或机体防御能力进一步减弱，中介脉形可进一步演进为病理脉形，这种由生理脉形演进为中介脉形，再由中介脉形演进为病理脉形的过程称为进向演变；退向演变是指病理状态下呈现的病理脉形，在及时合理的治疗下，病情逐渐好转，病理脉形逐渐演退为中介脉形，此时，若自身免疫力进一步增强，致病因素逐渐减弱，中介脉形又可还原为生理脉形，这种由病理脉形演退为中介脉形，由中介脉形还原为生理脉形的过程，称为退向演变。进向演变与退向演变的发生概率大致相等。

②迂回演变：迂回演变是指生理脉形演进为中介脉形后，未能继续演进为病理脉形，反而又演退为生理脉形，或病理脉形演退为中介脉形后未能继续演退为生理脉形而又演进为病理脉形的过程。根据中介脉形的变向特点，还可细分为进向迂回演变和退向迂回演变两种。所谓退向迂回演变是指生理脉形在某些较弱因素影响下，可演进为中介脉形，此时，由于自身免疫力的增强或影响因素的减弱，中介脉形

不再继续发展，重新还原为生理脉形，这一由生理脉形到中介脉形，再由中介脉形到生理脉形的脉形演变过程，称为退向迂回演变。进向迂回演变是指病理状态下，呈现的病理脉形，随病情的逐渐好转，逐渐演退为中介脉形，此时，由于机体自身免疫力突然下降或致病因素的突然增强，中介脉形又可重新演进为病理脉形，这一由病理脉形演退到中介脉形，再由中介脉形演进为病理脉形的脉形演变过程，称为进向迂回演变。退向迂回和进向迂回在临床均可见到，二者相比，前者出现的概率高。

总之，中介脉形是生理状态与病理状态的中间环节，提示人体将要发病或疾病即将痊愈。中介脉形在临床上虽然不能直接诊断疾病，但通过中介脉形的强弱变化可以大体了解疾病的转归，对疾病的早期治疗、积极预防起着极其重要的作用。

病理脉形是机体在非健康状态下某一组织、器官发生病理改变时所呈现的异常脉形。其特征结构相对稳定，重复性好。就某一个具体脉形而言，病理脉形由整体特征与动点特征组成，其中整体特征由整体主特征（即在疾病过程中必然出现的整体特征）和整体副特征（即反映整体主特征呈现的层次）构成；动点特征由动点主特征（即在疾病过程中必然出现的动点特征）和动点副特征（即反映在疾病过程中可能出现的动点特征）构成。医生通过这些脉形特征，来确定疾病的性质（即定性）、位置（即定位），疾病的程度和病变部位的大小（即定量），从而实现疾病的准确诊断（本书中我们讨论的脉形都是指病理脉形）。

由于组成脉形的特征表现度不同，诊断特异性也有较大差异。根据脉形的诊断特异性，我们将脉形分为缺陷脉形、基本脉形、标准脉形和最佳脉形。

缺陷脉形：组成缺陷脉形的特征平均密度一般在 15% 至 19% 之

间，离散系数均在 50% 以上。该类脉形诊断准确率较低，一般不大于 30%。

基本脉形：组成基本脉形的特征平均密度一般都在 20% 到 40% 之间，离散系数都在 30% 至 40% 之间。该类脉形诊断准确率相对较高，一般不超过 40%。

标准脉形：组成标准脉形的特征平均密度均在 41% 至 60% 之间，离散系数一般在 30% 以下。该类脉形诊断准确率一般在 50% 至 60 之间。

最佳脉形：组成最佳脉形的最低特征密度不低于 61%，离散系数都在 15% 以下。该类脉形诊断准确率最高，一般都在 60% 以上。

前文已说明，脉形的误差系数与特征的数量成正相关。因此，对脉形系统而言，复杂性增长，其准确性和特异性成反比，这就是金氏脉学中的互克性。

另外，随着对疾病和脉学研究的深入，医者发现有些特征不仅变异度大，内涵及外延也很难界定。金氏脉学把这些变异度大，内涵及外延不分明的复杂特征称为模糊特征。实践证明，脉搏特征复杂程度越高，模糊性越强，脉诊准确率也就越低，说明脉搏特征的模糊性来源于复杂性，而特征的模糊性也是影响脉形诊断的重要原因。

模糊数学主要是研究没有明确外延的模糊概念的数学学科，是连接定性和定量的桥梁。一些难以明确量化的脉诊指标可以通过模糊数学的处理，使定性的分析转化为定量的分析，这对脉搏特征的量化处理及脉形的评价具有十分重要的意义。

经过几十年的临床实践，金氏脉学逐渐建立了有关脉形确诊疾病的理论确诊率公式、肿瘤恶性度判定公式、根据脉形权值判断疾病的预向度和实向度的数学模型，以及计算肿瘤体积、溃疡面大小的数学模型，等等，这是数学在金氏脉学理论中得到广泛应用的前奏。随着脉诊研究的深入，数学将在脉学研究中发挥更大的作用。

第四章

金氏脉学的诊脉方法

　　诊脉方法是指病人伸出手腕放平，腕下垫一软枕，医生用手的食、中、无名三指指腹按取脉位，对整个脉动进行全面感知，认真体察，从而达到诊病目的的方法。笔者从 50 余年临床经验中总结出 20 种诊脉方法，即平测法、顺测法、逆测法、随测法、冲测法、举测法、高测法、低测法等，构成了金氏脉学独特的诊脉方法，此章加以详细讲解，以飨同道。

第一节　诊脉方法的基本概念

　　诊脉是临床诊断的重要手段之一。诊脉对分辨疾病的病因、了解疾病的变化、判断疾病的预后，都有重要的临床意义。但由于疾病多变，脉象复杂，常给诊脉造成一定难度。要想正确地使用脉诊，准确地诊断疾病，就必须掌握诊脉的最佳时间、合适的体位、合理布指以及指力的正确运用等多方面的知识。

一、 脉位与布指

（一）　脉位

　　诊脉时选用的特定部位称为脉位。临床上通常使用的脉位是腕部桡动脉搏动处。

（二）　布指

　　诊脉时，医生手指在脉位上的合理分布称为布指。传统脉学把腕部桡动脉分为寸、关、尺三部，分别以食、中、无名三指按取；金氏脉学虽然不分寸、关、尺，但为了扩大指腹的感知面，仍用食、中、无名三指指腹按取脉位，布指方法与传统脉学的布指方法相同。病人高矮不同，前臂有长有短，布指亦有疏密之分。对身高臂长的病人布指应疏，对身矮臂短的病人布指应密。即使对同一个病人，由于医生的个体差异，布指亦不尽相同。体胖指粗的医生布指应密，体瘦指细的医生布指应疏。另外，儿童体小臂短不易布指，可以一指按取脉位诊之。

二、 选时

诊脉的时间，以清晨未进食、未运动、情绪无波动时为最佳。这是由于脉形由多种特征组合而成，其特征常随机体内外环境的变化而变化，如饮食、运动、情绪、用药等。清晨未起床、未进食时，机体内外环境较为稳定，这时的脉形能较为准确地反映机体的基础生理情况，同时也容易分辨有关的病理特征。祖国医学认为："诊法常以平旦，阴气未动，阳气未散，饮食未进，经脉未盛，络脉调匀，气血未乱，故乃可诊有过之脉。"虽然清晨诊脉最好，但由于受各种条件的限制，很难做到，尤其对急诊患者，更不应拘泥于此。另外，人体内部的正常温度是体内各种酶活动所需要的最适温度。体温过低（如大量冷饮之后）或体温过高（如在饱餐后或体力活动之后）都不利于酶的活动，导致新陈代谢异常，从而产生许多伪特征，给正常特征的采集识别增加一定难度，所以在活动之后或情绪波动较大时，一般不宜诊脉。

三、 体位

诊脉时，让病人正坐或平卧，手臂放平，手腕伸直，掌心向上，腕下垫一软枕，脉位的高度应与心脏基本上在同一水平。如果脉位过高，会导致血流减慢，一些微弱信息就会消失，亦可导致脉象暂变涩搏；反之，如果脉位过低，血流加快，有些信息会被放大，甚至出现脉象暂变滑搏。如果诊脉使用的脉位不当，不仅影响特征的正常显现，而且会人为地造成许多伪特征，给特征辨识增加难度，导致误诊。所以，选择适当的体位、适宜的脉位是提高脉诊准确率的必要条件。

四、 指法与指力

由于病人体质强弱不同，所患疾病不一，最强脉动所处层位各异，故诊脉时所用指法与指力也不一样。

（一）**指法**

诊脉的运指方法称为指法。临床上最常使用的指法有三指指法、双指指法和单指指法三种。

1. 三指指法：医生用手的食、中、无名三指同时按取脉位的方法称为三指指法，祖国医学称为总按。三指指法是临床上最常使用的指法，一般多用于成年人。

2. 双指指法：所谓双指指法是医生用手的食、中两指同时按取脉位，对脉动进行感知的方法。这种指法常用于儿童或身材矮小的成年人。

3. 单指指法：单指指法是指医生用单一手指（主要是拇指）按取脉位，对脉动进行感知的方法，祖国医学称之为单按。这一指法多用于婴幼儿。由于小儿脉体较短，且易哭闹，故用一指按取即可。

（二）**指力**

由于病人的体质不同，所患疾病不同，诊脉时所使用的指力也不一样，可分为轻指力、中指力、重指力和超重指力四种，每一种又可分为定量指力和相对指力两种。

1. **轻指力**

（1）定量指力 医生用三指按取脉位，上臂、前臂挺直，以手的自重作为压力（2—3 牛顿）对脉动进行感知。这种指力由于受手的自重压力的限制，故仅适用于采集身材较瘦、脉搏较强者的浅层脉搏信息。

（2）相对指力 先用轻、中、重三种指力找到最强脉动，然后缓缓减小指力，待指下出现较弱或微弱脉动时所用的指力，称为轻指力。该指力适用于采集各种病人的浅层脉搏信息。

2. **中指力**

（1）定量指力 医生用三指指腹按取脉位，上臂挺直，以前臂和手的重量（4—5牛顿）作为压力，对脉动进行感知的指力称为中指力。该指力仅适用于采集一般体型病人的中层脉搏信息，对体胖脉弱的病人不宜使用。

（2）相对指力　先用轻、中、重三种指力对脉动进行对比感知，找出最强脉动所用的指力即为中指力。该指力适用于采集各种病人的中层脉搏信息。

3. 重指力

（1）定量指力　医生先用三指指腹按取脉位，以上臂、前臂和手的重量（10—12牛顿）作为压力，对脉动进行感知的指力称为重指力。该指力仅适用于采集一般体型病人的深层脉搏信息。

（2）相对指力　先用轻、中、重三种指力对比感知，找出最强脉动，然后缓缓增加压力，待指下出现较弱脉动时所用的指力，称为重指力。该指力适用于采集各种病人的深层脉搏信息。

4. 超重指力

（1）定量指力　医生先用三指指腹按取脉位，在上臂、前臂及手的自重压力基础上再适当加压（13—15牛顿），对脉动进行感知的指力，称为超重指力。该指力多用于采集底层信息。

（2）相对指力　先用轻、中、重三种指力对比感知，找到最强脉动，然后继续加压，待指下出现微弱脉动时所用的指力，称为超重指力。该指力主要用于采集底层脉搏信息。

五、 脉搏频率的测定

人的体质不同，健康状况不一，脉搏频率也不一样，临床上我们常根据脉搏频率的变化了解某些疾病的轻重。因此，如何准确无误地测定脉搏频率也是诊断疾病的重要内容。目前，临床上最常使用的测定脉搏频率的方法有平息测定法和时段测定法两种。

（一） 平息测定法

平息测定法是中医测定脉搏频率最常使用的方法，指医生用正常一呼一吸的时间来计算病人脉搏至数的方法。诊脉时，医生的呼吸要自然均匀，医生均匀而有节律的呼吸是衡量病人脉搏快慢的依据。脉搏快慢均以息计，"口鼻一呼吸，脉来四五跳"，就是说医生一呼一吸，正常脉搏应跳动四至五次。超过或低于这一标准，均可视为脉搏频率异常。平息还有平调心念之意，医生在诊脉时要心平气和、全神贯注地对脉搏进行全面感知，仔细分辨，只有这样，才能准确地构建脉形，诊断疾病。

（二） 时段测定法

所谓时段测定法就是以一分钟作为一个时段，对脉搏频率进行测定的一种方法。正常成人的脉搏频率一般为每分钟60—90次，婴儿为120—140次，幼儿为110—120次，儿童为90—110次。如超过或低于这些范围，均可视为脉搏频率异常。另外，在某些病理情况下，脉搏频率常发生异常改变，主要表现为脉率不稳，即两个时段所测得的脉率不一致。为了解决这一问题，我们常连续测定三个或五个时段，然后取其平均值，以尽量减小脉率的测定误差。我们把这三个或五个时段称为一个时程。

第二节 诊脉方法解析

金氏脉学在临床上常用的诊脉方法有平测法、顺测法、逆测法、随测法、冲测法、吞测法、呼测法、吸测法、俯测法、仰测法、截测法、迎测法、举测法、垂测法、高测法、低测法、内测法、外测法、双测法、轴测法等20种。

一、 平测法

病人伸出手腕放平，腕下垫一软枕，脉位高度应保持在腋间角（上肢伸直，前臂与人体垂直轴之间的夹角）呈45°左右（即脉位应与心脏水平基本一致）。医生以手的食、中、无名三指指腹按取脉位，用轻、中、重、超重四种不同指力对各层脉动进行立体感知，找出各层脉动的主症特征，并按照特征的分布及其表现度，由浅到深、由A到B逐一采集，一一识别，然后，对密度达到或超过脉诊标准值的特征进行归纳分析，这种诊断疾病的方法，称为平测法。因平测法所用的脉位与心脏基本处于同一水平（腋间角约45°），血流稳定，干扰因素最少，特征显示率最高，所以临床上常把平测法作为切脉诊病的基本方法。

二、 顺测法

医生用三指指腹按取脉位，先用最大指力迫使脉管停止搏动，再按规定程序（按照底、深、中、浅各层脉动所需的指力即按照超重、重、中、轻的顺序逐层递减指力）逐渐减压，使脉管慢慢恢复正常搏动，然后继续减压，直至触按脉位的指腹感觉不到脉动为止。这种诊法主要是观察血流冲击下各层脉动的特征改变。具体顺序是由深到浅，脉动由弱变强，再由强到弱，直至消失。整个过程可分为制停期、顺底期、顺沉期、顺中期和顺浅期五期。

（一） 制停期

用最大指力按压脉位，迫使脉管停止搏动，为制停期。此期制停时间的长短，视诊断目的而定。如鉴别某一种脉形特征（如冲击搏）的真伪时，制停时间较短，5—7秒；如了解包块质地的软硬，制停时间相对延长，10—15秒。

（二） 顺底期

迫使脉动停止的手指慢慢减压，在指下出现微弱搏动时为顺底期。此时应停止减压，指腹平按脉位，对底层脉动进行平稳感知。该期近端血流压力较大，指下血流最小，脉动最弱，信息量较少，底搏及其复合脉应易于分辨，是了解底搏及其复合特征变化的主要时期。感知时间为20—30秒，但身体较弱，底搏特征较难分辨时，感知时间可适当延长。

（三） 顺沉期

手指在顺底期的指力基础上继续减压，待指下出现较弱脉动（脉压3—4 kPa）时为顺沉期。此期近端血流压力相对减小，指下血流冲击力相对增大，脉动搏动空间亦随之增大，信息增多，不仅有整体脉应呈现，亦有动点脉应，需用平测法与随测法分别感知，感知时间为20—30秒。

（四） 顺中期

手指压力减至最强脉动出现时为顺中期。此期近端血流压力明显减小，指下血流冲击力最大，脉动最强（脉压约5 kPa），纵向搏动空间最大（约2 mm），动点信息量最多，故整个脉动的大部分脉应均由该层呈现。该层脉动的主要感知方法为随测法，感知时间1—2分钟。

（五） 顺浅期

手指在中层脉动的基础上继续减压至指下出现较弱搏动时，为顺浅期。此期近端血流压力最小（脉动两端压力已近平衡），指下血流冲击力明显减弱，浅搏及其复合脉应最易显现。该层脉动呈现的脉应多为整体脉应，动点信息相对较少，故采集方法主要以平测法为主，感知时间约30秒。

使用顺测法诊病应注意：

1. 对年老伴有严重动脉硬化和高血压的病人用超重指力加压时，用力不可过猛，时间不宜过长，以免损伤脉管。

2. 减压时应缓慢进行。找到所需脉动后，应立即停止减压，触按脉位的三指指腹着力要保持均匀。如指力增大时，信息变弱，许多较弱的信息被指力抵消；若指力减小时，可因血流增大，冲击力增强，使信息失真，特征不稳；若三指指腹用力不均，还可导致寸、尺两部的血流冲击力不等，信息强弱悬殊，影响正常诊脉。

3. 最强脉动出现后，平稳感知时间应适当延长。此期所呈现脉应虽然清晰，但由于最强脉动出现的前段血流冲击力最大，不仅脉应不稳，还常伴有因血流冲击力过大而造成的暂变脉应，故此期体察时间应适当延长，待血流趋于稳定后再采集特征。此时采集的脉应除严格筛选外，还应与血流平稳后所采集的脉应一一核对，若前后呈现的两组脉应差别较大，则应以后者为准。

三、 逆测法

三指指腹按取脉位，逐渐加压，直至脉动消失，借以了解不同压力下各层特征密度变化的方法称为逆测法。根据指力及运指方法的不同，可将整个过程分为逆浅期、逆中期、逆沉期和逆底期四期。

（一） 逆浅期

先以三指指腹触按脉位，缓缓加压，待指下出现较弱脉动（脉压2—3 kPa）时，称逆浅期。该期远近两端压力相近，指下血流平稳，伪脉应相对较少，动点脉应亦相对较少，故多采用平测法感知，感知时间一般为30秒左右。

（二） 逆中期

指压力在浅层脉动压力的基础上，继续加压至指下出现最强脉动时，为逆中期。此期近端血流压力相对较大，呈现的脉应最多，但由于逆中期的脉动与顺中期相比干扰（指血流冲击的干扰）较小，伪脉应亦相对较少，故该期呈现的脉应诊断意义较大，另外，该层脉动呈现的脉应仍以动点脉应为多，故应重点使用随测法感知，感知时间约为 1 分钟。

（三） 逆沉期

指压力在逆中期的基础上继续增大至指下出现较弱脉动（脉压 3—4 kPa）时，称逆沉期。此期近端血流压力进一步增大，指下血流量明显减小，脉动纵向搏动空间亦随之减小，该层脉动呈现的脉应主要以整体为主，感知方法亦多用平测法，感知时间约 30 秒。若患者体质虚弱、特征不易分辨时，感知时间可适当延长。

（四） 逆底期

指下压力进一步增大，指下出现微弱脉动时，为逆底期。此期近端血流压力最大，指下血流量最小，脉应相应减少且多为整体脉应，故宜用平测法感知，感知时间 30—50 秒。若患者体质较弱或因身体肥胖脉动微弱者，应适当延长采集时间。

使用逆测法诊病应注意：

1. 加压速度不宜过快，用力不宜过猛。加压速度过快，可使近端血流压力迅速增大，致使许多微弱的浅层信息减弱或消失；用力过猛，又可使流动的血液因阻力突然增大而返流，形成假性冲击搏。

2. 逆中期前段因近端血流压力增大，指下血流相对稳定，伪信息较少，呈现脉应清晰易辨，而后段常因指力的挤压致使近端血液淤积，压力持续增大，远端血液减少，压力持续降低，两端的压力差逐渐增大，从而造成信息误差，故应以逆中期前段采集的信息为主，后段信息仅供对照参考。

四、 随测法

三指指腹取定脉位，运用相应的指力随脉管的起搏和回落对脉形特征进行跟踪感知的方法称随测法。前面讲过，一个完整的脉动是由脉管的扩张与回缩两部分组成。脉管的扩张阶段就是脉动 A 组，A 组的特点是由弱至强；脉管的回缩阶段就是脉动 B 组，B 组的特点是由强至弱，直至消失。根据脉动 A、B 两组的搏动特点和强弱变化，可将随测法分为减压法和加压法。人体呈现的脉动可分为浅、中、深、底四层，各层脉动均有 A、B、C 三组，各组均有相应的点位或动点，各层的动点脉应均用随测法感知。因中层脉动纵向搏动空间最大且动点脉应较多，使用随测法的频率也最高，故为说明方便，以下均以中层脉动为例。

（一） 减压法

先用中等指力，取定中层脉动的深层面（即中指指下有强动，食指和无名指指下有弱动），再随中层脉动的起搏缓缓减压直至中层的浅层面（即三指指下均有强动），减压的速度应与脉动起搏的速度一致，这一随脉动的起搏逐渐减压，借以了解脉动 A 组三动点脉应变化的方法称为随测法的减压法，简称减压法。使用减压法应特别注意指力的递减要领，减压速度要与脉动的起搏速度同步，如减压过快或过慢，都会影响诊脉准确率。减压过快会因切脉的指腹与脉体不能紧密接触影响感知而使许多微弱特征脱失；减压过慢，因指腹对脉管的压力过大，许多特征被过大的指力所抵消而不能感知，从而影响诊脉准确率。

（二） 加压法

先以中等指力取定中层脉动的浅层面（即中指指下有强动，食指和无名指指下有弱动），再随脉动的回落，缓缓加压至中层深层面（即三指指下均有强动），加压的速度应与脉搏回落的速度一致，这一随脉动的回落逐渐加压借以了解脉动 B 组三动点脉应变化的方法称为随测法的加压法，简称加压法。使用加压法应特别注意指力的递加速度应与脉动的回落速度同步，如加压速度过快，则诊脉的指腹对脉管的压力较大，且因 B 组的回落脉应较 A 组的起搏脉应为弱，易被较大的指力所抵消；反之，若加压过慢，又会因为指腹跟回缩的脉管脱离或接触不密，致使部分脉应脱失，这样就会因采集的脉应不够全面而影响诊脉准确率。

五、 冲测法

用最大指力迫使脉动停止搏动，10 秒后突然放开，在较强的血流冲击下，了解脉形特征变化的方法，称为冲测法。通过血流冲测法可以鉴别脉形特征的真伪，确定肿瘤的性质及测定血脂的高低。

（一） 鉴别脉形特征的真伪

诊脉时经常遇到一些密度较小、强度较弱的脉应，这些脉应既像病理变化呈现的脉应，又像在某些因素影响下出现的暂变脉应（即伪脉应）。在脉应真伪难辨时，可用冲测法予以鉴别。具体方法：脉动制停 10 秒后突然放开，在较强的血流冲击下，观察脉应的变化，若脉应消失，5 秒内重现者多为病理脉应；5—10 秒重现者，多为变异脉应；20 秒仍不能重现者，则多为伪脉应。

（二） 确定肿瘤性质

脉形中的冲击搏是占位性病变的特异性特征，占位性病变确定后，可以通过血流冲击法分辨其性质。具体方法：脉动制停放开后，5 秒内冲击搏重现且伴有脉率增快和黏滞性涩搏者，多为恶性肿瘤；5 秒内冲击搏重现且伴有低密度致密硬涩搏者，多为良性肿瘤；5—8 秒冲击搏重现且伴有致密软涩搏者，多为炎性包块；10—15 秒冲击搏重现且伴有致密软涩搏者，多为囊状瘤（即囊肿）；20 秒冲击搏仍不重现者为伪脉应。一般说来，冲击搏重现所需的时间越短，黏滞性涩搏与数搏的级别越高，肿瘤的恶性程度也就越高；反之，冲击搏重现所需的时间越长，黏滞性涩搏与数搏的级别越低，肿瘤的恶性度也就越低。应当指出，当良性肿瘤瘤体较大时，冲击搏亦可在短时间内重现，但不伴有脉率增快和黏滞性涩搏。

（三） 测定血脂的高低

病理脉形中的松散涩搏是高血脂的主要特征，血脂的高低可以通过在血流冲击下涩搏的不同变化反映出来。具体方法：脉动制停放开后，在较大的血流冲击下，涩搏减弱或消失说明血脂浓度相对较低；涩搏强度不变或稍减但短时内复原者，为高血脂。

最后还应指出，使用冲测法时，脉动制停时间可视患者身体状况而定。体虚脉弱者，制停时间宜短，一般为3—5秒；体胖脉强者，制停时间宜长，需10—15秒。另外，舒张压超过17.5 kPa且伴有高度动脉硬化者，不可使用此法；舒张压在13—15 kPa范围内亦慎用此法。

六、 吞测法

所谓吞测法，就是在病人慢慢吞咽食物的过程中对脉搏进行认真体察，从而达到诊病目的的方法。该方法主要用于早期食道癌的诊断。用平测法的四种不同指力（轻、中、重、超重）对各层脉动认真体察，若发现某层脉动呈现可疑冲击搏，再改用随测法的减压法对该层脉动的A组各点逐一体察。如确定可疑冲击搏位于左侧脉位深层深层面 A_2 点或深层浅层面 A_1 点，且不明显时，可改用吞测法做进一步探查。具体方法是：让病人仰卧，慢慢吞咽食物，医生用三指按取左侧脉位，用相应指力找到深层深层面 A_2 点或深层浅层面 A_1 点，在患者缓慢吞咽食物时对上述两点位进行认真体察。当食团通过病变部位时，若相应点位上的冲击搏明显增强且伴有黏滞性涩搏，即可诊断为食管癌早期；若食团通过病变部位时冲击搏增强但无黏滞性涩搏者，即可诊断为食管良性肿瘤；若食团通过病变部位时冲击搏无明显改变，可考虑颈椎增生、椎体挤压食管所致。

注意事项：

1. 病人做吞咽试验时，所吞食物不应嚼得过碎，以增大吞咽阻力，使之更有利于冲击搏的显现。

2. 病人做吞咽试验时，至少应连续吞咽十次，而且十次试验结果必须一致，不可只凭一次吞咽结果盲目定论。

七、 呼测法

所谓呼测法，就是在病人呼气过程中对病人脉搏进行体察，从而达到诊病目的的一种方法。该方法主要用于早期肺癌的诊断。先对病人在正常呼吸状态下的各层脉动进行全面感知，若左侧脉位深层浅层面 A_2 点或右侧脉位深层浅层面 A_1 点见有微弱冲击搏动，可改用呼测法进行进一步探查。具体方法：医生先用重指力取到深层，再用随测法的减压法找到左侧脉位深层浅层面 A_2 点或右侧脉位深层浅层面 A_1 点，然后嘱患者慢慢呼气，在病人呼气过程中认真体察特征的变化。如患者呼气时（尤其是呼气末），相应点位上的弱冲击搏明显增强且伴有低黏滞性涩搏，可诊断为早期肺癌；若病人呼气时冲击搏无明显改变，可改用其他方法继续探查。

注意事项：

1. 在对病人使用呼测法时，病人呼吸应处于绝对平稳状态，不可在剧烈运动或情绪波动时使用该方法。

2. 在使用呼测法对脉动进行体察时，嘱病人尽量做深呼气，以缩小胸腔容积，便于冲击搏显现。

3. 用呼测法体察脉动时，病人呼气应缓慢而均匀，以延长呼气的持续时间，有利于体察。

4. 使用呼测法确定为早期肺癌，应多次进行重复试验且试验结果一致方可诊断。若试验结果不一致，应首先考虑试验方法是否有误；如确定试验方法正确，而试验结果不一致，诊断应视不同结果的比例而定，如阳性结果超过 70%，阴性结果低于 30%，可初步诊断为早期肺癌，如阴性结果大于 40%，则不能确诊，应与其他方法配合诊断。

八、 吸测法

吸测法是指在病人缓慢而均匀的吸气过程中，对病人脉搏进行认真体察的方法。该法主要用于颈椎病及胸腔积液的诊断。让病人正坐，先对病人正常呼吸状态下的各层脉动进行立体感知，如发现某层脉动搏动力度不均，或某一动点呈现微弱的液冲搏，用平测法或随测法难以确定时，应改用吸测法探查。具体方法如下。

（一）让病人缓缓吸气，医生运用四种不同指力，对各层脉动认真体察，若患者在吸气过程中，底层呈现骨性冲搏，其他各层中某一层脉动明显减弱，呼气时骨性冲搏消失，减弱的脉动恢复正常，则提示患者患有颈椎病。

（二）患者在正常呼吸状态下，某层的 A_1 点见有较弱的液冲搏，用随测法的减压法难以确定时，可改用吸测法予以确定。先用相应指力找到液冲搏所在层位，再用随测法的减压法确定液冲搏所在的点位，若确定液冲搏位于某层脉动的 A_1 点，再用减压法找到相应点位，在病人缓缓吸气时观察该动点所现特征的变化，如吸气时液冲搏增强，提示患者胸腔有少量积液。

使用吸测法应注意：

1. 使用吸测法应在患者呼吸均匀的状态下进行，若患者剧烈运动或情绪波动状态下使用吸测法，常因吸气持续时间过短或吸气不均，致使应现特征不能正常显现。

2. 病人吸气要缓慢、均匀，使特征显示清晰，以免吸气过快，特征显示时间过短，不利采集。

3. 病人内衣不可过紧。过紧的内衣常影响胸廓的正常扩张，致使进入肺泡的气体减少，以致影响特征的正常显现。

4. 医生应全神贯注于指下，并严格注意病人在吸气与呼气过程中特征发生的不同变化，如吸气和呼气时特征变化不显，则不宜使用吸测法。

九、 俯测法

病人俯卧，腹下垫一布枕，医生右手按取脉位，左手按住病人背部缓缓加压，并认真体察脉搏变化，借以达到诊病目的的方法称为俯测法。该方法主要用于腹腔肿瘤的诊断。具体做法：病人正坐，医生先用四种不同指力对各层脉动进行对比感知，若某层脉动 B 组的某一动点见有不显的微弱冲击搏，且难以确认者，再令病人俯卧，上腹下垫一布枕，医生右手诊脉，左手按于病人背部缓缓加压，若指下冲击搏随腹压增高而增强，提示上腹部有占位性病变；如在冲击搏增强的同时兼见低黏滞性涩搏，则提示上腹腔有癌肿。如医生左手加压后指下的冲击搏动无明显改变，可将上腹下的布枕移至下腹部，重复上述做法。如指下冲击搏随医生左手加压逐渐增强，但无黏滞性涩搏出现者多为子宫肌瘤；如病人正卧时冲击搏变化不显，可嘱病人左右改变腹下的压力，如压力移向左侧冲击搏增强者则为左侧卵巢或左肾肿瘤。

使用俯测法应注意：在病人背部加压时，用力不可过猛，不宜过快，以免影响冲击搏的分辨。

十、 仰测法

病人仰卧，腰下垫一沙袋，医生一手按取脉位，一手按住患者脐部（即中腹部）缓缓加压，并认真体察脉搏变化，借以达到诊病目的的方法称为仰测法。该方法主要用于腰椎间盘突出症的诊断。具体做法：病人正坐，先用四种不同指力对各层脉动分别感知，若发现底层脉动见有较弱的冲击搏动，用平测法难以确认，再令患者仰卧，腰下垫一沙袋，医生一手以超重指力按取脉位，一手按住患者腹部缓缓加压，并认真体察脉搏变化。如按住患者腹部的手加压到一定程度时，底层脉动呈现的弱冲击搏明显增强，则说明患者患有腰椎间盘突出；若患者底层脉动呈现的是骨性冲搏，该冲搏在腹压增大到一定程度时明显增强，则说明患者患有腰椎骨质增生；若患者腹压增加到一定程度，冲击搏不见增强，则应改用其他方法探查。

使用仰测法应注意：沙袋的软硬与厚薄及腹压的大小要适度，若沙袋过薄、过软，腹压过小，则不足以使冲击搏增强；反之，若沙袋过厚、过硬，腹压过大，则又可使冲击搏失真或呈现假冲击搏。

十一、 截测法

所谓截测法，是指无名指用重指力按住尺部脉位，中指用中指力按住关部脉位，食指用轻指力按住寸部脉位，对脉动进行分层感知，借以达到诊断目的的方法。这一方法多用于高热病人。高热病人血管扩张，血流增快，脉搏频率增高，在脉管扩张、血流增快的情况下，脉搏携带的信息虽然较正常情况下为多，但由于脉率较快，信息较难采集，许多信息会漏采，为克服这一弊端，常采用截测法。截测法除能有效地控制高热病人脉位的血流，有利于脉搏信息的采集之外，还能对脉搏信息同时进行分层采集，这样不仅能够较为全面地采集信息，又可提高工作效率。

使用截测法应注意：

1. 无名指加压要适当。如加压过大或过猛，就会因血流过小而造成信息释放不全；如加压过小，又会造成信息漏采。

2. 中指和食指加压要严格按照中测法和轻测法的标准，如加压不当就会造成信息混采。

十二、 迎测法

所谓迎测法是指以食指用重指力按住寸部脉位，中指用中指力按住关部脉位，无名指用轻指力按住尺部脉位，对脉动进行立体或分层感知，借以达到诊病目的的方法。这一方法多用于高血脂或低血压病的诊断。高血脂和低血压病人血流缓慢，脉动较弱，脉搏信息分辨率较低，为更全面地采集信息，常使用迎测法。迎测法可以有效地阻隔脉位远端的血流，使脉位血量相对增加，这样可使脉搏信息释放较为充分，信息采集更加全面，更有利于诊病。

使用迎测法应注意：

1. 食指加压要适当。如加压过大或过猛，会造成脉位血流不畅，从而影响信息采集；加压过小，又会因脉位远端血阻过小，脉位血量不足而影响诊脉。

2. 中指加压不宜过大。若中指加压过大，就会影响脉位血流而造成信息失真；中指加压过小，又会因中指和无名指所处层次不清而造成信息混采。

十三、举测法

患者伸出前臂放平（腋间角 45°—50°），医生三指按取脉位，以不同指力对各层脉动认真体察，若发现相应特征，再让病人上臂缓缓上举，在患者举臂过程中体察脉搏变化，借以诊断疾病的方法，称为举测法。举测法对诊断颈椎病、分辨各类滑搏具有重要意义。

（一） 诊断颈椎病

先用平测法找出最强脉动，然后嘱病人将被测上肢缓缓上举，腋间角在 100°—125° 时脉动减弱，腋间角在 125°—150° 时脉动明显减弱，腋间角等于或大于 150° 时脉动消失者，可诊断为颈椎病。

颈椎病患者举臂时，之所以出现脉动减弱或消失，主要是由于颈椎病患者前斜角肌肥厚、痉挛，牵拉第一肋骨上移，使锁骨上臂丛血管间隙变小（举臂尤甚），锁骨下动脉受压。前斜角肌是颈椎旁中、下段两块斜行肌肉，起自第三颈椎至第六颈椎横突前结节，斜行向下，止于第一肋骨上缘。臂丛神经和锁骨下动脉在该肌肉的后方经过，该肌肉受第三颈神经至第八颈神经支配，所以第二颈椎至第七颈椎任何一个椎体有病变，均可造成前斜角肌受累。另外，膈神经病变或膈神经肌支受累时，亦可引起前斜角肌痉挛，从而压迫锁骨下动脉，造成举臂无脉。

（二） 分辨各类滑搏

先用平测法找出最强脉动所在层次，再根据最强脉动的流利度确定滑搏，然后令病人举臂，当腋间角在100°—125°时，滑搏表现度减小，腋间角在125°—150°时，滑搏表现度显著减小，腋间角大于150°时，滑搏消失，病人手臂复原后，10秒内滑搏重现者，为A型滑搏；病人举臂腋间角小于125°时，滑搏表现度无改变，腋间角在125°—150°时滑搏表现度略减小，腋间角大于150°时滑搏表现度显著减小但不消失，手臂复原后，5秒内滑搏复原者，为B型滑搏；病人举臂，腋间角小于150°时，滑搏无改变，腋间角大于150°时，滑搏表现度略减小，手臂复原后，滑搏立即复原者，为C型滑搏。

使用举测法应注意：

1. 在病人手臂平放时，应根据脉动所在层次运用相应指力找到主病特征。为避免误差，应两侧对比检测，以特征表现度最高的一侧为准。

2. 病人举臂不宜过快，用力不宜过猛。如举臂过快，可因血流阻力突然增大，造成滑搏变异（即滑搏表现度一时性减小）；用力过猛，则易因管周组织张力过大造成暂变涩搏。

3. 举臂时间不宜过长（一般为半分钟左右）。如举臂时间过长，可因近端血流过量堆积，致使手臂复原后滑搏不能立即复原。

十四、 垂测法

患者伸出前臂放平（腋间角45°—50°），医生三指按取脉位，以不同指力对各层脉动认真体察，若发现涩搏，再令病人将被测上肢缓缓下垂，在患者垂臂过程中体察脉搏变化，借以诊断疾病的方法，称为垂测法。垂测法主要用于高血脂、动脉粥样硬化、红细胞增多症等疾病的诊断。

具体做法：先用平测法找出最强脉动，并根据最强脉动的流利度确定涩搏，再令患者将被测上肢缓缓下垂，腋间角在 25°—45°时，涩搏表现度减小，腋间角在 10°—25°时，涩搏表现度显著减小，腋间角小于 10°时，涩搏消失，脉位复原后，10 秒内涩搏重现者，为 A 型涩搏；病人将被测上肢下垂，腋间角在 25°—45°时涩搏无改变，腋间角在 10°—25°时，涩搏表现度减小，腋间角在 0°—10°时，涩搏表现度显著减小但不消失，脉位复原后，5 秒内涩搏复原者，为 B 型涩搏；病人被测上肢下垂，腋间角在 10°—45°时，涩搏无改变，腋间角在 0°—10°时，涩搏表现度稍减小，脉位复原后，涩搏立即复原者，为 C 型涩搏。

使用垂测法应注意：

1. 病人手臂下垂时，速度不宜过快，手臂垂直时间不宜过长（一般以半分钟为宜）。下垂速度过快或垂直时间过长，可导致远端血流堆积，造成涩搏减弱或消失的假象。

2. 饮酒或饱餐后不宜使用本法。

3. 病人手臂下垂或复位时，不应甩动被测上肢，以避免血流加速或不稳，产生暂变特征。

十五、 高测法

所谓高测法，是指在适当抬高脉位（腋间角在 50°—55°）的情况下体察脉动变化，借以达到诊病目的的方法。这一方法多用于贫血病的诊断。贫血病人的血液中红细胞明显减少，血液黏滞性降低，血流速度加快，脉位血流随之加快，不利于信息采集。脉位抬高后，血流落差减小，血流速度相应减慢，脉位血流较为稳定，有利于脉搏信息的采集。

使用高测法应注意：

1.脉位抬高要适当，若脉位过高（腋间角超过55°），会导致脉位血流缓慢而影响脉搏信息的正常释放，不利于诊脉；脉位过低（腋间角低于50°），又会因血流落差相对较大，导致脉位血流不稳而影响脉搏信息的采集。

2. 诊脉指力不宜过大，若指力过大，可使脉位血流减慢而影响脉搏信息的正常释放，造成信息采集不全。

十六、 低测法

低测法是指在脉位较低（腋间角在40°—45°）的情况下对脉动进行认真体察借以达到诊断目的的方法。这一方法多用于高血脂患者的诊断。高血脂病人血液黏滞性较大，血流缓慢，许多微弱信息难以显现，脉位降低后，血流落差增大，脉位血流相应增快，某些微弱信息得以显现，有利于诊脉。

使用低测法应注意：

1. 脉位不宜过低（腋间角低于40°）。脉位过低可使血流落差增大而造成脉搏信息失真。

2. 低测法脉位血流相对较快，特征显示时间相对缩短，为全面采集信息，应适当加大指力，使指腹与脉体紧密结合，以利于特征采集。

十七、 内测法

医生三指指腹按住桡动脉内侧的筋腱适当加压，指端紧贴于桡动脉内侧壁上，对脉动进行认真体察，借以达到诊病目的的方法称为内测法。内测法的特点：1. 由于三指指腹按于桡动脉内侧的筋腱上，指腹与肌肤接触紧密，不易移动，指端对动脉管壁的压力不易改变，更利于脉搏信息的采集；2. 人的指端触觉灵敏，对脉搏信息的分辨率较高，有利于脉搏信息的识别。使用这一方法主要观察脉动内弹幅度的高低、弹搏力度的大小以及弹幅、弹力是否均匀，借以了解 A 型紧搏的表现度。

使用内测法应注意：

1. 按住筋腱的指腹用力要适当。用力过大，可因脉位血流受阻而影响诊脉；用力不足，又会因为筋腱弹力过大，影响指端与桡动脉内侧壁的接触进而影响诊脉。

2. 三指指端应对齐，指端与桡动脉内侧壁的接触要紧密，力度要均匀，以保证脉搏信息的全面采集。

十八、 外测法

医生三指指腹按于桡动脉外侧的高骨上，指端紧贴于桡动脉外侧壁上，对脉动进行全面感知，借以达到诊病目的的方法称为外测法。外测法的特点：1. 因桡动脉外侧的高骨上层组织（即桡动脉部位的皮下组织）较薄，弹性较弱，对指力的消耗较少，故指端与桡动脉接触比较紧密，信息不易漏采；2. 指端与桡动脉外上方紧密接触，对脉管横向（主要是向外扩张）扩张的幅度、力度较易分辨。外测法和内测法一样，均用于了解 A 型紧搏的表现度。

使用内测法应注意：

1. 按压桡动脉外侧高骨的指腹用力不宜过大，以免因脉位血流受阻而影响诊脉。

2. 指端对桡动脉的压力不宜过大，亦不宜过小，要与内测法使用的压力一致，以免因两种测法（内测法和外测法）使用的指力不等而造成信息失真。

十九、 双测法

医生以手的食、中两指顺轴向分别放于桡动脉内外两侧，以两指侧面对桡动脉两侧的搏动认真感知，借以诊断疾病的方法称为双测法。与单测法相比，双测法具有脉管两侧同时均匀加力，对脉管两侧同时感知的优势，较易分辨桡动脉横向张缩呈现的信息。

使用双测法应注意：

1. 两指用力要均匀，若两指用力不均，就会造成相邻层位信息的混采。

2. 食、中两指之间要留有适当空隙（两指之间的空隙要与桡动脉的粗细相适应），两指的侧面与桡动脉紧密接触，以免造成信息漏采。

二十、 轴测法

医生以食指或中指指腹（第一、二节）顺桡动脉轴向按于桡动脉上，对脉动进行认真体察，借以达到诊病目的的方法称为轴测法。正常诊脉按取脉位的方法是三指指腹受到桡动脉内侧的筋腱和外侧高骨弹力作用，指力消耗过大，诊脉时间稍长，诊脉手指就会发生颤抖，甚至发生指力变化，脉搏信息会因此而漏采或混采；轴测法是单一手指顺桡动脉轴向按取脉位，避免了筋腱和高骨的弹射作用，减少了指力的消耗，使按压桡动脉的指力更加平稳，有效地避免了脉搏信息的失真和漏采。

使用轴测法应注意：

1. 诊脉所用的单指要伸直、放平，医生应全神贯注于指下，认真体察脉动的每一细微变化，以免信息丢失。

2. 手指加压要适当，指面与脉管的接触要紧密，在信息采集过程中不可随意变换指力，以避免相邻层位信息的混采。

第三节　诊脉注意事项

以上简要介绍了诊脉的基本方法，下面再来谈谈诊脉时应该注意的几个问题。

1. 诊脉前应先让病人休息 10—15 分钟，待心动、呼吸、情绪平稳以后再行诊脉。诊脉时，让病人尽量选择舒适自然的体位，不要用身体其他部位的重量压住被测上肢，并把手表摘下，把过紧的袖口松开，以保持血流畅通。

2. 诊脉时病人应保持安静，不要大声喧哗，尽量不变换体位，因为情绪的波动和姿势的改变会引起脉搏发生异常变化而影响诊脉。

3. 诊脉时所处的环境要安静，温度要适宜，室温最好保持在15℃—30℃之间。室温过高或过低会引起病人脉率加快或减慢。

4. 在诊脉中还应注意询问病人的年龄、性别、职业、生活习惯、居住的地区和环境等问题。对于女性患者，还应注意月经期、妊娠期和哺乳期对脉搏信息的影响。

5. 若不是急症，一般不在病人淋浴、进餐、饮酒后诊脉。如果病情复杂，脉形难辨，初诊不能做出判断时，应嘱病人复诊前最好不进餐、不饮酒、不饮浓酸饮料，并停服药物，排除这些因素引起的暂变特征，以利确诊。

第 五 章

人体信息

　　人体是一个有机的整体，有物质层面上的生命现象和意识层面上的精神和思想，相应的，其活动就分为两个层次，即生命活动和意识活动。有了生命活动才有了形形色色的生命，才使人类生生不息；有了意识活动才有了丰富多彩的生活、社会的发展、日新月异的科技进步。人同时还是一个复杂的系统，或者说是一个复杂的信息系统。从意识角度看，人从外界接受各种消息，通过大脑的分析、综合、处理，总结出有用的信息，指导人的社会活动；从生命角度来看，人体中的各种物理、化学变化，无一不反映着人体的生命状况，而这种生命状况的信息在脉搏上的显现，即是脉搏信息。脉学就是从这个角度根据人体脉搏的变化研究人体健康状况的一门科学。

　　人体信息系统是一个整体，包含着各种各样的子信息系统，对应着机体不同的功能层次，有着各自的载体和传递通道，而且受机体的健康状态影响。健康状态发生变化，信息的内容也相应地发生改变。

第一节　人体信息及分类

人体在生命活动中，由神经或体液传递、效应器或靶细胞接收的各类信息，统称为人体信息，分为生理信息、中介信息和病理信息三大类。

一、生理信息

在生理状态下，人体的生命活动和各器官的机能受内外环境的影响发生改变时，为协调各系统之间的功能平衡，保持内稳态而呈现出的信息，我们就称之为生理信息。生理信息可分为遗传信息、代谢信息、神经信息三大类。

（一）遗传信息

遗传信息是指子代从亲代获得的控制遗传性状的讯号，即 DNA 的核苷酸顺序表达的信息。在个体发育中，这些遗传信息通过代谢作用，在不同条件下，控制着各种蛋白质的合成，从而发展成各种遗传性状，使亲代的性状在子代中得以重现。

（二）代谢信息

代谢信息是指血液中某些化学物质（主要是激素）浓度的变化，以及通过分泌细胞分泌的某些化学物质以某种高度特异性的方式干预其相应靶细胞的代谢，从而完成其生物学功能：1. 控制人体的有序发育；2. 依靠此过程使外环境的各种变化对内环境的影响减小到最低程度。

（三） 神经信息

神经信息是指神经细胞对理化刺激产生的电信号，并沿轴突传递给予其相联系的细胞（如神经细胞、肌细胞），以完成其生物学功能：对刺激产生迅速反应，从而减少或消除对机体的不利因素。

二、 中介信息

人体的生命活动和各组织器官在正常生理功能发生变异的基础上，受到某些较弱致病因素的影响而出现的病理倾向性变化，我们称之为中介信息。其特点是常随机体功能状态的改变而变化。这种信息的出现表征机体的自身免疫力下降，防御能力降低，提示机体正处于亚健康状态。若机体自身免疫力继续减弱，致病因素逐渐增强，中介信息可演进为病理信息；反之，若机体自身免疫力逐渐恢复，致病因素减弱甚至消失，中介信息又可还原为生理信息。

三、 病理信息

人体的生命活动和各器官功能在致病因素作用下发生障碍时，所呈现的信息，称为病理信息。病理信息可分为病理性遗传信息、病理性代谢信息和病理性神经信息三类。

（一） 病理性遗传信息

由于 DNA（脱氧核糖核酸）的复制和蛋白质合成过程出现错误而产生的信息，就是病理性遗传信息。如该信息出现于生殖细胞中，随着配子的形成，后代将出现遗传学改变；若该信息出现于体细胞中，则形成体细胞突变，这虽不会引起后代的遗传效应，但由此引起的克隆（克隆是由某一个细胞有丝分裂而形成的在遗传特性上相同的细胞群）将是导致细胞癌变的基础。

（二） 病理性代谢信息

人体内某些化学物质（如激素、钠离子等）的浓度发生异常改变时呈现的信息，就是病理性代谢信息。我们知道，激素是第一信使，也是代谢信息的载体，它可与靶细胞膜上受体结合，激活膜上的腺苷酸环化酶系统。在镁离子存在的条件下，腺苷酸环化酶促使 ATP（腺苷三磷酸）转变为 cAMP（环磷酸腺苷，即第二信使），至此，激素虽未进入细胞内，但信息已由第一信使传递给第二信使。第二信使（cAMP）又可激活无活性的蛋白激酶（PAK），从而催化细胞内多种蛋白质发生磷酸反应，导致靶细胞产生一系列生理反应（腺细胞分泌、神经细胞的电位变化等）。

若血液中激素浓度发生异常变化（过高或过低），就会产生病理性代谢信息，这种信息随其载体激素与胞膜上受体结合传至靶细胞内，干扰胞内生化反应，影响细胞功能的正常发挥，从而引起多种病理变化。人在幼年时期，若生长素分泌过少会导致侏儒症，分泌过多会导致巨人症；若在成年之后，生长素分泌过多，致使血液中生长素的浓度过高，这种病理性代谢信息，随其载体（生长素）与肝受体结合，诱发肝产生生长介素。生长介素可促进软骨生长，促进氨基酸、硫酸盐进入软骨组织，加强 DNA、RNA（核糖核酸）、蛋白质的合成，从而引起软骨组织过度增生和骨化，但由于成年人的长骨骨骺已钙化，不再生长，只能使软骨成分较多的手脚肢端短骨、面骨及其软组织生长异常，导致肢端肥大症。

在肺通气功能障碍出现 $PaCO_2$（动脉血二氧化碳分压）异常增高时，这种病理性代谢信息随着其载体（CO_2）通过血脑屏障，在脑脊液中水解成氢离子，传递给中枢化学感受器，中枢化学感受器兴奋，经传入神经兴奋延髓的呼吸中枢，反射性地引起呼吸运动加深加快。

总之，机体内某些体液物质是调节机体功能的主要物质，在这些体液物质与神经的共同调节下，机体内环境的各种条件（如水、盐的量，酸碱度，糖的浓度，二氧化碳的压力等）才不至于因为受体内外环境的影响，而发生很大的变化，使其始终能保持在相对恒定的状态，从而保证机体的新陈代谢过程和生理功能的正常进行，如这些化学物质的浓度发生异常变化，就会导致机体内环境的相对恒定在某些方面遭到破坏，从而发生相应的疾病，脉搏亦呈现出相应的病理信息。

（三） 病理性神经信息

神经功能发生障碍时呈现的信息，称为病理性神经信息。病理性神经信息根据产生机理不同，可分为缺损性信息、释放性信息、刺激性信息和断联休克性信息。缺损性信息就是病变结构正常功能的减弱或消失，例如发生于内囊丘脑出血而致的对侧偏身感觉减退、面神经炎引起的面肌瘫痪等。释放性信息是较高级神经结构受损后正常受其制约的低级中枢出现功能亢进，例如锥体束损害后瘫痪肢体的肌张力增高及腱反射亢进，基底节病变所产生的多动症状等。刺激性信息是神经组织受病理刺激后的过度兴奋的表现，如疤痕、肿瘤等刺激大脑皮层引起的癫痫发作，腰椎间盘突出引起的坐骨神经痛等。断联休克性信息是指中枢神经系统内某部分发生急性严重病损时所引起的与其有密切联系的远隔部位正常神经结构功能的短期丧失，例如，内囊丘脑出血急性期偏瘫侧的深浅反射消失，急性脊髓病损引起病变水平以下神经功能的完全丧失。

第二节　人体信息的载体与信道

人体信息载体就是人体信息的携带者，如生物电信号、神经递质、激素、DNA 等等。人体信息信道是人体信息传递所经过的路线。

例如，当叩击膝盖下的韧带时，大腿股四头肌的肌腱和肌肉的感受器接受刺激而产生神经冲动，神经冲动沿传入神经至脊髓里的神经中枢，神经中枢发出神经冲动，通过传出神经传至效应器，引起大腿相应的肌肉（如股四头肌）收缩，使小腿前伸，表现为小腿突然跳起。信息由感受器传递到效应器所经过的这条路线就称为神经信道。接下来就人体信息的三种信道和载体分别加以论述。

一、 遗传信息的载体和信道

遗传信息的物质载体是细胞核中的 DNA。DNA 通常呈双链线状，内含有腺嘌呤、鸟嘌呤、胞嘧啶和胸腺嘧啶四种脱氧核苷酸。这四种脱氧核苷酸的数目和排列顺序就代表了遗传信息。不同机体的 DNA 因这种数量和排列顺序的不同而具有不同的遗传特性。

遗传信息的传递是通过 DNA 的自我复制和蛋白质的合成来实现的。DNA 的自我复制和蛋白质的合成过程就是遗传信息的信道。DNA 存在于细胞核的染色质中，是遗传信息的携带者。在细胞进行分裂时，DNA 开始复制，将 DNA 分子所记载的遗传信息复制成两份，随着细胞的分裂进入两个子细胞，从而维持亲代细胞原有的性状；DNA 还把信息转录给 mRNA，并以 mRNA 为模板在核糖体上将转录的信息翻译，合成蛋白质。正是由于遗传信息规定了细胞蛋白的全部作用，才使得细胞成为一个有机体，这个有机体是由高度专一化的结构部件及进行酶促代谢反应的复杂网络中的酶构成的。

在遗传信息的传递和表达过程中，若出现错误，就会产生各种病理性遗传信息，从而导致多种遗传性疾病。

二、 代谢信息的载体与信道

代谢信息主要表现在血液中激素浓度的变化上，就是说代谢信息是以血液中的激素为载体的。代谢信息的载体能以某种高度特异性方式干预其靶细胞的代谢，因此被称为第一信使。激素的信使功能是在神经的控制下，由血液循环配合完成的。现以抗利尿激素（ADH）为例说明这个问题。抗利尿激素由下丘脑视上核的神经细胞合成之后，沿神经纤维的轴浆运至神经垂体贮存；当机体缺水时，血液中晶体渗透压升高，使视上核及其附近的渗透压感受器兴奋，冲动沿下丘脑垂体束传至神经垂体引起 ADH 释放增多，血液中的 ADH 浓度增高，作用于靶细胞（远曲小管和集合管的管壁上皮细胞），使它们之间的距离增大，从而促进水、钠重吸收，以增加血容量。当血容量增加到一定程度，左心房壁容量感受器兴奋经迷走神经抑制视上核分泌，抑制神经垂体释放 ADH，使血液中 ADH 浓度下降，从而使循环血量维持在一定水平。由此可见，血液质和量的改变是形成神经冲动的基础，而激素也只有通过神经冲动释放入血后才能发挥其信使作用。

激素作为代谢信息的第一信使，还参与细胞的代谢过程，改变血液成分的含量。如肾上腺素通过增强肝脏和肌肉磷酸化酶的活性，促进肝糖原分解成葡萄糖入血，使血中的葡萄糖迅速升高，同时还通过增强肌肉和脂肪组织中的脂肪酸，再由血液循环送至肝肾等器官进行处理，因此，血液和血液循环便是代谢信息的传递信道。

三、 神经信息的载体与信道

神经系统是由大量的神经元（又称神经细胞）组成的。神经元是神经系统结构与功能的基本单位，它由细胞体与突起两部分组成。突起又分为长而细的轴突与短而粗的树突两部分。神经元通过其长而细的轴突与其他神经元或其他组织细胞相联系，形成一个中间联络网而伸展到机体的周身。神经细胞之间联系的接触点称为突触。突触由突触前膜、突触间隙和突触后膜三部分构成。在突触前轴突末端内有较密集的突触小泡，小泡内含有神经介质（如乙酰胆碱、去甲肾上腺素等）。当冲动（神经受刺激而产生的电信号）到达突触时，突触小泡移向突触前膜并形成开口，神经介质被释放到突触前膜，激起电变化，产生神经冲动，冲动传至相应的部位，完成神经信息的通信任务。由此可见，神经信息是以电信号和神经介质（神经递质）为载体的。

　　反射是指在中枢神经系统参与下的机体对内外环境刺激的规律性应答。例如，机械性刺激角膜可以引起规律性眨眼。反射活动的结构基础是反射弧，它由感受器、传入神经、神经中枢、传出神经和效应器五部分组成。反射过程可简述如下：一定量的刺激被感受器所感受，感受器产生兴奋；兴奋以神经冲动的方式经传入神经传向中枢，通过中枢的分析和综合活动，中枢产生兴奋过程；中枢的兴奋经过传出神经到达效应器，从而引起应答性反应。由此可以看出，反射弧就是神经信息的传递信道。

　　根据在反射中所处地位和功能的不同，可将神经元分为传入神经元、中间神经元和传出神经元三种。这些神经元之间的联系是十分复杂的。一个神经元的轴突可以分支与许多神经元建立突触联系，称为辐散联系；神经元的细胞体与树突可接受许多不同轴突来源的突触联系，称为聚合联系。中间神经元之间的联系形式是多种多样的，有的呈链锁状，有的呈环状。这些联系形式中辐散联系和聚合联系是同时存在的。兴奋通过链锁状联系在空间上扩大了作用范围。中枢神经系统是由大量中间神经元组成的，这些神经元组合成许多不同的神经中枢（神经中枢是指调节某一特定生理功能的神经元群，如膝跳反射中枢、呼吸中枢、饮水中枢等等）。正是由于中间神经元的链锁状联系，使得各神经中枢之间联系更加密切，无论来自体内任何部位的信息都能在各神经中枢中有所反映。

　　我们知道神经系统对心血管的调节是通过各种神经反射来实现的，按照生理学原理，中枢神经系统中与心血管反射有关的神经元集中的部位就称为心血管中枢。一般认为，最基本的心血管中枢在延髓腹外侧，它包括心迷走神经中枢、心交感神经中枢和交感神经缩血管中枢。另外，在延髓以上的脑干部分以及大脑和小脑中都存在着与心血管活动有关的神经元。正是由于这些心血管中枢的存在以及各神经中枢之间的密切联系，使得心血管反射更具有灵敏性和广泛性。如当动脉血压升高时，颈动脉窦和主动脉弓压力感受器兴奋，而发放神经冲动，此冲动分别沿窦神经和主动脉弓神经传至延髓，兴奋心迷走中枢，抑制心交感中枢、交感缩血管中枢，使心肌收缩力减弱，心率减慢，心搏出量减小，血管平滑肌舒张，外周阻力减小，而致血压回落；当血液中的氧分压降低二氧化碳蓄积时，颈动脉体和主动脉体化学感受器兴奋而产生神经冲动，此冲动沿窦神经和迷走神经传至延髓，兴奋心交感中枢和交感缩血管中枢，并抑制心迷走中枢，从而使心肌收缩力增强，心率增快，心搏出量增加，动脉血管平滑肌收缩，外周阻力增大而致血压回升。另外，刺激躯体传入神经时可引起各种心血管反射，用低强度至中强度的低频电脉冲刺激骨骼肌的传入神经，往往可以引起降血压效应；而用高强度频率电脉冲刺激皮肤的传入神经，则常常引起升压效应。在平时，肌肉活动、皮肤冷（或热）刺激以及各种伤害性刺激都可引起心血管反射，如扩张肺、胃、肠、膀胱等空腔器官，挤压睾丸等，可以引起心率减慢和缩血管神经张力降低、外周血管舒张等效应。

由上可知，机体内外环境的各种变化可以被各种内外感受器所感受并产生神经信息，通过反射引起相应心血管效应，以维持机体内环境的相对稳定以及使机体适应于外环境的各种变化。

综上所述，各种人体信息各有其特殊的载体和信息传递信道，但各种信息不是依其载体和信道孤立地发挥作用，而是通过相互作用、相互影响所构成的网络来充分发挥其生理、病理效应。

第三节　人体信息网

　　人体信息网就是人体各种信息在发挥调节人体内外环境平衡功能的过程中所形成互相联系、互相影响的信息网络。其中代谢信息、神经信息、遗传信息三者之间的联系和影响是这个网络的主线。遗传信息是通过代谢信息的第一信使的作用来完成其使命的，代谢信息是在神经信息激发下开始其信息传递的，而遗传信息使命的完成是代谢信息和神经信息得以继续进行的保证。

　　按照基因调节学说，核酸中的脱氧核苷酸的复制过程是从类固醇激素作用开始的。类固醇分子小而具有脂溶性，作为遗传信息的第一信使分子到达靶细胞后，能透过细胞膜进入细胞内，与胞浆内特异性受体组合成激素—受体复合物；复合物再进入细胞核，与核内受体结合，形成激素—核受体复合物，进而启动 DNA 转录 mRNA；mRNA在胞浆核糖体上翻译合成特异蛋白质，使后代表现出与亲代相似的遗传特征。由此可知，遗传信息与代谢信息之间存在着必然联系。没有代谢信息的及时传递，遗传信息将不能维持其遗传特性。

　　神经信息是代谢信息得以传递的前提，同时代谢信息又能激发神经信息，使得神经信息和代谢信息密切联系在一起，共同作用于机体，完成各项生理、病理效应。如人在安静时，肾上腺髓质激素分泌很少，但任何导致交感神经兴奋加强的因素都能促进其大量分泌，同时，大量肾上腺激素的分泌又通过增强脑干网状上行系统的活动提高神经系统的兴奋性。

在这个错综复杂的人体信息网中，同种类型信息之间的联系更为密切。现以代谢信息为例说明这个问题。腺垂体共分泌七种激素，其中有促甲状腺激素、促肾上腺皮质激素、促性腺激素三种促激素。当甲状腺激素、肾上腺激素、性激素这些靶腺激素的任何一种在血液中浓度升高时，都能对下丘脑分泌释放激素和腺垂体分泌促激素产生负反馈作用，使相应的靶腺激素和促激素分泌减少，从而使相应的靶腺激素在血中的浓度回降到原有的水平。由此可以看出，代谢信息传递的调节始于血液而终于血液。

从以上对三种信息类型以及信息网的论述，我们可以看出，遗传信息是其他类型的信息和信息网得以存在和发挥作用的基础。神经信息依其载体和信道，通过传递引起各种心血管效应。代谢信息是以血液和血液循环为传递信道，它始于血液而终于血液。由此可知，人体各种信息都能直接或间接地从心血管系统的生理功能和病理变化中得到反映，反映在脉搏上，在金氏脉学中就被称为脉搏特征。

98

第四节　人体信息窗

人体的遗传信息、代谢信息和神经信息，最终都要通过血液循环发挥作用，因此，只要有血液流经的地方，都可以把人体的综合信息呈现出来。这些地方就被称作人体信息窗，如舌信息窗、甲（指甲）信息窗、眼信息窗、脉搏信息窗等。因为腕部桡动脉血液的容量相对较大，含有的信息亦较多，故脉搏信息窗及其所携带的信息一直是人们研究的重点，而脉学理论就是在此基础上产生的。在这里我们只讨论脉搏信息窗。

人体的各种信息都能在心血管系统上得到反映，而脉搏是心血管直接作用产生的，所以脉搏携带着人体的各种信息（脉搏特征）。脉搏作为信息窗有其独特的优势和特点：①信息量大。通过它可以获得人体各种信息。②具有易采集性。因为脉搏产生在动脉，而动脉血的流速较快，脉搏搏动明显，较易触及，同时，现代科学如血流动力学、血液流变学等也对脉搏波的产生机理以及血液的流变性质做了较为详尽的阐述，这对于通过脉搏了解机体的生命状态有着极大的助力。③具有动态性。人体是有生命的，机体每时每刻的生理、病理变化都可以通过脉搏及时准确地反映出来。所以，对脉搏携带的信息进行探查，可以随时掌握机体的生理病理状态。

第六章

脉应和特征

脉应是一种单一的生理功能或病理改变在脉搏上呈现的非定向性反应。因其未跟脉点结合，通过它只能对单一的生理变异和病理改变做一般性了解。只有脉应与脉点结合生成特征后，才能构成脉形诊断疾病。

确定了脉点的脉应称为特征。特征是单一病变在脉搏上的定向性反应，是机体在生理、病理状态下呈现于脉搏相应点位上的性状变异，是描述机体生命状态的重要指标，也是组成脉形的基本单位。它能定性、定量以及定位病灶。

按照特征分布，可将脉搏特征分为整体特征和动点特征。分布较广，反映人体整体状况的特征称为整体特征；分布面小，仅限于一个脉点的，能反映一个具体病灶的特征称为动点特征。

根据人体的健康状况，可将特征分为生理特征、中介特征和病理特征。

生理特征反映机体某一确定区域或脏器的生理状态。生理特征脉搏变异度小，密度在 0 到 10 之间，离散系数大于 70%，说明相应组织器官正处于健康状态。

中介特征表示机体某区域或脏器发生了病理倾向性改变，表示该区域或脏器处于亚健康状态。11% ＜特征密度 ＜20%，40% ＜离散系

数 <70% 。中介特征的特点是极易变化，常随机体状况和影响因素的变化而改变。如机体免疫力下降，或影响因素增强，机体的病理倾向性增大，趋向于病理特征；若机体免疫力增强，影响因素减弱，病理倾向性减小，直至还原为生理特征。

病理特征是指人在病理状态下脉搏呈现的特征。其特点是特征密度大，离散系数小且相对稳定，常随疾病的进退而变化，与疾病的程度成正比。

根据病情轻重，还可将病理特征分为四级。

一级特征：密度大于 20% ，等于小于 40% ；离散系数大于 31% 小于 40% 。

二级特征：密度大于等于 41% ，小于等于 60% ；离散系数大于等于 21% ，等于小于 30% 。

三级特征：密度等于大于 61% ，等于小于 80% ；离散系数大于等于 11% ，小于等于 20% 。

四级特征：密度大于等于 81% ，小于等于 100% ；离散系数大于 0 ，小于等于 10% 。

第一节　特征的采集及识别

一、　特征的采集

特征采集的原则详见第七章第三节。

二、　特征的识别

此处重点介绍冲搏、滑搏、涩搏的识别。

冲搏是占位性病变的特有特征。有些情况下，冲搏常出现伪特征，如长期便秘和尿潴留的病人常出现假冲搏。

冲搏的识别主要用冲测法进行实验。若病人脉搏呈现冲搏且表现度较低，可用冲测法确定真伪。具体方法：用最大指力迫使脉动停止搏动，5秒后突然放开，若冲搏在5秒之内重现者为真实冲搏；若超过5秒，甚至到10秒出现者，为假冲搏。

滑搏的表现形式为脉道通畅，脉动流利圆滑，指下有圆珠滚动之感。按其在一个脉动中的分布状况，可分为整体滑搏、组性滑搏、动点性滑搏、点位性滑搏和点状滑搏。滑搏在一次脉动中呈均匀分布，即在每一动点上均可呈现，为整体滑搏；滑搏仅局限于脉动的某一动组，称组性滑搏；滑搏仅局限于某一动点，称动点性滑搏；滑搏仅局限于某一点位，称点位性滑搏；滑搏仅局限于某一点位局部，称点状滑搏。根据其流利度，可分为A、B、C三型。令病人举臂，腋间角在100°—125°时，滑搏表现度减小，腋间角在在125°—150°时，滑搏表现度显著减小，腋间角等于或大于150°时，滑搏消失，病人脉位复原后，5秒内重现滑搏者，为A型滑搏；病人举臂，腋间角小于125°时，滑搏表现度无改变，腋间角125°—150°时，滑搏表现度略减小，腋间角等于或大于150°时，滑搏表现度显著减小，但不消失，脉位复原后，10秒内滑搏复原者，为B型滑搏；病人举臂，腋间角小于150°时，滑搏无改变，腋间角等于或大于150°时，滑搏表现度略减小，脉位复原后，滑搏立即复原者，为C型滑搏。

涩搏是指脉搏流利度显著降低的一类脉应。按其在一次脉动中的分布状况，可分为整体涩搏、组性涩搏、动点性涩搏、点位性涩搏和点状涩搏。若在一次脉动中，涩搏呈均匀分布，即在每一动点上均可感知的涩搏，为整体涩搏；涩搏仅局限于脉动的某一动组，称组性涩搏；涩搏仅局限于某一动点，称动点性涩搏；涩搏仅局限于某一点位，称点位性涩搏；涩搏仅局限于某一点位的局部，称点状涩搏。按其流利度，可分为A、B、C三型涩搏。令患者被测上肢缓缓下垂，腋间角在20°—40°时，涩搏表现度减小，腋间角在0°—20°时，涩搏表现度显著减小，腋间角等于或略大于0°时，涩搏消失，脉位复原后，5秒内涩搏重现者，为A型涩搏；腋间角在20°—40°时涩搏无改变，腋间角在0°—20°时，涩搏表现度减小，腋间角等于或略大于0°时，涩搏表现度显著减小但并不消失，脉位复原后，10秒内涩搏复原者，为B型涩搏；腋间角在0°—20°时，涩搏无改变，腋间角等于或略大于0°时，涩搏表现度开始减小，脉位复原后，涩搏立即复原者，为C型涩搏。按其性质，可分为致密涩搏、松散涩搏、网状涩搏和黏滞性涩搏四类。其中致密涩搏又可分为致密软涩搏和致密硬涩搏，松散涩搏据其表现度又可分为A、B、C三型，黏滞性涩搏又可细分为超高黏滞性涩搏、高黏滞性涩搏、中黏滞性涩搏和低黏滞性涩搏。另外还有一类特殊涩搏，主要包括糖变涩搏、呼吸性涩搏等。

第二节　特征的评价与分类

一、评价

（一）周期密度与周程密度

在临床上，一般取一定次数的脉动为一个脉诊单位，这就是一个诊脉周期。同一特征在一个诊脉周期中出现的次数就称为该特征的周期密度。诊脉周期包含的脉动次数并非一成不变，病情较轻、病理特征单一者，诊脉周期宜短，可以 50 次脉动为一个诊脉周期；病情较重、病理特征较为复杂者，诊脉周期宜长，一般以 100 次脉动作为一个诊脉周期。实践证明，周期越长，误差越小。为减小误差，临床上常以 100 次脉动作为一个诊脉周期。这虽然满足了一般信息的采集，但对复杂特征的采集时间仍显不足，尤其在某些复杂的病理情况下，病情时进时退，特征呈现次数变化较大，几个周期采得的特征数量不一。如果按照某一个周期的特征密度诊断疾病，就会由于特征的突变而造成诊断失误，故临床上一般不以特征周期密度作为诊脉断病的重要依据，而是以周程密度作为诊脉断病的主要依据。

所谓周程，是指几个诊脉周期构成的诊脉过程。诊脉周程的长短临床上亦无严格规定，主要与病情有关。病情较轻、特征相对稳定、脉形分辨率高者，周程宜短，一般以 3 个周期作为一个周程；病情较重、特征不够稳定、脉形难以分辨者，周程宜长，一般以 5 个周期作为一个周程；病情严重、病因复杂、特征极不稳定、脉形极难分辨者，周程应适当延长，可以 7 个或 9 个周期作为一个周程。根据病情的严重程度适当延长周程，可有效地减少诊断误差。

一个诊脉周程中特征所有周期密度的算术平均数用百分数表示称为周程密度，是疾病发展动向的量化指标，用 ρ 表示。其计算公式如下：

$$\rho = \frac{\rho_1 + \rho_2 + \cdots + \rho_n}{n} \times 100\% \qquad (n = 1, 2, \cdots)$$

其中，ρ_1，ρ_2，$\cdots$，ρ_n 分别为各个周期的特征周期密度，n 为周程中的周期数。一般来讲，特征的周程密度表示疾病的轻重程度。

（二） 一般脉搏信息的离散系数 （ν）

一般脉搏信息的离散系数（简称脉搏信息离散系数）是一个表征某一脉搏信息变异程度的指标，是指在一个诊脉周程中，某一特征信息周期密度的均方差与其算术平均数之比用百分数表示。用公式可表示为：

$$\nu = \delta / \rho \times 100\% ;$$

$$\delta = \sqrt{\sum_{i=1}^{n} (\rho_i - \rho)^2 / (n-1)} \qquad (n = 1, 2, \cdots)$$

其中，ν 为信息离散系数，是反映疾病发展过程稳态的脉诊指标；δ 为均方差；ρ 为周期密度的算术平均数，即周程密度；ρ_i 为第 i 个周期密度。

例如，第一个诊脉周期中出现冲搏这一特征的密度为 40%，即 $\rho_1 = 40\%$；第二个周期密度为 60%，即 $\rho_2 = 60\%$；第三个周期密度为 50%，即 $\rho_3 = 50\%$，则：

$$\rho = (40\% + 60\% + 50\%) / 3$$
$$= 50\% ;$$

$$\delta = \sqrt{[(40\% - 50\%)^2 + (60\% - 50\%)^2 + (50\% - 50\%)^2] / (3-1)}$$
$$= 0.1 ;$$

$$\nu = \delta / \rho \times 100\%$$

$$= 0.1/0.5 \times 100\%$$

$$= 20\% \text{。}$$

（三）频变信息的离散系数

频变信息的离散系数是一个表征脉搏频率变异程度的脉诊指标，是指在一个诊脉时程的各时段脉搏频率的均方差与算术平均数比的百分数。用公式可表示为：

$$v = \delta/P;$$

$$\delta = \sqrt{\sum_{i=1}^{n} \frac{(P_i - P)^2}{n - 1}}; \qquad P = \sum_{i=1}^{n} \frac{P_i}{n} \qquad (n = 1, 2, \cdots)$$

其中，v 为频变信息的离散系数，P_i 是第 i 个时段的脉搏频率，P 为平均脉搏频率，δ 为所有周期密度的均方差。

二、 分类

特征的周程密度和离散系数统称为特征的表现度。确定了特征的周程密度和离散系数后，根据特征的数量化指标，可以对特征进行分类。

1. $\begin{cases} \rho < 15\% \\ v > 60\% \end{cases}$，为生理特征，生理特征是组成生理脉型的要素。

2. $\begin{cases} 15\% \leqslant \rho < 20\% \\ 5\% < v \leqslant 60\% \end{cases}$，为中介特征，可以组成中介脉形。其强度较弱，不稳定，不易分辨，常随机体生理状况的变化而改变，且易消失。

3. 病理特征又分为变异特征和稳定特征两种：

变异特征是指 $\begin{cases} 15\% \leqslant \rho < 20\% \\ v \leqslant 40\% \end{cases}$ 或 $\begin{cases} \rho \geqslant 20\% \\ v > 40\% \end{cases}$ 的特征。在机体抵抗力减弱或致病因素过强时可转变为稳定特征，反之可转变为中介特征。其特异性相对较高，且在短时间内不易逆转，对疾病的定性、定位、

定量诊断具有一定的参考价值，可以组成缺陷病理脉形，只能提示机体患有某种疾病。

稳定特征是指 $\begin{cases} \rho \geqslant 20\% \\ v \leqslant 40\% \end{cases}$ 的特征。其特异性强，可作为疾病定性、定位、定量诊断的重要指标，是构建病理脉形的基本单位，可组成基本脉形、标准脉形和最佳脉形，有诊断意义。

第三节　脉应

本节主要讨论病理脉应。病理脉应根据其表现形式可分为律变脉应、力变脉应、位变脉应、形变脉应和时变脉应五类。

一、律变脉应

律变脉应是指脉搏的频率与秩序发生异常变化，可分为频变脉应与节变脉应两大类。

（一）频变脉应

以脉搏增快、减慢或快慢不等为表现形式的脉应称为频变脉应，包括超迟搏、迟搏、缓搏、数搏、疾搏、潮搏六种。以频率增快为主要表现形式的为数搏类脉应，包括亚数搏、数搏、疾搏；以频率减慢为主要表现形式的为迟搏类脉应，包括超迟搏、迟搏、亚迟搏；以脉率时快时慢、快慢不等为主要表现形式的为潮搏类脉应。

1. 超迟搏

（1）表现形式：脉搏缓慢，一息一二至；按时段测定，脉率为40

次/分以下。

（2）对应病变：Ⅲ度房室传导阻滞、病窦综合征Ⅱ型、Ⅱ度房室传导阻滞、心房颤动伴高度房室传导阻滞。

（3）采集与识别：先用平测法的四种不同指力找出最强脉动所在层位，再用相应指力体察脉率的快慢。若脉搏显著变慢，脉率40次/分以下的，可确定为超迟搏。

2. 迟搏（包括 A 型迟搏、B 型迟搏）

（1）表现形式：脉率缓慢，一息三至以下；按时段测定法测定，脉率在41—50次/分。

（2）对应病变：窦性心动过缓或房室传导阻滞、颅内压增高、甲状腺功能低下、阻塞性黄疸、心肌病等。

（3）采集与识别：先用平测法的四种不同指力找出最强脉动所在层位，再用相应指力测定脉率的快慢。若脉搏缓慢，一息三至以下，用时段法测定脉率在41—50次/分的，为迟搏。迟搏可分两型，脉率在46—50次/分的，为 A 型迟搏；脉率在41—45次/分的，为 B 型迟搏。

3. 亚迟搏（包括 A 型亚迟搏、B 型亚迟搏）

（1）表现形式：脉率稍慢，一息四至以下（不含四至）；使用时段法测定，脉率在51—60次/分。

（2）对应病变：见迟搏条。

（3）采集与识别：先用平测法的四种不同指力找出最强脉动所在层位，再用相应指力体察脉率的快慢。若脉搏变慢，一息四至以下，使用时段法测定脉率在51—60次/分，可确定为亚迟搏。亚迟搏可两型，脉率在56—60次/分的，为 A 型亚迟搏；脉率在51—55次/分的，为 B 型亚迟搏。

4. 亚数搏（包括 A 型亚数搏、B 型亚数搏）

（1）表现形式：脉率稍快，一息五六至；用时段法测定，脉率在

91—100 次/分。

（2）对应病变：窦性心动过速、心功能不全、发热、感染、贫血、甲状腺功能亢进等。

（3）采集与识别：先用平测法的四种不同指力找出最强脉动所在层位，再用相应指力感知脉率的快慢。若脉率变快，一息五六至，使用时段法测定脉率在 91—100 次/分者，可确定为亚数搏。亚数搏可分两型，脉率在 91—95 次/分的，为 A 型亚数搏；脉率在 96—100 次/分的，为 B 型亚数搏。

5. **数搏（包括 A 型数搏、B 型数搏）**

（1）表现形式：脉率增快，一息六七至；使用时段法测定，脉率在 101—120 次/分。

（2）对应病变：窦性心动过速、心功能不全、发热、感染、贫血、甲状腺功能亢进等。

（3）采集与识别：先用平测法的四种不同指力找出最强脉动所在层位，再用相应指力体察脉率的快慢。若脉搏增快，一息六七至，使用时段法测定脉率在 101—120 次/分，可确定为数搏。数搏可分两型，脉率在 101—110 次/分的，为 A 型数搏；脉率在 111—120 次/分的，为 B 型数搏。

6. **疾搏**

（1）表现形式：脉率极快且不规则，一息七至以上；按时段法测定，频率超过 120 次/分。

（2）对应病变：严重心脏病。多见于心房纤颤、风湿性心脏瓣膜病（如二尖瓣狭窄）、甲状腺危象、缩窄性心包炎等。

（3）采集与识别：先用平测法的四种不同指力找出最强脉动所在层位，再用相应指力感知脉率的快慢，若脉搏极快，一息七至以上，使用时段法测定脉率在 120 次/分以上的，可确定为疾搏。

（4）相似脉应鉴别：疾搏和潮搏均表现为脉率增快。疾搏脉率显著增快且稳定，并伴有脉率不齐，而潮搏则主要表现为脉率时快时慢，节律规整。

7. 潮搏（包括 A 型潮搏、B 型潮搏、C 型潮搏）

（1）表现形式：脉率时快时慢，快慢不等，快时一息五至以上（脉率在 90 次/分以上），节律规整，慢时脉率如常。

（2）对应病变：阵发性室上性心动过速。

（3）采集与识别：先用平测法的四种不同指力找出最强脉动所在层位，再用相应指力对脉动进行体察，借以了解脉率的均匀度。如脉率时快时慢，快慢不等者可确定为潮搏。快时一息五六至，脉率 91—100 次/分的，为 A 型潮搏；快时一息六七至，脉率 101—120 次/分的，为 B 型潮搏；快时一息七至以上，脉率在 120 次/分以上的，为 C 型潮搏。

（4）相似脉应鉴别：见疾搏相似脉应鉴别条。

频率脉应鉴别表

序号	脉应名称	表现形式		对应病变
		脉率（次/分）	其他	
1	超迟搏	40 以下		Ⅲ度房室传导阻滞
2	迟搏	41—50		窦性心动过缓或房室传导阻滞、颅内压增高、甲状腺功能低下、阻塞性黄疸、心肌病
3	亚迟搏	51—60		
4	亚数搏	91—100		窦性心动过速、心功能不全、发热、感染、贫血、甲状腺功能亢进等
5	数搏	101—120		
6	疾搏	120 以上		心房纤颤、风湿性心脏瓣膜病（如二尖瓣狭窄）、甲状腺危象、缩窄性心包炎等
7	潮搏	快时 120 以上，慢时如常	节律规整	阵发性室上性心动过速

（二） 节变脉应

脉搏节律是指脉管搏动的节奏。所谓节变脉应就是以搏动节奏不均匀为表现形式的脉应，包括尾搏、脱搏、绌搏、奇搏、散搏、迟数搏。

1. 尾搏（包括快尾搏、慢尾搏）

（1）表现形式：在一个正常脉动之后紧随一较弱搏动，两次脉动一前一后，一强一弱，弱搏紧随强搏之后，其后多伴有较长间歇。

（2）对应病变：各种过早搏动。

（3）采集与识别：先用平测法的四种不同指力测出最强脉动所在层位，再根据脉动所在层位运用相应指力对最强脉动认真体察，借以了解正常脉动之后有无弱动尾随。若在正常搏动之后见有弱动尾随，即可确定为尾搏。如迟搏伴有尾搏即为慢尾搏，如数搏伴有尾搏则为快尾搏。

（4）相似脉应鉴别：见叠搏相似脉应鉴别条。

2. 脱搏

（1）表现形式：脉搏出现异常间停，间停时间相当于两次正常脉动间歇时间之和。一般脉动较强，正常脉动后间停多在 2 次以内。

（2）对应病变：Ⅱ度房室传导阻滞、窦性停搏。

（3）采集与识别：先用平测法的四种不同指力找到最强脉动所在层位，再以相应指力对最强脉动认真感知，借以体察脉动有无脱失，若脉搏秩序显著紊乱，出现脉搏脱失的，即为脱搏。

（4）相似脉应鉴别：脱搏和绌搏均以脉动异常间歇为主要表现形式。绌搏以脉率低于心率为主要特征，且在血流冲击下暂时消失；而脱搏则是心搏、脉搏同时脱失，心率与脉率相一致，血流冲击下脉应无改变。

3. 绌搏（包括 A 型绌搏、B 型绌搏、C 型绌搏）

（1）表现形式：脉率低于心率，多在微弱脉搏之后连续间停 3 次以上。

（2）对应病变：心房纤颤、缩窄性心包炎及严重的心肌病等。

（3）采集与识别：患者仰卧，医生一手按取脉位，另一手按住心尖搏动处，主要体察 1 分钟内脉率与心率是否一致，若脉率显著低于心率的，即可确定为绌搏。若脉率低于心率 1—5 次者为 A 型绌搏；脉率低于心率 6—10 次者为 B 型绌搏；脉率低于心率 10 次以上者为 C 型绌搏。

（4）相似脉应鉴别：见脱搏相似脉应鉴别条。

4. 奇搏

（1）表现形式：吸气时脉位下沉，脉动明显减弱或消失；呼气时脉位及脉动复常。

（2）对应病变：心包积液、缩窄性心包炎、心包填塞等。

（3）采集与识别：先用平测法的四种不同指力找到最强脉动所在层位，再以相应指力在患者缓慢而均匀的呼吸状态下体察脉位与脉动强度有无明显改变。若患者吸气时脉位下沉、脉动减弱，呼气时脉位及脉动强度复原，可确定为奇搏。

5. 散搏

（1）表现形式：脉动浮于浅层，脉率一般在 120—160 次/分，且快慢不等、强弱不均，举之浮散不聚，按之脉动消失。

（2）对应病变：心房纤颤。

（3）采集与识别：先用平测法的四种不同指力对各层脉动分别感知，若发现中、深两层脉动微弱，底层无脉动，浅层脉动相对增强时，可用轻指力对浅层脉动认真体察，借以了解浅层脉动的各种变化。若浅层脉动空虚而松散，加压后脉动消失者，可确定为散搏。

（4）相似脉应鉴别：散搏与奇搏都有脉动强弱不等的表现，且多见于浅层。散搏脉动的强弱一般不随呼吸改变，奇搏脉动的强弱变化多与呼吸有关。

6. 迟数搏

（1）表现形式：脉率快慢不均，或受呼吸影响，或不受呼吸影响。若随呼吸而变化，呼气时心率增高、吸气时心率减慢者为呼吸性迟数搏；若与呼吸无关者为非呼吸性迟数搏。

（2）对应病变：窦性心律不齐。

（3）采集与识别：先以四种不同指力找到最强脉动所在层位，再以相应指力对最强脉动平稳感知。若脉率时快时慢，快慢不均，且与呼吸有关者（吸气时脉率增快，呼气时脉率减慢）为呼吸性迟数搏；脉率改变与呼吸无关者为非呼吸性迟数搏。

节律脉应一览表

序号	脉应名称	表现形式	对应病变
1	尾搏	在一个正常脉动之后紧随一较弱搏动，两次脉动一前一后，一强一弱，弱搏紧随强搏之后，其后多伴有较长间歇。	各种过早搏动
2	脱搏	脉搏出现异常间停，间停时间相当于两次正常脉动间歇时间之和。一般脉动较强，正常脉动后间停多在2次以内。	Ⅱ度房室传导阻滞、窦性停搏
3	绌搏	脉率低于心率，多在微弱脉搏之后连续间停3次以上。	心房纤颤、缩窄性心包炎及严重的心肌病等
4	奇搏	吸气时脉位下沉，脉动明显减弱或消失，呼气时脉位及脉动复常。	心包积液、缩窄性心包炎、心包填塞等
5	散搏	脉动显于浅层，脉率在120—160次/分，且快慢不等、强弱不均，举之浮散不聚，按之脉动消失。	心房纤颤
6	迟数搏	脉率快慢不均，或受呼吸影响，或不受呼吸影响。若随呼吸而变化，呼气时心率增高、吸气时心率减慢者为呼吸性迟数搏；若与呼吸无关者为非呼吸性迟数搏。	窦性心律不齐

二、 力变脉应

以脉动强度和脉体软硬的变化为表现形式的脉应为力变脉应。脉搏的力变脉应包括强搏、弱搏、交替搏、软搏、硬搏、紧搏、冲搏、抽搏、颤搏、断搏、跌陷搏、陡升搏等。

（一） 强搏

1. 表现形式：脉动充实，应指有力，加压时脉动强弱变化较小或无变化。

2. 对应病变：高血压、脑出血、甲状腺功能亢进症、发热等。

3. 采集与识别：先用平测法的四种不同指力对各层脉动分别感知，以观察各层脉动的强弱变化。若中层脉动脉压 5.4— 6.0 kPa，浅深两层脉动脉压 5.0—5.3 kPa，底层脉动脉压不小于 4.5 kPa 者，可确定为强搏。A 型强搏与 B 型强搏的确定主要以中层脉动为准。若中层脉动脉压 5.3— 6.0 kPa，可确定为 A 型强搏；中层脉动脉压在 6.0 kPa 以上者，可确定为 B 型强搏。

4. 相似脉应鉴别：见硬搏相似脉应鉴别条。

（二） 弱搏

1. 表现形式：脉动减弱，应指无力。

2. 对应病变：低血压、冠心病、慢性消耗性疾病及消化不良等。

3. 采集与识别：先用平测法的四种不同指力对各层脉动认真体察，借以了解各层脉动的强弱变化。若中层脉动脉压 3.5— 4.5 kPa，深浅两层脉动脉压 3.5— 4.0 kPa，底层脉动脉压不小于 3.0 kPa 者，即可确定为弱搏。A 型弱搏和 B 型弱搏的确定主要以中层脉动为准。中层脉动脉压 4.0— 4.5 kPa 者为 A 型弱搏，中层脉动脉压 3.5— 4.0 kPa 者可视为 B 型弱搏。

4. 相似脉应鉴别：见软搏相类脉应鉴别条。

（三） 微搏

1. 表现形式：脉动微弱，应指无力，脉压小于 3.5 kPa。

2. 对应病变：见弱搏条。

3. 采集与识别：先用平测法的四种不同指力对各层脉动认真体察，借以了解各层脉动的强弱变化。若中层脉动脉压在 3.0—3.5 kPa，浅深两层脉动脉压在 2.5—3.0 kPa，底层脉动脉压不小于 2.5 kPa，即可确定为微搏。

（四） 颈变弱搏

1. 表现形式：随上肢上举或头颈转动，脉搏明显减弱。

2. 对应病变：颈椎病。

3. 采集与识别：先用平测法的四种不同指力找出最强脉动所在层位，然后用相应指力在患者缓缓举臂或缓缓转动头颈的过程中体察脉动的强弱变化。如患者举臂或转动头颈时，脉搏显著减弱，脉位复原或头颈转至合适位置时脉动复原者，可确定为颈变弱搏。

4. 相似脉应鉴别：弱搏和颈变弱搏都是以脉搏减弱为表现形式的脉应。弱搏在脉位发生变化时，无明显改变；而颈变弱搏则只在患者举臂或转颈不当时呈现脉动减弱，脉位复原后，脉动强度可恢复正常。

（五） 交替搏

1. 表现形式：脉律规整，脉搏强弱交替出现。若一次弱搏后跟随一强搏，称为 A 型交替搏；若二次弱搏后跟随一强搏，称为 B 型交替搏；若三次弱搏后跟随一强搏，称为 C 型交替搏；若一强搏后跟随四次弱搏及以上者，称为 D 型交替搏。

2. 对应病变：心功能不全。

3. 采集与识别：先用平测法的四种不同指力找出最强脉动所在层位，再用相应指力对最强脉动认真体察，借以了解脉动的强弱变化。若见脉动强弱交替出现，可确定为强弱交替搏。交替搏又可分为 A、

B、C、D 四型。一强一弱交替出现者为 A 型交替搏，两弱一强交替出现者为 B 型交替搏，三弱一强交替出现者为 C 型交替搏，一次强搏之后跟有四次弱搏以上者为 D 型交替搏。

（六）软搏

1. 表现形式：脉道不充，脉体柔软。

2. 对应病变：各种慢性出血、慢性消耗性疾病、慢性腹泻等，身体素虚的久病初愈者亦可出现软搏。

3. 采集与识别：先用平测法的四种不同指力找到最强脉动所在层位，再用相应指力对最强脉动认真感知，借以体察脉体的软硬变化。若用相对较轻的指力感知，脉搏洪大，增大指力后，脉动明显减弱，在同一脉位平稳感知时，则指下脉体柔软者，即可确定为软搏。

4. 相似脉应鉴别：软搏和弱搏在表现形式上极为相似，但侧重点不同，软搏以脉体柔软为主，弱搏则侧重于搏动无力。弱搏可见于任何层次，软搏则多见于中、底层。血流冲击后弱搏可有层次改变，而软搏只有软硬度的改变。

（七）硬搏

1. 表现形式：脉来坚实，脉道较窄，脉体较硬，多见于中、底层。

2. 对应病变：动脉硬化性高血压、脑出血（中、老年人的脑出血）等。

3. 采集与识别：先用平测法的四种不同指力找出最强脉动所在点位，再用相应指力对最强脉动对比感知，借以体察脉体的软硬变化。脉道较窄，脉体坚硬，加压后脉动强度无改变者，可确定为硬搏。

4. 相似脉应鉴别：硬搏和强搏在表现形式上十分相似，但侧重点有所不同。硬搏仅有脉体的硬度增大，无搏幅的增高，仅见于中、低层；而强搏既有脉体硬度的增大，又有搏幅的增高，可见于任何层次。用超重指力按取脉位时，强搏可出现脉搏减弱或消失，但硬搏一般不会停搏，且能触及脉管的硬度。

（八） 紧搏

1. 表现形式：脉管绷紧，搏动有力，左右弹搏，状如牵绳转索。

2. 对应病变：各种痛症。

3. 采集与识别：先用平测法的四种不同指力找出最强脉动所在层位，再用双测法了解脉体有无横向弹拨现象，若脉动左右弹拨，即可确定为紧搏。紧搏确定之后，再用内测法和外测法对桡动脉两侧对比感知，借以了解桡动脉两侧弹拨的不同变化。若向内或向外单向弹拨者为 A 型紧搏，若脉体两侧均见有弹拨者为 B 型紧搏。

4. 相似脉应鉴别：紧搏和硬搏都表现为脉管紧张度增高，脉体较硬，不同的是紧搏有左右弹搏之感，可见于任何层次，硬搏则仅有脉体坚硬之象，并无左右弹搏之感，多见于中、底层。另外，两侧脉动对比时，硬搏左手较右手为甚，而紧搏脉管的硬度左右差异不大。

（九） 芤搏

1. 表现形式：脉管充盈显著不足，脉体中心空虚，两边坚实，形如葱管之状。

2. 对应病变：脱水、失血。

3. 采集与识别：先用平测法的四种不同指力找出最强脉动所在层位，再用相应指力对最强脉动认真感知，借以体察脉体的形态改变。脉体中空外实，形如葱管者可确定为芤搏。

4. 相似脉应鉴别：芤搏和软搏都以脉体柔软为特点。软搏仅表现为脉体柔软，指下并无中空之感，即只有硬度改变而无形态改变；而芤搏除有脉体柔软的特点外，还具有中空外实的形态改变。

（十） 空搏

1. 表现形式：脉道空虚，脉动松软无力，较芤搏更甚。

2. 对应病变：严重失血、脱水及脑血栓形成。

3. 采集与识别：先用平测法的四种不同指力找到最强脉动所在点

位，再以相应指力对最强脉动认真感知，借以体察脉体的软硬变化。如脉体浮大中空，加压后脉动显著减弱或消失者，即可确定为空搏。若空搏见于某一动点，应根据空搏所在的层位使用随测法对各动点进行对比感知，找到空搏所在点位后，对该点位认真体察，借以确定该点位呈现空搏的表现度。

（十一） 洪搏

1. 表现形式：脉动起搏较快，搏幅较高，脉体洪大，搏动有力，回落迅速，即所谓"来盛去衰"。

2. 对应病变：主动脉瓣闭锁不全、高热、甲状腺功能亢进症等。

3. 采集与识别：先用平测法的四种不同指力找到最强脉动所在层位，再用相应指力取到中层脉动的深层面，然后以随测法的减压法和加压法对 A、B 两组对比感知，借以了解 A、B 两组的变化状况。若 A 组起搏快、搏幅高、力度大，B 组回落迅速，即可确定为洪搏。

4. 相似脉应鉴别：洪搏和粗搏均有脉体粗大的特点。洪搏见于浅层，主要表现为起搏较快，回落迅速，有波涛汹涌、来盛去衰之势；粗搏可见于任何层次，主要以脉道较宽、脉体粗大为表现形式，B 组并无回落迅速之象。

（十二） 冲搏

脉动在均匀的起搏与回落过程中突然出现的冲击搏动，称为冲击搏（简称冲搏）。按其在一个脉动中的分布状况可分为点状冲搏、点位性冲搏、动点性冲搏、散在性冲搏、点连性冲搏、间位性冲搏。冲搏较小且仅见于某一点位局部者，为点状冲搏，表明占位灶小；冲搏稍大且满布整个点位者，为点位性冲搏，表明占位灶较小；冲搏较大且满布一动点者，为动点性冲搏，说明占位灶较大；若多个点状冲搏散在于一个点位或动点之上，则为散在性冲搏，表征为多发性占位灶；两个或两个以上的冲搏在相邻的两个或两个以上点位或动点上兼见者，为点连性冲搏，说明肿瘤已转移或广泛转移；两个或两个以上的冲搏在两个或两个以上不相邻的点位或动点上兼见者，为间位性冲搏，表明肿瘤已远处转移或广泛转移。根据其冲击力度及稳定性可分为硬冲搏（亦称强冲搏）、软冲搏（亦称弱冲搏）、泡状冲搏、骨性冲搏、液冲搏和假冲搏等。现将按照冲搏的冲击力度及稳定性的分类方法分出的类型，分别论述如下。

1. 冲搏的表现形式及对应病变

（1）硬冲搏

①表现形式：脉动在均匀的起搏与回落过程中，突现一强而硬的冲击搏动，其特点是冲击力度较大。

②对应病变：占位性病变。

（2）骨性冲搏

①表现形式：脉动在均匀的起搏与回落过程中，突现一小而极硬的冲击搏动，其特点是搏幅小、冲击力度大、不易变形。

②对应病变：各种骨质增生。

（3）软冲搏

①表现形式：脉动在均匀的起搏与回落过程中，突现一软而弱的冲击搏动，其特点是冲击力度较弱。

②对应病变：黏液性囊肿及血肿。

（4）散在性冲搏

①表现形式：脉动在均匀的起搏与回落中的某一动点上，出现散在性冲击搏动，其特点是冲击搏的冲点分散，不易采集。

②对应病变：多发性占位病变。

（5）泡状冲搏

①表现形式：脉动在均匀的起搏与回落过程中，突现一大而空虚的冲击搏动，其特点是冲击幅度大、力度小、耐压力低，只有用适当指力方能感知，增大或减小指力时脉应消失。

②对应病变：浆液性囊肿、食管裂孔疝及内脏脓肿破溃前兆等。

119

（6）液冲搏

①表现形式：脉动在均匀的起搏与回落过程中，突现一大而弱的冲击搏动，其特点为冲击幅度大、力度小且随体位改变而变化。

②对应病变：胸水、腹水。

2. 识别与采集

先以轻、中、重、超重各种指力对各层脉动分别感知，若发现某一层位的某一动点（点位）出现冲击搏动，即在该层位使用随测法的减压法或加压法对整个脉动跟踪感知，以确定冲搏所居动点或点位。

各种冲击搏主要以血流冲击法予以鉴别。具体方法：先用超重指力使脉动停止，持续 5 秒突然放开，观察在血流冲击下各种冲搏的不同变化。血流放开后，立即复原者为骨性冲搏；3 秒内复原者为硬冲搏；5—8 秒重现者，为软冲搏；9—12 秒重现者为泡状冲搏或液冲搏，其中随体位改变而变化者为液冲搏，不随体位改变而变化者为泡状冲搏。

3. 相似脉应鉴别

（1）冲搏与叠搏：冲搏与叠搏相近，同属于分裂脉动。其不同特点是，冲搏是脉动均匀的起搏和回落过程中突现的冲击搏动，可见于任何动点，亦可见于两动点之间，病情严重时，可在一个脉动中见到多个冲击搏（即 B 型密度和 C 型密度）；而叠搏则是在正常脉动之后紧随一较弱搏动，且多见于 C_1 点，一般不会在一脉动中多次出现。

（2）冲击搏真伪的鉴别：由肿瘤压迫引起的冲击搏与忍便引起的冲击搏相似，较难鉴别。肿瘤压迫引起的冲击搏多见于中、深层次，加压后冲击搏强度及密度无明显改变；忍便引起的冲击搏一般较弱，多见于中浅层，加压后可在短期内消失，且常随体位改变而变化。

（3）胎儿与肿瘤引起的冲击搏相互鉴别：胎儿和恶性肿瘤都具有生长迅速、需血量较大的特点，它们引起的冲击搏密度和强度都呈进行性增高。不同的是，恶性肿瘤引起的冲击搏常与黏滞性涩搏兼见，而胎儿所致的冲击搏则与滑搏兼见。

冲搏鉴别表

序号	冲搏类型	表现形式	对应病变
1	硬冲搏	脉动在均匀的起搏与回落过程中，突现一强而硬的冲击搏动，其特点是冲击力度较大。	占位性病变
2	骨性冲搏	脉动在均匀的起搏与回落过程中，突现一小而极硬的冲击搏动，其特点是搏幅小、冲击力度大、不易变形。	各种骨质增生
3	软冲搏	脉动在均匀的起搏与回落过程中，突现一软而弱的冲击搏动，其特点是冲击力度较弱。	黏液性囊肿及血肿
4	散在性冲搏	脉动在均匀的起搏与回落中的某一动点上，出现散在性冲击搏动，其特点是冲击搏的冲点分散，不易采集。	多发性占位病变
5	泡状冲搏	脉动在均匀的起搏与回落过程中，突现一大而空虚的冲击搏动，其特点是冲击幅度大、力度小、耐压力低，只有用适当指力方能感知，增大或减小指力时脉应消失。	浆液性囊肿、食管裂孔疝及内脏脓肿破溃前兆等
6	液冲搏	脉动在均匀的起搏与回落过程中，突现一大而弱的冲击搏动，其特点为冲击幅度大、力度小且随体位改变而变化。	胸水、腹水

（十三）抽搏

1. 表现形式：脉动急缓不定，指下有绳索抽动感。

2. 对应病变：痉挛、肌阵挛、抽搐、癫痫。

3. 采集与识别：先用平测法的四种不同指力找出最强脉动所在层位，再用相应指力对最强脉动平稳感知，借以体察脉动强度有无改变。若脉动急缓不定，指下有抽动之感，即可确定为抽搏。抽搏仅在疼痛或肌肉痉挛时出现，症状缓解后，抽搏脉应即会消失，故抽搏脉应为不稳定脉应，一般不作为评价疾病进退的指标。

4. 相似脉应鉴别：抽搏与紧搏都是由于肌肉或内脏痉挛以及其他原因导致的剧痛所引起的脉应。抽搏以缓急不定和抽动之感为主要表现形式，多见于中层，且常伴有 A_3 点最强搏动点消失或减弱；而紧搏则主要以搏动有力、左右弹搏为表现形式，多伴有 A_3 点增强。

（十四） 抖搏

1. 表现形式：脉动力度不均，指下有抖动感。

2. 对应病变：心功能不全。

3. 采集与识别：先用平测法的四种不同指力找到最强脉动所在层位，再以相应指力对最强脉动平稳感知，若发现脉动起搏或回落的力度不均，指下有抖动感时，即可确定为抖搏。

4. 相似脉应鉴别：见颤搏相似脉应鉴别条。

（十五） 颤搏

1. 表现形式：脉动的起搏和回落力度较小，且伴有低振幅、高频率的细微颤动。

2. 对应病变：多见于严重的甲状腺功能亢进、心肌病等。

3. 采集与识别：先用平测法的四种不同指力找到最强脉动所在层位，再用中等指力取到中层脉动的深层面，然后以随测法的减压法和加压法对脉动的起搏与回落分别感知，若脉动的起搏或回落中出现细微的颤动，可确定为颤搏。

4. 相似脉应鉴别：颤搏与抖搏的表现形式相似，均可见于脉动 A、B 两个动组。颤搏主要以高频率、低振幅的细微颤动为特征，而抖搏则以频率较低、振幅相对较高的抖动感为主要表现形式。逆向加压时，颤搏可明显减弱，抖搏则无明显改变。

（十六）　断搏

1. 表现形式：在脉动均匀而连续的起搏与回落过程中，某一动点上突现一断连变化，即动点出现缺损。

2. 对应病变：溃疡及外伤造成的组织损伤。

3. 采集与识别：先用平测法的四种不同指力对各层脉动对比感知，若发现断搏，应首先确定断搏所在的层位，层位确定后，再用随测法的减压法和加压法对 A、B 两组各动点逐一体察。如发现某一动点或点位出现断连现象，即可确定为某一动点（点位）的断搏。断搏为动点脉应，因其面积小、极难感知，采集这类脉应时，须对各动点反复对比、认真体察。

（十七）　陡升搏

1. 表现形式：在脉动 A 组均匀的起搏中，突现的短暂的陡然搏起现象。

2. 对应病变：组织器官萎缩。

3. 采集与识别：先以平测法的四种不同指力对各层脉动分别感知。若某层脉动见有陡升搏，应使用相应指力取定相应层位的深层面，再用随测法的减压法对 A 组三动点对比感知，以确定陡升搏所居的点位。临床上所见的陡升搏多数为真实脉应，但在某些特殊情况下亦有伪脉应出现，如患者情绪高度紧张或忍受剧烈疼痛，常因心率不稳，每搏排出量多少不一，心搏出量突然增大，亦会出现假性陡升搏，这种情况下，须待病人情绪稳定、疼痛缓解后诊之。

4. 相似脉应鉴别：冲搏与陡升搏表现形式相近，均为突发脉应，但冲搏主要表现为某一动组突然呈现的加力现象，而陡升搏则为某一动点的突发性起搏，前者主要表现为力度的改变，后者主要表现为幅度的改变。

（十八） 跌陷搏

1. 表现形式：在脉动 B 组的正常回落中，突现一短暂的跌落现象。

2. 对应病变：组织器官萎缩。

3. 采集与识别：先以平测法的四种不同指力对各层脉动分别感知，若某层脉动见有跌陷搏，应使用随测法的加压法，对该层脉动 B 组的回落跟踪感知，以确定跌陷搏所居的点位。临床上所见的跌陷搏伪脉应较少，多数由组织器官的萎缩导致，但某些严重的贫血患者也常因 B 组回落不均形成某些近似跌陷搏的特征。这种情况下，应适当抬高脉位，减缓脉位血流，可有效地避免假跌陷搏的出现。

4. 相似脉应鉴别：跌陷搏与点位阙如的表现形式极为相似，均为某一动点和点位的突发性回落，前者主要表现为两动点之间力度的显著性减弱，后者则主要表现为某一点位的脱失。

力变脉应一览表

序号	脉应名称	表现形式	对应病变
1	强搏	脉动充实，应指有力，加压时脉动强度变化较小或无变化	高血压、脑出血、甲状腺功能亢进症、发热等
2	弱搏	脉动减弱，应指无力	低血压、冠心病、慢性消耗性疾病及消化不良等
3	微搏	脉动微弱，应指无力，脉压小于 3.0 kPa	低血压、冠心病、慢性消耗性疾病及消化不良等

（续表）

序号	脉应名称	表现形式	对应病变
4	颈变弱搏	随上肢上举或头颈转动，脉搏明显减弱	颈椎病
5	交替搏	脉律规整，脉搏强弱交替出现	心功能不全
6	软搏	脉道不充，脉体柔软	各种慢性出血、慢性消耗性疾病、慢性腹泻等，身体素虚的久病初愈者亦可出现软搏
7	硬搏	脉来坚实，脉道狭窄，脉体较硬，多见于中、底层	动脉硬化性高血压、脑出血等
8	紧搏	脉管绷紧，搏动有力，左右弹搏，状如牵绳转索。若向内或外单侧弹搏者，称为A型紧搏；若向两侧弹搏者，称为B型紧搏	各种痛症
9	芤搏	脉管充盈显著不足，脉体中心空虚，两边坚实，形如葱管之状	脱水、失血
10	空搏	脉道空虚，脉动松软无力，较芤搏更甚	严重失血、脱水及脑血栓形成
11	洪搏	脉动起搏较快，搏幅较高，脉体洪大，搏动有力，回落迅速，即所谓"来盛去衰"	主动脉瓣闭锁不全、高热、甲状腺功能亢进症等

125

（续表）

序号	脉应名称	表现形式	对应病变
12	冲搏	脉动在均匀的起搏与回落过程中，突然出现一冲击搏动	占位性病变
13	抽搏	脉动急缓不定，指下有绳索抽动感	痉挛、肌阵挛、抽搐、癫痫
14	抖搏	脉动力度不均，指下有抖动感	心功能不全
15	颤搏	脉动的起搏和回落力度较小，且伴有低振幅、高频率的细微颤动	多见于严重的甲状腺功能亢进、心肌病等
16	断搏	在脉动均匀而连续的起搏与回落过程中，某一动点上突现一断连变化，即动点出现缺损	溃疡及外伤造成的组织损伤
17	陡升搏	在脉动 A 组均匀的起搏中，突现的短暂的陡然搏起现象	组织器官萎缩
18	跌陷搏	在脉动 B 组的正常回落中，突现一短暂的跌落现象	组织器官萎缩

三、 位变脉应

以最强脉动所处层次的深浅变化为表现形式的脉应，称为位变脉应。位变脉应包括浅搏、中搏、沉搏、底搏四种。

（一） 浅搏

1. 表现形式：脉动浮跃于浅层，轻取即得，重按则脉动反而减弱，即所谓"举之有余，按之不足"。

2. 对应病变：感冒及各种热病。

3. 采集与识别：先以平测法的四种不同指力对各层脉动对比感知，若最强脉动见于浅层，中、深、底各层脉动减弱者，即可确定为浅搏。

（二） 中搏

1. 表现形式：轻取、重取脉动微弱，中取脉动相对较强。

2. 对应病变：身体素虚、久病初愈或慢性消耗性疾病。

3. 采集与识别：先用平测法的四种不同指力对各层脉动对比感知，若浅层、深层脉动微弱，中层脉动相对较强者，可确定为中搏。

（三） 沉搏

1. 表现形式：脉动陷于底层，轻取、中取脉动较弱，重取脉动最强，即所谓"轻取不应，重按始得"。

2. 对应病变：缺血性心脏病、主动脉瓣狭窄、甲状腺功能低下症等，亦可见于身体肥胖者。

3. 采集与识别：先用平测法的四种不同指力对各层脉动对比感知，若浅、中两层脉动较弱，深层脉动较强者可确定为沉搏。

（四） 底搏

1. 表现形式：脉动陷于最底层，须重按着骨方能感知。

2. 对应病变：各种休克、癫痫及心力衰竭等。

3. 采集与识别：先用平测法的四种不同指力对各层脉动对比感知，若浅、中、深三层脉动微弱，底层脉动相对较强者可确定为底搏。

位变脉应一览表

序号	脉应名称	表现形式	对应病变
1	浅搏	脉动浮跃于浅层，轻取即得，重按则脉动反而减弱，即所谓"举之有余，按之不足"。	感冒及各种热病
2	中搏	轻取、重取脉动微弱，中取脉动相对较强。	身体素虚、久病初愈或慢性消耗性疾病
3	沉搏	脉动陷于底层，轻取、中取脉动较弱，重取脉动最强，即所谓"轻取不应，重按始得"。	缺血性心脏病、主动脉瓣狭窄、甲状腺功能低下症等，亦可见于身体肥胖者
4	底搏	脉动陷于最底层，须重按着骨方能感知。	各种休克、癫痫及心力衰竭等

四、 形变脉应

以脉搏波形状变化为主的脉应称为形变脉应。形变脉应主要包括滑搏、涩搏、滑涩搏、涩滑搏、叠搏、长搏、短搏、粗搏、细搏、豆搏等。

（一） 滑搏

1. 表现形式：脉道通畅，脉动流利圆滑，指下有圆珠滚动之感。按其在一次脉动中的分布状况可分为整体滑搏、组性滑搏、动点性滑搏、点位性滑搏和点状滑搏。滑搏在一次脉动中呈均匀分布，即在每一动点上均可呈现者，为整体滑搏；滑搏仅局限于脉动的某一动组者，称组性滑搏；滑搏仅局限于某一动点者，称动点性滑搏；滑搏仅局限于某一点位者，称点位性滑搏；滑搏仅局限于某一点位局部者，称点状滑搏。

2. 对应病变：贫血、妊娠等。

3. 采集与识别：先以轻、中、重三种不同指力测出最强脉动所在层次，再根据脉动所在层次以食指顺脉动轴向取定脉位，逆血流方向适当加压，了解指下血流状况，以确定滑搏，然后用随测法对脉动进行跟踪感知，借以观察滑搏的不同变化。

4. 相似脉应鉴别：滑搏和数搏都是血流加快、脉率增快的脉应。滑搏除脉率增快外，还有脉动流利、应指圆滑的特点；而数搏则仅以脉率增快为主要表现形式。

（二）涩搏

涩搏是指脉搏流利度显著降低的一类脉应。按其在一次脉动中的分布状况可分为整体涩搏、组性涩搏、动点性涩搏、点位性涩搏和点状涩搏。若涩搏在一次脉动中呈均匀分布，即在每一动点上均可感知的涩搏，为整体涩搏；涩搏仅局限于脉动的某一动组者，称组性涩搏；涩搏仅局限于某一动点者，称动点性涩搏；涩搏仅局限于某一点位者，称点位性涩搏；涩搏仅局限于某一点位的局部者，称点状涩搏。按其流利度可分为 A、B、C 三型涩搏。令患者被测上肢缓缓下垂，腋间角在 20°—40°时，涩搏表现度减小，腋间角在 0°—20°时，涩搏表现度显著减小，腋间角等于或略大于 0°时，涩搏消失，脉位复原后，5 秒内涩搏重现者，为 A 型涩搏；腋间角在 20°—40°时，涩搏无改变，腋间角在 0°—20°时，涩搏表现度减小，腋间角等于或略大于 0°时，涩搏表现度显著减小但并不消失，脉位复原后，10 秒内涩搏复原者，为 B 型涩搏；腋间角在 0°—20°时，涩搏无改变，腋间角等于或略大于 0°时，涩搏表现度开始减小，脉位复原后，涩搏立即复原者，为 C 型涩搏。按其性质可分为致密涩搏、松散涩搏、网状涩搏、黏滞性涩搏四类。其中致密涩搏又可分为致密软涩搏和致密硬涩搏，松散涩搏据其表现度又可分为 A、B、C 三型，黏滞性涩搏又可细分为超高黏滞性涩搏、高黏滞性涩搏、中黏滞性涩搏和低黏滞性涩搏。另外还有一类特殊涩搏，主要包括糖变涩搏、呼吸性涩搏等。下面仅就致密涩搏、松散涩搏、网状涩搏、黏滞性涩搏、糖变涩搏和呼吸性涩搏做具体探讨。

1. 致密涩搏

（1）表现形式：脉来艰涩，涩点（构成涩搏的最小单位，即最小的阻力点）稠密，指下有用刀刮竹之感。若涩点稠密，质软，指下有轻刀刮竹之感者为致密软涩搏；若涩点致密而硬，如重刀刮竹者为致密硬涩搏。

（2）对应病变：炎性病变，血管硬化、梗阻、粥样硬化斑形成。

（3）采集与识别：先用轻、中、重、超重四种指力对各层脉动分别感知。若发现某层脉动呈现涩搏，先用相应指力分辨涩点的疏密、质地的软硬。涩点稠密、质地较硬者为致密硬涩搏；涩点稠密、质地较软者为致密软涩搏。致密硬涩搏多见于相应层位的深层面，其特点是增大指力后不变形；致密软涩搏多见于相应层位的浅层面，其特点是增大指力后极易变形或消失。

另外，致密软涩搏与致密硬涩搏可通过下列方法识别：

患者脉位处于正常高度（腋间角在45°—50°）时涩搏呈现，冲测法下涩搏可消失，但10秒内即可复原，当腋间角在30°—45°时，涩搏表现度可显著减弱，腋间角在15°—30°时，涩搏消失，脉位复原后，10—15秒涩搏重现者为致密软涩搏；患者脉位处于正常高度时涩搏呈现，冲测法下涩搏可消失，但5秒内即可复原，当腋间角在30°—45°时，涩搏表现度可减弱，腋间角在15°—30°时，涩搏可显著减弱，腋间角在0°—15°时，涩搏消失，待脉位复原后，10秒内涩搏重现者为致密硬涩搏。

2. 松散涩搏

（1）表现形式：涩面较宽，涩点松散，指下有如毛刷刷衣之感，其特点是多见于中、浅层且加大指力时易于变形。

（2）对应病变：高血脂。

（3）采集与识别：先用轻、中、重、超重四种指力对各层脉动分别感知，若发现某层脉动呈现涩搏，应用相应指力分辨涩面的宽窄及涩点的大小，若涩面较宽、涩点松散者，即为松散涩搏。或用冲测法分辨，涩搏消失，但 15 秒内可复原者，或当腋间角在 30°—45°时涩搏消失，待脉位复原后，20 秒内涩搏重现者，即为松散涩搏。若涩点小而均匀、分布相对稀疏者，为 A 型；若涩点大小不一、分布相对密集者，为 B 型；若涩点大而均匀、分布密集者，为 C 型。

3. 网状涩搏

（1）表现形式：涩面（指出现涩点的范围）较宽，涩点稀疏，呈网状分布，其特点是轻度变换指力时不易变形。

（2）对应病变：广泛性炎症。

（3）采集与识别：先用轻、中、重、超重四种指力对各层脉动分别感知，若发现某层脉动呈现涩搏，先用相应指力分辨涩点的疏密及大小，若涩面较宽、涩点稀疏呈网状分布者，为网状涩搏。若网状涩搏的涩点较小、点距较大且均匀者，为 A 型；若涩点大小不一、点距不均匀者，为 B 型；若涩点较大、点距较小且均匀者，为 C 型。

若网状涩搏较为局限，还应使用随测法的减压法与加压法，对相应层位脉动的 A、B、C 三组分别感知，借以了解网状涩搏所在的组、点。

4. 黏滞性涩搏

（1）表现形式：涩点稠密柔嫩，指感黏腻，有橡胶轻擦镜面之感者为低黏滞性涩搏；有橡胶重擦镜面之感者为中黏滞性涩搏；有两胶面轻压摩擦之感者为高黏滞性涩搏；有两胶面重压摩擦之感者为超高黏滞性涩搏。

（2）对应病变：恶性肿瘤。

（3）采集与识别：先用轻、中、重、超重四种指力对各层脉动分别感知，若发现某层脉动呈现涩搏，应用相应指力分辨涩点的分布，若涩点稠密柔嫩而黏腻，称为黏滞性涩搏。根据涩搏黏滞度的大小，还可进一步分为低黏滞性涩搏、中黏滞性涩搏、高黏滞性涩搏和超高黏滞性涩搏。涩点较小，质地柔软，且有一定黏滞性者，为低黏滞性涩搏；涩点相对较大，质地柔软，且黏滞性相对较大者，为中黏滞性涩搏；涩点较大，质地柔嫩而黏腻，且黏滞性较大者，为高黏滞性涩搏；涩点大，质地柔嫩而黏腻，且黏滞性大者，为超高黏滞性涩搏。疾病轻重不同，呈现的黏滞性涩搏也不同，有的满布整个脉动，有的仅见于某一动点，故发现黏滞性涩搏不仅要分辨其类型，还应通过随测法确定黏滞性涩搏所在的组、点，从而实现定位诊断。

除此之外，为更准确地划分黏滞性涩搏的类型，还可通过下列方法加以分辨。

患者脉位处于正常高度时呈现涩搏，若冲测法下，涩搏消失，但8—10秒即可复原，或当腋间角在25°—45°时涩搏表现度无改变，腋间角在15°—25°时，涩搏表现度显著减弱，腋间角在0°—15°时，涩搏消失者，为低黏滞性涩搏；若冲测法下，涩搏消失，但5—8秒即可恢复，或腋间角在15°—45°时，涩搏表现度无变化，腋间角在5°—15°时，涩搏表现度显著减弱，腋间角小于5°时，涩搏消失者，为中黏滞性涩搏；若冲测法下，涩搏消失，但5秒内即可复原，或腋间角在5°—45°时，涩搏表现度无变化，腋间角在0°—5°时，涩搏减弱者，为高黏滞性涩搏；若冲测法下，涩搏不消失，或当腋间角在0°—45°时，涩搏表现度无变化者，为超高黏滞性涩搏。

5. 糖变涩搏

（1）表现形式：涩搏表现度随血糖浓度的变化而改变。

（2）对应病变：高血糖。

（3）采集与识别：先用四种不同指力对各层脉动分别感知，若发现某层脉动呈现涩搏，应用相应指力找出涩搏的特点，如涩点质嫩且随饮食而改变者为糖变涩搏。病情不同，涩搏表现度各异。若患者空腹时无涩搏，餐后 1—2 h 呈现 A 型涩搏者为Ⅰ型糖变涩搏；空腹呈现 A 型涩搏，餐后呈现 B 型涩搏者为Ⅱ型糖变涩搏；空腹呈现 B 型涩搏，餐后呈现 C 型涩搏者为Ⅲ型糖变涩搏；空腹血糖即为 C 型涩搏者为Ⅳ型糖变涩搏。

该脉应多呈广泛分布且多见于中层，主要表现为整体涩搏。若病情较重，血糖过高时，亦可在相应点位上呈现相对涩搏（动点糖变涩搏），应用随测法予以定位。

6. 呼吸性涩搏

（1）表现形式：仅在呼气或吸气时显现涩搏。若仅在呼气时显现涩搏者，为呼气性涩搏；若仅在吸气时显现涩搏者，为吸气性涩搏。

（2）对应病变：肺气肿、哮喘。

（3）采集与识别：先用四种不同指力对各层脉动进行对比感知，找到最强涩搏（即涩搏表现度最高）所在层位，再用相应指力在病人缓慢而均匀的呼吸状态下分辨呼吸对涩搏的影响。如呼气时涩搏表现度降低，吸气时涩搏表现度明显增高者为吸气性涩搏；反之，若吸气时涩搏表现度降低，呼气时涩搏表现度明显增高者为呼气性涩搏。吸气性涩搏或呼气性涩搏也与其他涩搏一样，有涩面大小的不同。如涩搏满布整个脉动且均匀者为吸气性整体涩搏或呼气性整体涩搏，这类涩搏宜用相应的平测法感知；若涩面较小，仅局限于某一动组者，称为组性吸气性涩搏或呼气性涩搏，该类涩搏宜用减压法或加压法感知；若涩面更小，仅局限于某一动点或点位者，称为动点性、点位性吸气性涩搏或呼气性涩搏，这类涩搏涩面小，宜感性差，必须用随测法的减压法或加压法对 A 组或 B 组的每一动点或点位逐一体察，反复对比，方能确定涩搏所居的动点或点位。

（4）相似脉应鉴别：涩搏与迟搏均以脉率减慢为主要脉应。涩搏除脉率减慢外，还伴有脉来艰涩而不流利的特点；而迟搏则仅表现为脉来迟缓。

各类涩搏鉴别表

序号	名称		表现形式		主病
			共同点	不同点	
1	致密涩搏	致密软涩搏	脉来艰涩，涩点稠密，指下有用刀刮竹之感	涩点质软，指下有轻刀刮竹之感	炎性病变，血管硬化、粥样硬化斑形成
		致密硬涩搏		涩点致密而硬，有重刀刮竹之感	
2	松散涩搏	Ａ型松散涩搏	涩面较宽，涩点松散，指下有如毛刷刷衣之感，其特点是多见于中、浅层且加大指力时易于变形	涩点小而均匀，分布相对稀疏	高血脂
		Ｂ型松散涩搏		涩点大小不一，分布相对密集	
		Ｃ型松散涩搏		涩点大而均匀，分布密集者	
3	网状涩搏	Ａ型网状涩搏	涩面较宽，涩点稀疏，呈网状分布，其特点是轻度变换指力时不易变形	涩点较小，点距较大且均匀	广泛性炎症
		Ｂ型网状涩搏		涩点大小不一，点距不均匀	
		Ｃ型网状涩搏		涩点较大，点距较小且均匀	

序号	名称		表现形式		主病
			共同点	不同点	
4	黏滞性涩搏	低黏滞性涩搏	涩点稠密柔嫩，指感黏腻	如橡胶轻擦镜面	恶性肿瘤
		中黏滞性涩搏		如橡胶重擦镜面	
		高黏滞性涩搏		有两胶面轻压摩擦之感	
		超高黏滞性涩搏		有两胶面重压摩擦之感	
5	糖变涩搏	Ⅰ型糖变涩搏	涩搏表现度随血糖浓度的变化而改变	空腹时无涩搏，餐后1—2 h呈现A型涩搏	高血糖
		Ⅱ型糖变涩搏		空腹呈现A型涩搏，餐后呈现B型涩搏	
		Ⅲ型糖变涩搏		空腹呈现B型涩搏，餐后呈现C型涩搏	
		Ⅳ型糖变涩搏		空腹血糖即为C型涩搏	
6	呼吸性涩搏	呼气性涩搏	在呼气或吸气时显现涩搏	仅在呼气时显现涩搏	肺气肿、哮喘
		吸气性涩搏		仅在吸气时显现涩搏	

（三） 涩滑搏与滑涩搏

涩滑搏与滑涩搏是由两种表现形式截然不同的变异成分所组成的脉应，分别与肾小球肾炎、肾盂肾炎相对应。

1. 涩滑搏

（1）表现形式：在中层深层面 B_2 点呈现先涩后滑、涩滑兼见的变化。

（2）对应病变：肾小球肾炎。

（3）采集与识别：先用重指力取定中层脉动的浅层面，再用随测法的加压法随脉动的回落逐渐加压，借以对中层深层面 B_2 点认真体察，若发现先涩后滑、滑涩兼见的脉应，应根据涩滑两种成分的不同比例，确定其级别。前 1/3 为涩搏，后 2/3 为滑搏者为 A 型涩滑搏；前 1/2 为涩搏，后 1/2 为滑搏者为 B 型涩滑搏；前 2/3 为涩搏，后 1/3 为滑搏者为 C 型涩滑搏。

2. 滑涩搏

（1）表现形式：在中层深层面 B_2 点呈现先滑后涩、滑涩兼见的变化。

（2）对应病变：肾盂肾炎。

（3）采集与识别：先用重指力取定中层脉动的浅层面，再用随测法的加压法随脉动的回落逐渐加压，借以对中层深层面 B_2 点认真体察。若发现先滑后涩、滑涩兼见的脉应，应根据滑涩两种成分的不同比例，确定其级别。前 1/3 为滑搏，后 2/3 为涩搏者为 A 型滑涩搏；前 1/2 为滑搏，后 1/2 为涩搏者为 B 型滑涩搏；前 2/3 为滑搏，后1/3 为涩搏者为 C 型滑涩搏。

（四） 叠搏

（1）表现形式：在正常脉动 B_3 点消失之后又显一微弱搏动，这一搏动叠加在 C_1 点上，可连续出现，也可间隔出现。

（2）对应病变：斑疹伤寒、高热、甲状腺功能亢进症等。

（3）采集与识别：先用轻、中、重不同的指力测出最强脉动所在层次，再根据脉动所在层次适当加压或减压。减压时主要观察脉动最高搏动点是否稳定，加压后主要了解较强脉动之后有无重复搏动，以确定叠搏；然后嘱病人举臂 30 秒至 1 分钟后，恢复原位，再行感知，以了解举臂后叠搏是否消失。

（4）相似脉应鉴别：叠搏和尾搏都是以脉动 B_3 点之后现一较弱搏动为主要特点。两者的区别在于：a. B_3 点之后出现的较弱搏动所呈现的位置不同。叠搏是出现在脉动 C_2 点上，尾搏是出现在脉动 C_1 点上。b. 强弱不同。叠搏搏动力度小，且多在举臂后短期内明显减弱；而尾搏搏动力度相对较大，且举臂后不消失。

（五）　长搏

（1）表现形式：脉体端直而长，超越脉位，搏动有力。生理性长搏表现为脉动柔和，病理性长搏表现为脉条弦硬，可见于任何层位。

（2）对应病变：一般为常人之脉，有时亦可见于尿毒症、高血压、动脉硬化等。

（3）采集与识别：先用疏密不同的布指方法对脉动进行感知，借以了解脉体的长度以确定长搏，再用轻、中、重三种不同指力对两侧脉动进行对比感知，以观察两侧脉动层次是否一致，然后再根据脉体的长度上下感知，以测出长搏的度数。寸部超过 0.5 cm，尺部超过 1 cm，为一度长搏；寸部超过 1 cm，尺部超过 2 cm 者为二度长搏；寸部超过 1 cm，尺部超过 3 cm 者为三度长搏；尺部超过 3 cm 以上者为四度长搏。

（4）相似脉应鉴别：生理性长搏与缓搏的共同特点是脉体柔和，搏动有力。长搏以脉体端直而长为主要特征，而缓搏则以脉率减慢、似迟非迟为主要特征；病理性长搏与缓搏均表现为搏动有力，长搏以脉体端直而长、超过本位、脉条弦硬为特征，而缓搏则以脉率减慢、似迟非迟为特征。

（六）短搏

（1）表现形式：脉体较短，脉不满位，搏动无力或有力，应指而回。

（2）对应病变：贫血、慢性心功能不全、低血压等。

（3）相似脉应鉴别：见豆搏相似脉应鉴别条。

（七）豆搏

（1）表现形式：脉体短小如豆，搏动有力，动摇不定，仅见于关部。

（2）对应病变：痛症、癫痫及恐惧症、狂躁症等。

（3）采集与识别：食、中二指并拢，两指指腹以关部为中心按取脉位，先用平测法的四种指力找到最强脉动所在层位，再根据最强脉动所在层位，运用相应指力对脉动进行全方位感知，以了解脉道的宽窄、脉体的大小及其稳定程度，然后对两手脉动进行对比感知，以观察两侧脉动有无差异。若两侧脉位呈现的脉位一致，多由慢性病所致；若两侧不一致，则多为疼痛所致。

（4）相似脉应鉴别：豆搏和短搏都属于脉体短小的脉应。豆搏脉形如豆，搏动有力，且动摇不定；短搏脉体较短，搏动无力而较稳定。

（八）粗搏

（1）表现形式：脉道较宽，脉体粗大，脉动有力或无力，可见于任何层次。

（2）对应病变：发热、高血压、甲状腺功能亢进、肾炎等。

（3）采集与识别：先用食、中、无名三指指腹与脉位紧密接触，反复感知，了解脉道的宽窄与脉体的粗细，以确定粗搏；再用轻、重两种指力反复交替感知，观察脉体的软硬；然后用随测法对脉动的起搏与回落进行跟踪感知，以了解脉动起搏力度的大小和回落的快慢。

（4）相似脉应鉴别：见洪搏相似脉应鉴别条。

（九）细搏

（1）表现形式：脉道较窄，脉细如线，可见于任何层位。

（2）对应病变：缺血性心脏病、低血压、脱水、脑栓塞、二尖瓣狭窄等。

（3）采集与识别：先用不同指力测出最强脉动所在层次，再以一指（食指或中指）腹对脉动进行轴向感知（即手指与血管轴心方向平行对脉动进行感知），观察脉体的粗细，以确定细搏，然后嘱病人运动或通过冲测法对病人进行观察，借以了解运动或血流冲击后脉体的粗细有无变化。若运动后或血流冲击下脉道变宽，则为低容量性细搏；若运动后细搏无改变，则为动脉硬化性细搏。

（4）相似脉应鉴别：细搏与弱搏都是心搏无力、血容量降低的脉应，但两者的侧重点不同。细搏侧重于脉道窄小，脉体纤细，运动或血流冲击后，脉可稍变粗；而弱搏则以脉动微弱、应指无力为主要表现，运动或血流冲击后，脉动可稍增强。

（十）颈变细搏

（1）表现形式：随颈部转动，脉条发生粗细变化。

（2）对应病变：颈椎病。

（3）采集与识别：先用不同指力找到最强脉动所在层次，再用相应指力在患者头颈转动状态下对脉动进行全面感知，如发现患者头颈转至一定幅度时脉体显著变细者，为颈变细搏。

形变脉应一览表

序号	脉应名称	表现形式	对应病变
1	滑搏	脉道通畅，脉动流利圆滑，指下有圆珠滚动之感	贫血、妊娠等
2	涩搏	脉搏流利度显著降低	高血脂、动脉硬化、脑血栓等
3	涩滑搏	在中层深层面 B_2 点呈现先涩后滑、涩滑兼见的变化	肾小球肾炎
4	滑涩搏	在中层深层面 B_2 点呈现先滑后涩、滑涩兼见的变化	肾盂肾炎
5	叠搏	在正常脉动 B_3 点消失之后又显一微弱搏动，这一搏动叠加在 C_1 点上，可连续出现，也可间隔出现	斑疹伤寒、高热、甲状腺功能亢进症等
6	长搏	脉体端直而长，超越脉位，搏动有力。生理性长搏表现为脉动柔和，病理性长搏表现为脉条弦硬，可见于任何层次	一般为常人之脉，有时亦可见于尿毒症、高血压、动脉硬化等
7	短搏	脉体较短，脉不满位，搏动无力或有力，应指而回	贫血、慢性心功能不全、低血压等
8	豆搏	脉体短小如豆，搏动有力，动摇不定，见于关部	痛症、癫痫及恐惧症、狂躁症等
9	粗搏	脉道较宽，脉体粗大，脉动有力或无力，见于任何层次	发热、高血压、甲状腺功能亢进、肾炎等
10	细搏	脉道较窄，脉细如线，可见于任何层次	缺血性心脏病、低血压、脱水、脑栓塞、二尖瓣狭窄等

五、 时变脉应

时变脉应是指脉动某些动点出现时间及持续时间的异常变化，主要包括动点的前现，后现，漂移，持续时间的长、短、阙如等，可分为 A 组时变脉应、B 组时变脉应和 C 组时变脉应三类。这些脉应表现形式不同，所处层位不一，采集识别难度较大。为方便采集识别，临床上常把脉动强、纵向搏动空间大、动点较易分辨的中层作为标准采集层，又因各层动点的时间变化基本一致，故其他各层动点的时变信息均可由此推之。

（一） A 组时变脉应

在脉动 A 组某一动点出现时间或持续时间的异常变化，称为 A 组时变脉应。A 组时变脉应包括 A_1 点时变脉应、A_2 点时变脉应和 A_3 点时变脉应。

1. A_1 点时变脉应

所谓 A_1 点时变脉应是指 A_1 点出现时间及持续时间的异常改变。它主要包括 A_1 点前现、A_1 点后现、A_1 点漂移、A_1 点延长、A_1 点缩短、A_1 点阙如等。

（1） A_1 点前现

a. 表现形式：A_1 点出现时间较正常提前。

b. 对应病变：各种原因所致的心动过速。

c. 采集与识别：先以中等指力取定中层脉动的深层面，再以随测法的减压法对 A 组各动点对比感知，若 C_2 点与 A_1 点的转换时间显著缩短，即为 A_1 点前现。

（2） A_1 点后现

a. 表现形式：A_1 点较正常出现时间延迟。

b. 对应病变：各种原因所致的心动过缓。

c. 采集与识别：先以中等指力取定中层脉动的深层面，再以随测法的减压法对 A 组各动点对比感知，若 C_2 点持续时间显著延长及 C_2 点与 A_1 点的转换时间显著延长，即为 A_1 点后现。

（3） A_1 点漂移

a. 表现形式： A_1 点前现后现不定，前现密度不小于后现密度的 1/3，或后现密度不小于前现密度的 1/3，且两者之和不小于 20% 。

b. 对应病变：心律不齐。

c. 采集与识别：先以中等指力取定中层脉动的深层面，再以随测法的减压法对 A 组各动点对比感知，若 C_2 点与 A_1 点的转换时间时长时短、变化不定，即为 A_1 点漂移。

（4） A_1 点延长

a. 表现形式： A_1 点持续时间显著延长（大于 0.04 秒）。

b. 对应病变：动脉硬化、高血压等疾病。

c. 采集与识别：先以中等指力取定中层脉动的深层面，再以随测法的减压法对 A 组各动点对比感知，若 C_2 与 A_1 点的转换时间显著延长且 A_2 点持续时间缩短者，即为 A_1 点延长。

（5） A_1 点缩短

a. 表现形式： A_1 点持续时间明显缩短（小于 0.04 秒）。

b. 对应病变：多见于高热、贫血、低血压等疾病。

c. 采集与识别：先以中等指力取定中层脉动的深层面，再以随测法的减压法对 A 组各动点对比感知，若 C_2 点与 A_1 点的转换时间显著缩短， A_2 点延长者，即为 A_1 点缩短。

（6） A_1 点阙如

a. 表现形式：脉动起搏较快， A_1 点一闪而过，不易触知。

b. 对应病变：各种贫血。

c. 采集与识别：先以中等指力取定中层脉动的深层面，再以随测法的减压法对 A 组各动点对比感知，若 A_1 点明显减弱，且持续时间显著缩短，指腹不能触及，即为 A_1 点阙如。

2. A_2 点时变脉应

所谓 A_2 点时变脉应是指 A_2 点出现时间及持续时间的异常变化，主要包括 A_2 点延长、A_2 点缩短、浅层深层面 A_2 点阙如等。

（1）A_2 点延长

a. 表现形式：A_2 点持续时间延长（大于 0.05 秒）。

b. 对应病变：肺淤血、肺气肿、硅肺、高血压、高血脂等。

c. 采集与识别：先以中等指力取定中层脉动的深层面，再以随测法的减压法对 A 组各动点对比感知，若 A_1、A_3 两动点持续时间正常，A_2 点持续时间大于 0.05 秒，即为 A_2 点延长。

（2）A_2 点缩短

a. 表现形式：A_2 点持续时间缩短（小于 0.04 秒）。

b. 对应病变：胸内压降低、贫血等。

c. 采集与识别：先以中等指力取定中层脉动的深层面，再以随测法的减压法对 A 组各动点对比感知，若 A_1、A_3 两动点持续时间延长，A_2 点持续时间小于 0.04 秒，即为 A_2 点缩短。

（3）浅层深层面 A_2 点阙如

a. 表现形式：脉动起搏快，A_2 点前半一闪而过，不易触知。

b. 对应病变：各种贫血。

c. 采集与识别：先以中等指力取定中层脉动的深层面，再以随测法的减压法对 A 组各动点对比感知，若 A_1、A_3 两动点持续时间正常或稍延长，A_2 点持续时间小于 0.03 秒，且 A_2、A_3 接续正常，即为浅层深层面 A_2 点阙如。

3. A_3 点时变脉应

所谓 A_3 点时变脉应是指 A_3 点出现时间或持续时间的异常变化。它主要包括 A_3 点漂移、A_3 点延长、A_3 点缩短等。

（1）A_3 点漂移

a. 表现形式：A_3 点前现后现不定，前现密度不小于后现密度的

1/3，或后现密度不小于前现密度的 1/3，且两者之和不小于 20%。

b. 对应病变：心律不齐。

c. 采集与识别：先以中等指力取定中层脉动的深层面，再以随测法的减压法对 A 组各动点对比感知，若 A_2、A_3 两动点的转换时间显著、长短不定，或 A_3、B_1 两动点的转换时间长短不一，均可认为是 A_3 点漂移。

（2）A_3 点延长

a. 表现形式：A_3 点持续时间延长（大于 0.04 秒）。

b. 对应病变：高血糖、高血脂等。

c. 采集与识别：先以中等指力取定中层脉动的深层面，再以随测法的减压法对 A 组各动点对比感知，若 A_3 点与 B_1 点的转换时间显著延长，持续时间大于 0.04 秒，即可视为 A_3 点延长。

（3）A_3 点缩短

a. 表现形式：A_3 点持续时间显著缩短（小于 0.03 秒）。

b. 对应病变：各种原因所致的外周血管阻力减小。

c. 采集与识别：先以中等指力取定中层脉动的深层面，再以随测法的减压法对 A 组各动点对比感知，若 A_3、B_1 两动点转换时间显著缩短，A_3 点持续时间小于 0.03 秒，即为 A_3 点缩短。

（二）B 组时变脉应

脉动 B 组某一动点出现时间或持续时间的异常变化，称为 B 组时变脉应。B 组时变脉应包括 B_1 点时变脉应、B_2 点时变脉应和 B_3 点时变脉应。

1. B_1 点时变脉应

B_1 点时变脉应是指 B_1 点出现时间或持续时间的异常改变，主要包括 B_1 点前现、B_1 点后现、B_1 点延长、B_1 点缩短等。

（1）B_1 点延长

a. 表现形式：B_1 点持续时间显著延长（即 B_1 点持续时间 > 0.04 秒）。

b. 对应病变：右心衰竭引起的肝淤血等。

c. 采集与识别：先以中等指力取定中层脉动的深层面，再分别以随测法的减压法和加压法对 A_3、B_1 两动点分别感知，借以了解 A_3、B_1 两动点的转换过程。若两动点转换过快、B_1 点回落缓慢，持续时间大于 0.04 秒，即为 B_1 点延长。

（2）B_1 点缩短

a. 表现形式：B_1 点持续时间显著缩短（即 B_1 点持续时间 < 0.04 秒）。

b. 对应病变：贫血。

c. 采集与识别：先以中等指力取定中层脉动的深层面，再分别以随测法的减压法和加压法对 A_3、B_1 两动点对比感知，借以了解 A_3、B_1 两动点的转换过程，若 A_3、B_1 两动点的转换过慢，B_1 点持续时间小于 0.04 秒，即为 B_1 点缩短。

2. B_2 点时变脉应

B_2 点时变脉应是指 B_2 点持续时间的异常变化，主要包括 B_2 点延长、B_2 点缩短、B_2 点前半阙如等。

（1）B_2 点延长

a. 表现形式：B_2 点持续时间延长（大于 0.06 秒）。

b. 对应病变：胃肠淤滞。

c. 采集与识别：先以中等指力取定中层脉动的浅层面，再以随测法的加压法对 B_1、B_2 两动点对比感知，以体察两动点的转换过程。若两动点转换过快，B_2 点持续时间大于 0.06 秒，即为 B_2 点延长。

（2）B_2 点缩短

a. 表现形式：B_2 点持续时间缩短（小于 0.06 秒）。

b. 对应病变：胃肠黏膜萎缩。

c. 采集与识别：先以中等指力取定中层脉动的浅层面，再以随测法的加压法对 B_1、B_2 两动点对比感知，借以了解两动点的变化。若两动点转换过慢，B_2 点持续时间小于 0.06 秒，即为 B_2 点缩短。

3. B_3 点时变脉应

B_3 点时变脉应是指 B_3 点持续时间的异常变化，主要包括 B_3 点延长、B_3 点缩短、B_3 点阙如等。

（1）B_3 点延长

a. 表现形式：B_3 点明显延长（大于 0.04 秒）。

b. 对应病变：下肢静脉曲张。

c. 采集与识别：先以中等指力取定中层脉动的浅层面，再以随测法的加压法对 B_2、B_3 两动点对比感知，借以了解 B_2、B_3 点的变化。若 B_2、B_3 两动点转换时间过快，B_3 点持续时间大于 0.04 秒，即为 B_3 点延长。

（2）B_3 点缩短

a. 表现形式：B_3 点明显缩短（小于 0.04 秒）。

b. 对应病变：下肢萎缩、下肢营养不良。

c. 采集与识别：先以中等指力取定中层脉动的浅层面，再以随测法的加压法对 B_2、B_3 两动点对比感知，借以了解 B_2、B_3 两动点的变化。若 B_2、B_3 两动点转换时间过慢，B_3 点持续时间小于 0.04 秒，即为 B_3 点缩短。

（3）B_3 点阙如

a. 表现形式：B_3 点消失。

b. 对应病变：髋关节病变，如股骨头坏死。

c. 采集与识别：先以中等指力取定中层脉动的浅层面，再以随测法的加压法对 B 组各动点对比感知，若 B_1、B_2 点持续时间正常，B_3 点不能触及，即为 B_3 点阙如。

（三）C 组时变脉应

脉动 C 组某一动点出现时间或持续时间的异常改变，称为 C 组时变脉应。C 组时变脉应主要包括 C_1 点时变脉应和 C_2 点时变脉应。C 组脉应较弱，主要表现为血管的软硬变化，临床上虽然对某些疾病具有一定的诊断意义，但因采集识别难度较大，故一般不做重点采集。

1. C_1 点时变脉应

C_1 点时变脉应是指 C_1 点出现时间或持续时间的异常改变，主要包括 C_1 点前现、C_1 点后现、C_1 点延长、C_1 点缩短等。

（1）C_1 点前现

a. 表现形式：C_1 点较正常提前出现（在脉搏图上表现为重搏波高位）。

b. 对应病变：血管外周阻力减少。

（2）C_1 点后现

a. 表现形式：C_1 点较正常出现时间延迟（在脉搏图上表现为重搏波位置）。

b. 对应病变：血液黏滞度增大。

（3）C_1 点延长

a. 表现形式：C_1 点持续时间显著延长。

b. 对应病变：多见于动脉硬化、高血压、高血脂等疾病。

（4）C_1 点缩短

a. 表现形式：C_1 点持续时间明显缩短。

b. 对应病变：常见于休克、肺心病、房颤等。

2. C_2 点时变脉应

C_2 点时变脉应是指 C_2 点持续时间的异常改变，主要包括 C_2 点缓变、C_2 点急变、C_2 点缩短、C_2 点阙如等。

（1）C_2 点缓变

a. 表现形式：脉搏间歇期后段脉管变软缓慢。

b. 对应病变：常见于动脉硬化、高血压、高血脂等。

147

（2）C_2 点急变

a. 表现形式：脉搏间歇期后段脉管迅速变软。

b. 对应病变：重症肌无力、贫血等

（3）C_2 点缩短

a. 表现形式：C_2 点持续时间较正常缩短。

b. 对应病变：发热性疾病。

（4）C_2 点阙如

a. 表现形式：C_2 点持续时间过短，不易触及。

b. 对应病变：甲状腺危象、阵发性心动过速。

时变脉应一览表

序号	脉应名称	表现形式	对应病变
1	A_1 点前现	A_1 点出现时间较正常提前	各种原因所致的心动过速
2	A_1 点后现	A_1 点较正常出现时间延迟	各种原因所致的心动过缓
3	A_1 点漂移	A_1 点前现后现不定，前现密度不小于后现密度的 1/3，或后现密度不小于前现密度的 1/3，且两者之和不小于 20%	心律不齐
4	A_1 点延长	A_1 点持续时间显著延长（大于 0.04 秒）	动脉硬化、高血压等疾病
5	A_1 点缩短	A_1 点持续时间明显缩短（小于 0.04 秒）	高热、贫血、低血压
6	A_1 点阙如	脉动起搏较快，A_1 点一闪而过，不易触知	各种贫血

序号	脉应名称	表现形式	对应病变
7	A$_2$ 点延长	A$_2$ 点持续时间延长（大于0.05秒）	肺淤血、肺气肿、硅肺、高血压、高血脂等
8	A$_2$ 点缩短	A$_2$ 点持续时间缩短（小于0.04秒）	胸内压降低、贫血等
9	浅层深层面 A$_2$ 点阙如	脉动起搏快，A$_2$ 点前半一闪而过，不易触知	各种贫血
10	A$_3$ 点漂移	A$_3$ 点前现后现不定，前现密度不小于后现密度的 1/3，或后现密度不小于前现密度的 1/3，且两者之和不小于20%	心律不齐
11	A$_3$ 点延长	A$_3$ 点持续时间延长（大于0.04秒）	高血糖、高血脂等
12	A$_3$ 点缩短	A$_3$ 点持续时间显著缩短（小于0.03秒）	各种原因所致的外周血管阻力减小
13	B$_1$ 点延长	B$_1$ 点持续时间显著延长（即 B$_1$ 点持续时间 >0.04秒）	右心衰竭引起的肝淤血等
14	B$_1$ 点缩短	B$_1$ 点持续时间显著缩短（即 B$_1$ 点持续时间 <0.04秒）	贫血
15	B$_2$ 点延长	B$_2$ 点持续时间延长（大于0.06秒）	胃肠淤滞
16	B$_2$ 点缩短	B$_2$ 点持续时间缩短（小于0.06秒）	胃肠黏膜萎缩

（续表）

序号	脉应名称	表现形式	对应病变
17	B_3 点延长	B_3 点明显延长（大于 0.04 秒）	下肢静脉曲张
18	B_3 点缩短	B_3 点明显缩短（小于 0.04 秒）	下肢萎缩、下肢营养不良
19	B_3 点阙如	B_3 点消失	髋关节病变，如股骨头坏死
20	C_1 点前现	C_1 点较正常提前出现（在脉搏图上表现为重搏波高位）	血管外周阻力减少
21	C_1 点后现	C_1 点较正常出现时间延迟（在脉搏图上表现为重搏波位置）	血液黏滞度增大
22	C_1 点延长	C_1 点持续时间显著延长	动脉硬化、高血压、高血脂
23	C_1 点缩短	C_1 点持续时间明显缩短	休克、肺心病、房颤等
24	C_2 点缓变	脉搏间歇期后段脉管变软缓慢	动脉硬化、高血压、高血脂等
25	C_2 点急变	脉搏间歇期后段脉管迅速变软	重症肌无力、贫血等
26	C_2 点缩短	C_2 点持续时间较正常缩短	发热性疾病
27	C_2 点阙如	C_2 点持续时间过短，不易触及	甲状腺危象、阵发性心动过速

150

脉形的构建与评价

第一节　临床脉诊思维

　　脉诊是医生通过探查人体脉搏信息从而对疾病提出的概括性判断。诊脉断病的过程就是认识客观世界的过程，同时也是认识疾病的过程。正确地认识世界是改造世界的前提，同样，正确认识疾病也是有效地治疗疾病的前提。因此，树立正确的脉诊观念，掌握正确的脉诊思维是十分重要的。

一、　脉诊思维的一般过程

　　脉诊是医生通过诊脉认识疾病的过程。医生通过对病人进行脉搏探查、特征采集，得到第一手资料，经过分析、综合、类比、判断、推理等思维活动，组成脉形，做出对疾病本质的、理性的、抽象的判断，得出对疾病脉诊结论的理性认识，继而根据诊断结论采取相应的治疗措施，观察病程发展与变化的效果，反过来验证原来的脉诊结论，进一步肯定或修改甚至否定原来的诊断。如此多次反复，使医生对疾病的认识逐步深化。这是一个从感性到理性、从理论到实践的认识过程。这个过程可分为三个阶段：（1）临床资料的收集过程；（2）通过分析资料做出诊断的过程；（3）通过观察病情的发展及治疗对诊断进行验证的过程。这种相互联系和相互依赖，循环往复，贯穿整个临床脉诊。

第一，临床资料的收集过程。包括脉搏的探查、特征的采集两方面的内容。收集到真实的、重要的临床资料是获得临床脉诊结论的关键阶段，是正确诊断疾病的前提。在资料的收集过程中，必须实事求是，一切从病人脉搏特征的实际出发，不能主观臆断，尽可能地做到收集资料的全面性、系统性和准确性。

第二，通过分析资料做出诊断的过程。有了第一手临床资料不等于得出了脉诊结论，还必须对临床资料进行全面分析，尤其对每一个整体特征和动点特征都要运用有关的知识进行恰如其分的识别和评估，鉴别其真伪，去伪存真，并分清主次，抓住重点，确定各级特征，然后构建合理的脉形，从而诊断疾病。这个过程是临床脉诊思维最重要的过程。用哲学的观点来看，是实现了实践到理论的第一次飞跃的过程。由于在这个过程中，主观因素占主要的地位，因此要求充分发挥人的主观能动性，用医学理论和脉学理论将众多的临床资料，通过严密的逻辑推理及各种思维方法，找出其内在的联系，组成脉形，从而得出脉诊结论。

第三，临床脉诊是医生对疾病的一种认识，属于主观范畴。它的正确性还需要通过临床实践的不断检验。由于疾病的复杂性和人的认识能力及手指敏感性的限制，一个正确的脉诊结论往往需要经过从感性认识到理性认识，再从理性认识到医疗实践的多次反复才能产生。它是一个反复的、动态的过程。这就要求我们反对静止的形而上学观点，根据变化不断地验证或修改原有的诊断，在继续发展的疾病面前多次证实、补充、修改，如此循环往复，直到得出最准确的脉诊结论。

临床脉诊思维的一般过程，是一个从感性到理性，从理论到实践的循环过程。每一次循环，都能使我们对疾病的认识更进一步，直至最终认清疾病。这是哲学认识论运用于脉诊的典型实例。

在临床资料的收集过程中，最为重要的是动点特征的识别和筛选，必须对特征准确定位，确定其动点、点位、层位、层面，同时采用各种方法鉴别其真伪，去除伪特征，方能保证资料的准确性，从而构建出正确的脉形。

二、 临床脉诊思维的特点

临床脉诊是医生运用已有的脉学知识和理论及其经验认识疾病的过程。临床思维与其他科学中常有的思维方法既有共性，又有其自身的特点。研究这些特点，对提高临床脉诊水平有极大的帮助。

第一，对象的复杂性。临床脉诊的认识对象是一个个具体的人。人体本身就是世界上最为复杂的有机整体，人类疾病也是复杂多样的，加上个体间的差异，临床表现千变万化，相应的脉形也错综复杂。这种认识对象的复杂性，必然作用于认识主体。因此，临床脉诊时医生对疾病的认识，也是一个极其复杂且曲折的过程。临床认识对象的复杂性还表现在其认识对象是有思维、有行为的人，患者具有思维能动性和动作自觉性，在许多情况下，患者会有意无意干扰临床脉诊活动，使得特征采集和脉形构建这一客观内容加入患者的主观因素。因此，医生在临床脉诊思维和脉诊过程中，必须排除患者对思维和脉诊的干扰，使自己的思维尽量符合患者脉搏的客观表现，主观和客观一致才能得出正确的脉诊结论。

第二，脉诊的概然性。所谓概然性判断是断定事物可能性的判断，这种判断暂时还不能确定，是相对的，不是绝对的，也可能是这样，也可能是那样，这也是临床脉诊思维的特点之一。在脉诊中，大多数诊断结论，特别是疾病轻微时根据脉形做出的可能性判断，往往含有主观的成分，具有概然性，其正确与否还需要通过进一步的临床实践得以验证。应当指出，临床脉诊诊断的概然性，并不等于随意性、不确定性，而是根据临床事实做出的"最可能"的判断。正确认识临床诊断的概然性，对提高诊断准确率，减少临床误诊有重要意义。了解临床诊断的概然性，就会在脉诊中自觉地克服主观主义，养成尊重事实、克服粗疏的作风，从而使临床脉诊建立在更客观、更科学、更可靠、更有效的基础上。

金氏脉学经过多年的临床实践，确定了脉形理论确诊率的经验公式（W_1公式），通过计算，可以得出临床脉诊时确定疾病的概然性，即确诊概率。

三、 临床脉诊原则

临床诊断的目的是确定疾病的性质、程度及其发展变化趋势，从而进行有针对性的治疗，更好地控制疾病，使机体得以恢复健康。正确的诊断是正确有效治疗的基本前提。在临床脉诊思维过程中，必须遵循以下几个基本原则。

（一） 整体原则

人体是一个复杂的系统，其中的各部分普遍联系，任何一方面的变化都离不开与其有联系的各部分。各种单一的生理病理变化并不能进行简单的总和与相加，在疾病的发展过程中，局部的病变并不是孤立的，它可以影响整个机体，而整个机体系统在致病因素的作用下，机体内各子系统器官往往会产生相互协调作用，建立起损害与抗损害斗争的统一体。如果只对机体的局部变化呈现于脉搏上的信息进行判断，而置局部变化导致整个机体产生的变化呈现于脉搏上的信息即脉形于不顾，就割裂了事物之间的相互联系，会导致"一叶障目，不见泰山"的错误，致使临床诊断失误。

脉形是一个有机的整体，单一的生理病理变化呈现于脉搏的信息不能进行简单的总和与相加，单一的特征并不是孤立的，它可以影响脉形的结构，致使脉形变异。同时，整个脉形是机体信息的总和反映，机体的病理变化是整体上的运动，因脉形是机体整体运动在脉搏上的反映，所以脉形的构成与演化同样是整体上的运动。

因此，对脉形而言，理论上、临床上都必须把它作为一个整体来看待，任何有意无意的割裂，都是机械的、形而上学的观念，导致的结论是不符合客观实际的，是错误的，在临床上就会造成误诊。

所谓整体原则，就是在临床脉诊过程中，坚持从普遍联系的观点出发，把人体看成一个有机的整体，从而把人体信息呈现于脉搏的综合体即脉形作为一个整体，这不仅是脉诊临床思维的要求，也是金氏脉学本身发展规律的要求。世界上没有孤立存在的事物，任何事物都同周围其他事物联系着，都是统一联系网上的一个部分或环节。人体生命活动最突出的表现，就是它的联系性和统一整体性。人体是一个由许多组织、器官组成的整体，每一个整体的组织结构、代谢过程和生理功能虽然各有不同，但彼此并不孤立，而是处在相互联系、相互制约之中，这种联系是客观存在的。这种联系呈现于脉搏上的脉形同样是普遍联系的。因此，在临床脉诊思维过程中，应该把脉诊对象看作是一个有机联系或者处于联系中的整体，并从整体出发，着重了解机体与环境、局部与整体、结构与功能以及精神与机体的相互联系、相互作用、相互制约关系，综合地、正确地考察疾病发生发展的规律。只有这样，才能得出较正确的脉诊结论。

（二）具体原则

具体原则就是脉诊过程中，要在一般理论的指导下，着眼于机体和疾病的特点，对个体的差异性和发病情况做具体分析，针对其特点进行诊断，防止千篇一律的、公式化的倾向。简而言之，具体原则即具体问题具体分析的思维原则。因此，依据具体原则，诊断疾病时必须根据疾病发生、发展和转归的一般规律，充分考虑患者的个体差异，注意其所患疾病及其脉搏表现的特殊性，防止思想僵化，把基本理论当作教条和公式生搬硬套。

（三） 动态原则

疾病是一种异常的生命运动。疾病的过程本身就是生命运动的一种表现形式，它的发生发展有量变到质变、相对静止到显著运动等过程，因此，没有症状不等于没有疾病，使用有效的手段改变疾病的发展方向，正是临床诊治疾病的基本任务。

脉搏信息是变化的，是生命运动过程在脉搏上的体现。脉搏信息可以组成脉形。机体在正常的生命运动过程中，通过脉搏呈现的脉形就是生理脉形。生理脉形并不是一成不变的，会随着人体的日常活动随时发生变化，比如饮食、工作、睡眠、情绪波动等常见因素都会导致生理脉形的变异，不过这种变异仅仅是小的量变，尚不能导致质变。但是，当某些因素的影响强度增加或是有新的损害性因素出现时，机体的机能就可能出现临界改变的状态，即处于可能改变也可能不改变的阈值状态，此时机体表现为亚健康状态，体现到脉形上即为中介脉形。机体的生命运动在亚健康状态时是最不稳定的，实际上是处于质变的临界点，任何微小的量变都会导致质变。若影响因素的强度正向增加或增加了新的损害性因素或机体的机能减弱，机体就会从生理状态经亚健康状态发展过渡到病理状态，形成疾病。此时，机体的生命运动过程体现到脉搏上就是从生理脉形经中介脉形发展到了病理脉形。在病因的作用下，机体内矛盾的双方，损害反应和抗损害反应开始了尖锐的斗争。若损害反应成为机体生命运动中矛盾的主要方面，抗损害反应变为矛盾的次要方面，则疾病继续发展，脉形演进，在疾病初期这种情况是事物发展的主要矛盾；随着斗争的进行，矛盾的双方力量发生变化，若机体的抵抗力渐向恢复或进行了合理有效的治疗，损害和抗损害出现势均力敌的情况，疾病发展缓慢或停滞不前，则病理脉形就会出现常驻现象；致病因素继续减弱，机体的机能开始恢复，抗损害反应在斗争中占了上风，成为矛盾的主要方面，损害反应成为矛盾的次要方面时，疾病退化向愈，则脉形演退。实际上，在疾病的整个发展过程中，从起病到发展到向愈，时时刻刻充斥着损害和抗损害的斗争，矛盾双方力量的变化、矛盾的运动导致了疾病的变化，在脉搏上体现为脉形的演变。对所有疾病而言，其整个过程的运动方向并不一定都会向愈，也可能加重甚至导致死亡。不管疾病运动的方向如何，矛盾的双方力量总在不断地变化，斗争总在不停地进行着，反映到脉形上就是脉形并不是绝对稳定的，即使有稳定状态存在，也是相对的稳定，而运动是绝对的。

动态原则就是要用发展、变化的观点看待疾病和脉形，不能用静止的、僵化的形而上学的观点对待疾病和脉形。这是因为，一方面，人体作为一个有联系的整体，时刻都处在运动变化之中，生命活动中各方面相互联系的特性只有在运动中才能显示出来。疾病是人体生命活动中的一个方面，脉形是疾病活动在脉搏上的表现，也有一个发生、发展、变化的过程，不能用静止的眼光去看待。另一方面，临床脉诊也要不断验证，随着病程的发展和治疗疗效的变化，也许要改变脉诊结论，有的甚至要重新认识，重做脉诊。总之，疾病及脉形不是静止不变的，而是时刻处于运动变化过程中，因此，临床脉诊思维必须坚持动态原则，注意脉形的变化，随时对疾病做出新的认识，及时对疾病做出科学的脉诊结论。

（四）安全原则

在脉诊诊断时，必须从有利于病人身体康复的角度出发，一切为病人着想，对病人负责，尽可能地选择最优诊断。安全原则主要包括：①优先考虑常见病、多发病，但也不能忽视可能出现的罕见病；②尽可能选择单一诊断，避免用多个诊断分别解释不同的脉形表现；

③诊断功能性疾病之前必须排除器质性疾病。

　　总之，整体原则、具体原则、动态原则、安全原则是临床脉诊诊治经验的概括和总结，具有规律性和普遍性。这些原则对正确认识脉形，做出正确的脉诊结论具有指导意义，是利用金氏脉学诊断疾病过程中必须遵循的原则。

第二节　确定脉形的原则

　　所谓脉形，是指多个相关特征按其内在联系组合起来的集合体，是机体内某一组织、器官的功能状态或器质性改变在脉搏上的综合反映，是呈现于脉搏上的人体的综合信息，表征着机体的生命状况，是心肌收缩力、心瓣膜功能、血管状态和血液质量在脉搏上的体现。而心肌收缩力的强弱、心瓣膜的功能、血管状态以及血液质量的好坏又与机体其他系统的功能密切相关，因此脉形是通过脉位、脉搏的频率、节律、形态、力度等的变化，综合反映人体各系统功能的一个表象指针，是脉诊诊断疾病的依据。其变化主要取决于机体的健康状况。

　　脉诊以脉形为诊断依据，也就是说只有确定了脉形才能对疾病做出诊断。呈现于脉搏的人体信息纷杂无序，我们只要按照"以病理变化为基础，以心血管的力学改变为依据，以脉搏波为载体，以特征为要素"的原则，就能正确地确定脉形，达到诊断疾病的目的。

一、　原则的确立

（一）　病理变化的基础性

正常机体内环境的理化性质、各器官乃至整个机体的各种机能和代谢活动，都在不断变化着的内外环境中保持着动态平衡，人体的各项生理指标被控制在一个适当的波动范围之内，这就是稳态。稳态的维持，是生物系统内存在着的各种自我调节机制共同发挥作用的结果，是整个机体正常的生命活动所必需，是保持健康的先决条件。

病因发生发展的一个基本环节就是通过对机体的损害性作用使机体内稳态的某一方面遭到破坏，从而引起相应的机能和代谢的障碍。以下丘脑神经垂体的病变引起尿崩症为例，由于抗利尿激素的合成和释放减少，肾远曲小管和集合管对水的通透性降低，水的重吸收减少，因而排出大量的低比重尿，使水平衡受到严重破坏。

原始病因引起的结果使机体某一部分产生损害，而这种损害又引起新的病理变化。这样，原因和结果不断转换，形成一个链式发展的疾病过程。在某些疾病或病理过程因果转换的链式发展中，某几种变化又可以互为因果，周而复始，形成环式运动，每一次循环都使病情进一步恶化。因此，疾病的发展过程有很多因果转化的环节，但不是所有的环节都同等重要，其中有的环节起决定性作用，称主导环节，是其他环节发生发展所必需的，决定着疾病的性质和发展趋势及预后。因主导环节的作用而使机体产生的病理反应和病理变化，即为主要的病理反应和病理变化。主要的病理变化和病理反应体现于脉动整体时，即为脉形整体特征的一级特征，呈现于脉点上即为动点特征的一级特征。在脉形中，确认了一级特征基本上就可以判定疾病的大体情况。

由主导环节派生的其他环节，也不是同等重要的，其中一部分是派生出来的主要环节，相对于主导环节为次要环节，它依赖主导环节

159

的同时，也会引发另外的环节即更次的环节，等等。次要环节体现于脉搏时，就是二级整体特征和二级动点特征，对确诊疾病起着辅助作用；更次的环节体现于脉搏时，即为三级特征，在脉形中对疾病的确诊起着参考作用。依次类推，还有四级特征、五级特征，等等（一般情况下，构建脉形时只需考虑到三级特征即可）。

但是，在疾病的发展变化过程中，疾病程度加重，原有的非主导环节也可以发展成为主导环节，而原始主导环节也可退化为非主导环节，即原来的非主要病变发展成为主要病变，主要病变退化为非主要病变，一级特征、二级特征等也会相应发生变化。例如，阑尾炎初发时，其主导环节为阑尾发生炎症，黏膜受损害，反映到脉搏上，一级特征为致密软涩搏和断搏。随着病情的发展，阑尾炎演进为化脓性阑尾炎。此时，主导环节即主要病理变化成为阑尾炎症和化脓性损害，黏膜受损害成为非主要病变，脉形中的一级特征变化为致密软涩搏和泡状冲搏，原来的一级特征断搏，变成了二级特征。同样，若病情减轻，原有的主导环节即主要病变可以减少或消失。如化脓性阑尾炎经治疗逐渐好转，化脓性炎症消失，则一级特征中的泡状冲搏消失。

有时，一种疾病可以引发其他的并发症。当并发症的严重程度尚不及原发疾病时，并发症的主导环节导致的病理变化和病理反应体现于脉搏上，成为脉形的二级特征。如糖尿病的主导环节是血糖升高，在脉搏上一级特征表现为糖变涩搏，胰岛发生萎缩时，左侧脉位深层浅层面 B_1 点出现一级特征致密硬涩搏。此时，若出现并发症眼底动脉硬化，则在深层深层面 A_3 点出现二级特征致密硬涩搏；若并发症为肾小球动脉硬化，则在中层深层面 B_2 点出现二级特征致密硬涩搏；若并发症为冠状动脉硬化时，在中层深层面 A_1 点呈现二级特征致密硬涩搏。

若并发症的严重程度相当于原发疾病时，原有的主导环节发生变化，新的主导环节产生，体现于脉搏上的一级特征随之发生变化，临床上甚至作为两种疾病处理。如急性胰腺炎的主导环节为胰腺发生炎症、充血，体现于脉搏上，一级特征为左侧脉位深层浅层面 B_1 点致密软涩搏和致密硬涩搏。当胰腺炎发展到胰腺破裂出血，炎性物质流入腹腔，引起急性弥漫性腹膜炎时，在 B 组浅层深层面相应点位呈现又一个一级特征致密软涩搏，这时表现为急性胰腺炎并发急性弥漫性腹膜炎，但在治疗时要作为急性胰腺炎和急性弥漫性腹膜炎两种疾病来处理。

若并发症的严重程度重于原发疾病时，原有的主导环节尽管存在，但已经不明显或不显示了，而并发症的主导环节表现明显突出，体现在脉搏上，原有的一级特征成为二级特征，并发症的特征成为一级特征。如急性支气管炎的主导环节为支气管发生炎症，导致脉形一级特征为左侧脉位中层深层面 A_2 点或右侧脉位中层深层面 A_1 点致密软涩搏。若支气管炎控制不力时，炎症发展到肺，成为肺炎球菌肺炎，主导环节变换为肺部的球菌感染。此时，脉搏呈现的脉形一级特征为左侧脉位深层浅层面 A_2 点或右侧脉位深层浅层面 A_1 点致密软涩搏和致密硬涩搏，原来的中层深层面 A_2 点或 A_1 点致密软涩搏就成了二级特征。

（二） 心血管系统的力学性质和脉搏波

心血管系统的力学性质是指血管和血液的血流动力学性质和血液流变学性质。正常情况下，心脏不停地收缩舒张，把血液泵入血管，在血管中形成脉冲性的脉动流。由于受脉动流的作用，血管内压力脉动和流量脉动产生，形成机械波，并且沿着血管传递，表现为脉搏波。

心脏—动脉—毛细血管—静脉—心脏，这个血液循环的过程构成一个闭环系统，每一环节都以前一环节的输出为进口条件，而以下一环节为负载。各环节之间存在着强烈的相互作用。例如，心脏输出影响动脉流动，反过来动脉血流的特性也影响心脏的输出；又如动脉血流决定了毛细血管的灌注，而毛细血管又制约着静脉回流，从而影响心输出量，影响动脉血流。机体内部的各个组织、器官布满了毛细血管，毛细血管中的血液在与组织、器官进行物质交换时，组织、器官的生理病理状态必然影响毛细血管，而受影响的毛细血管就会对整个心血管系统的力学性质造成影响。因此，机体各组织、器官的形态、机能、代谢状态必然会直接或间接地对心血管系统的状态造成影响，也就是说，心血管系统的力学运动造成的脉搏波必定携带着机体各脏器的生理病理信息。

机体内不同脏器的结构、功能不同，对布满自身的毛细血管的影响肯定不同，因为血液循环流经某一特定脏器的途径、顺序是固定的，故特定脏器的信息在脉搏波上的体现一定会出现在固定的位置，这个位置就应该是脏器在脉搏波上的对应点（即脉点），这也是金氏脉学对脉点与脏器对应关系解释的一种简单假说。

162 　　层位与机体的确定区域的组织器官之间也存在着对应关系，金氏脉学认为这个规律似乎应该与血量在全身的分布状态有密切的关系。从全身来看，血量的分布情况为体表和骨组织相对最少（以单位体积计），则血流的惯性力和惯性加速度小，导致血流缓慢，正好与脉管中上边血流靠近上壁侧，以及下边血流靠近下壁侧的血流速度对应，故体表和骨组织的信息携带在浅层浅层面和底层中。而体腔膜和脏器的浆膜的血量较少，血流的惯性力和惯性加速度略有增大，致使血流相对较快，对应着脉管中上边血流轴心血流侧，以及下边血流轴心血流侧，血流速度相对较快，故浅层深层面和深层深层面携带着体腔膜和脏器浆膜的信息。脏器的肌层两侧血量较多，血流的惯性力和惯性加速度较大，血流较快，对应着脉管中轴心血流上边血流侧和下边血流侧，血流速度较快，所以中层浅层面和深层浅层面携带肌层靠近黏膜下层和浆膜层的信息。脏器的肌层血量最多，血流的惯性力和惯性加速度最大，相应的血流最快，对应着脉管中的轴心血流，血流速度最快，因此中层深层面携带脏器肌层的信息。

在这里，金氏脉学也尝试着对脉应与病变之间的对应关系做出一个简单的假设。如果机体内部出现了病理变化，则这种病变就会影响组织、器官与毛细血管之间的物质交换，从而影响心血管这个闭环系统，影响到心输出量，导致动脉血流的力学性质发生变异，则脉搏波就会出现变化，也就是脉应。这种变化有两种情况：一是动脉脉动流整体力学性质的变异使脉搏波整体发生变化，体现为金氏脉学中的整体特征；另一种是导致心血管系统力学性质发生变异的源泉，该处的血流动力学和血液流变学性质的变异是最强烈的，故在脉搏波上对应于该脏器的脉点会发生特异性的变化，即金氏脉学中的动点特征。因为毛细血管和脏器之间的物质交换模式是一致的，因此当不同脏器出现同样的病理变化时，对心血管系统的影响也是相同的，导致的脉搏波变化模式即脉应也应该是一致的，这即是脉应与病理变化之间的对应关系。

如果某一特定的脏器出现了某一特定的病理变化，则这种病变就会在脉搏波某一特定的脉点上呈现某一特定的脉应，这就是特征。

3. 特征是脉形的要素

疾病是多种病理变化的综合反映，一种疾病可能含有多种病理变化，且各种病理变化对疾病的影响程度是不同的。一般而言，主要的病理变化对疾病的影响最大，是疾病发生发展的主要原因；次要的病理变化对疾病的影响程度较小，是疾病发生发展的次要原因。这些病理变化分别在脉搏波上呈现不同的整体特征，同时在不同的脉点呈现出不同的动点特征。主要的病变呈现的特征表现度最高，就是一级特征；次要的病变呈现的特征表现度较低，为二级或三级特征等。所有的这些特征（包括整体的特征和动点的特征）有机结合起来，综合表示就是脉形，因此特征是脉形的要素。

二、 特征定型

病因作用于机体，使机体发生变异，产生病变，病变携带着病理信息，呈现于脉搏，同样的病变会产生同样的脉搏信息。病变产生的脉搏信息呈现于脉搏整体，即为整体特征，其中病因作用于机体引起的主要病理变化在脉搏上的反映就是整体一级特征，次要病理变化在脉搏整体上的反映就是整体二级特征、三级特征等。该病理变化呈现于动点时，即为动点一级特征，非主导环节导致的即为二级、三级特征等。即使病理变化相同导致脉搏整体特征一致，但因发生病变的脏器不同，故呈现于动点时，其脉点是不同的。因此，在通过脉形确诊疾病时，单纯分析其整体特征不能区分开两种疾病，因为不同的器官可以发生同样的病理变化，只有通过对动点特征的定位，分辨其动点、点位、层位、层面，才能正确地断定疾病的位置。

例如，急性支气管炎和急性肾盂肾炎初期时病理变化都为黏膜充血水肿，脉搏整体一级特征同样表现为致密软涩搏。随着疾病的发展，充血水肿的黏膜部分损坏纤维化，导致血液不能正常流过，此时，两种疾病在整体特征中同样会出现一定数量的致密硬涩搏，为二级特征。但是，尽管两种疾病的病变相同，整体特征一致，因为两者发生病变的位置不同，故其动点特征的脉点就不同。急性支气管炎的一级动点特征为左侧脉位中层深层面 A_2 点或右侧脉位中层深层面 A_1 点致密软涩搏，后期在上述点位出现致密硬涩搏，其特征都是呈现于左侧脉位中层深层面 A_2 点或右侧脉位中层深层面 A_1 点；而急性肾盂肾炎的动点特征尽管一级、二级特征也为致密软涩搏、致密硬涩搏，但其所在点位却变成了左侧脉位或右侧脉位中层深层面的 B_2 点，与急性支气管炎特征的脉点是截然不同的。

故在脉诊中确定特征时，首先要看整体特征是什么，通过分析整体特征判断疾病的病变性质，然后搜寻动点特征，根据一级特征、二级特征等所处的脉点确定产生病理变化的脏器，再通过对一级特征、二级特征等各特征的周程密度及离散系数大小的综合分析，判断疾病的程度及发展趋势。

三、 脉形定型

在临床实践中，同一种疾病因患者的体质差异和病情的轻重不同，其脉形中各动点特征的表现度（密度及离散系数）各异，但整体特征是一致的，因此，我们就需要通过大量的临床数据抽象出每一种疾病的理论脉形（本书探讨的脉形即为理论脉形），只有这样，脉形才能对临床实践有指导意义。但是，在确定理论脉形时会受许多因素影响，所以，我们使用模糊数学的综合评价模型，考虑脉动清晰度、特征稳态、脉形普适性（对大多数就诊者适用）、脉形特异性、误差等五个因素的影响，通过对各因素权重的综合考虑来确定各个理论脉形。

但是，如果只确定脉形的整体特征和动点特征，脉形尚不够完整，也就是说，构成脉形的特征不仅有整体特征和动点特征之分，还可根据疾病的病理改变或机体的功能变化情况，分为主特征和副特征。由疾病的病理改变产生的脉应形成的特征，称为主特征，包括整体主特征和动点主特征；由机体或组织器官的功能变化产生的脉应形成的特征为副特征，包括整体副特征和动点副特征。对于主特征而言，只分清整体主特征和动点主特征也是不全面的，在构建脉形时，除应考虑主特征、副特征、整体特征、动点特征以外，还应在主特征中根据其对确诊疾病概率的大小，划分出一、二、三级特征。综上所述，可以这样认为，主特征、副特征、整体特征、动点特征是构建脉形的四要素，而其中的一级特征才是组成脉形、诊断疾病的关键所在。

第三节　脉形的确立

通过病因作用于机体时产生的病理反应在脉搏上不同的体现，根据病因作用的不同确定其整体一级特征、二级特征等和动点的一级特征、二级特征、三级特征等，同时对特征所处的层面及点位进行仔细分辨、认真分析，从而构成一个完整的脉形。如果某一组织、器官发生病理改变，就会直接或间接地通过心血管系统从脉搏上以脉形的形式反映出来。脉形建立后，通过对脉形的分析，确定疾病的性质（即定性）、位置（即定位）、疾病的程度和发展变化的趋势及病灶的大小（即定量），从而实现疾病的准确诊断。

一、 特征的产生

机体不同的病因导致不同的病理变化，不同的病理变化会产生不同的脉应，这些脉应与脉动及脉点结合起来构成特征，各种特征综合起来的脉形是诊断疾病的依据。

现以肾功能不全的诊断为例说明。慢性肾病患者的很多肾单位不断遭受破坏而丧失其功能，残存的部分肾单位为维持机体生命活动的需要，增加肾小球的滤过率，反射性引起肾小球毛细血管扩张，导致肾小球毛细血管内压与肾小球血浆流量增加。肾小球的高灌注，引起血管内皮细胞肿胀，表面皱缩，与所附的基底膜剥离，失去抗血栓作用，形成微血栓，系膜基质增加，系膜区扩张，血循环中大分子物质进入系膜区，导致毛细血管阻塞，内皮下透明样物质沉积，导致肾小球硬化，这些都会使局部血流不畅，加之随着肾实质的破坏，促红细胞生成素分泌量减少，骨髓产生的红细胞数目随之减少，导致肾性贫血而出现血液黏滞度降低，血流加快，在脉搏上表现为双侧或单侧脉位中层深层面 B_2 点滑涩搏或涩滑搏。

由于肾功能不全，肾小球的滤过率降低，血中尿素氮含量增多，刺激胃肠道引起恶心、呕吐而丢失大量 K^+，致使血 K^+ 减少，心特殊传导系统自律性和传导性升高，而致心率增快，在脉搏上表现为数搏，C_2 点显著缩短。

尿毒症期，由于肾单位几乎全部损坏，肾小球滤过率极度降低，K^+ 不能排出体外，加之出现代谢性酸中毒，细胞外液中的 ［H^+］ 升高，而细胞内 K^+ 外移，导致 ［K^+］ 升高，心特殊传导系统的传导性减弱，而致心率减慢，在脉搏上表现为迟搏，C_2 点显著延长。

由于血磷由肠道吸收，肾脏排出，所以肾功能衰竭时，血磷浓度持续上升，加之肾小管将肝合成的 25-羟基维生素 D 羟化为 1，25-羟基维生素 D 的功能减退，影响了肠道对钙的吸收，导致血钙浓度显著下降，造成部分心肌细胞收缩力减弱，甚至丧失收缩能力，从而出现心肌收缩无力且不均匀，心输出量减少，在脉搏上表现为细弱搏、不规则性抖颤搏。

正是依靠这些病理变化与特征的对应关系，按照疾病发生发展的固有规律，总结出肾功能不全的脉形：细弱搏、数搏或迟搏、不规则性抖颤搏、豆搏；双侧或单侧脉位中层深层面 B_2 点滑涩搏或涩滑搏、C_2 点显著缩短或延长、A_3 点减弱。其中细弱搏、数搏或迟搏、不规则性抖颤搏为整体主特征，豆搏为整体副特征；双侧或单侧脉位中层深层面 B_2 点滑涩搏或涩滑搏为动点主特征，C_2 点显著缩短或延长、A_3 点减弱为动点副特征。在这些脉形特征中，双侧或单侧脉位中层深层面 B_2 点滑涩搏或涩滑搏表现度高，为一级特征，即表征病位在一侧或两侧肾脏，也表征病变是肾功能损害，从而确定了疾病的位置与性质，滑涩搏或涩滑搏及不规则性抖颤搏呈现的密度，一方面体现病情的严重程度，一方面体现病灶的大小，其离散系数则表征了疾病的稳定程度，从而起到定量作用。这样就形成了一个疾病的脉形诊断。

二、 特征的采集和筛选

特征是组成脉形的基本单位，要想组成脉形，就必须从脉搏呈现的各种信息中，把病理信息即病理特征准确地采集出来。同时，对采集出的特征还须加以筛选，去伪存真，保留真特征，去除伪特征。

（一） 特征的采集

特征的采集应把握的总体原则是先整体后动点。就整体特征而言，应掌握先强后弱、先浅后中再深再底的原则；就动点特征而言，应掌握先 A 后 B 再 C 组，严格按照动点、点位出现的先后顺序逐一采集，对各层动点呈现的特征亦应遵循先浅后中再深再底的原则。

1. 整体特征的采集

因整体特征是疾病在脉搏上的整体反映，故采集时只需对脉动进行整体感知，对各脉点上呈现的特异性变化暂不考虑。由于血液各液层间的流动特点不同，各层脉动的表现亦有较大差异，为充分了解各层脉动的变化，应按照先浅后中再深再底的原则，使用顺测法，对各层脉动逐一感知，对各层脉动呈现的特征，先通过相应的方法（如血流冲击试验、举测法、垂测法等）去除伪特征，然后再根据特征对疾病诊断概率值的大小，确定一、二、三级特征。

2. 动点特征的采集

浅、中、深、底四层均有脉动，每层脉动都可分为 A、B、C 三组，每组都有其相应的动点、点位。疾病的不同病理变化产生的脉应与相应脉点结合，形成动点特征。动点特征是脉形的重要组成部分，是疾病定性、定位、定量诊断的依据，因此，能否全面采集并正确识别动点特征，是构建合理脉形、确诊疾病的关键。

采集应按照先 A 后 B 再 C，先浅后中再深再底的顺序对各脉点的动点特征逐一采集。

（1）A 组动点特征的采集

先用轻指力取定浅层脉动的深层面，再用随测法的减压法对浅层脉动 A 组的 A_1、A_2、A_3 各点逐一探查。若发现特征，首先确定特征所处的点位，特征点位确定后，再改用中指力、重指力和超重指力分别对中、深、底各层脉动 A 组各动点（点位）逐一探查，若发现特征，仍用随测法的减压法确定其点位，待各层脉动 A 组各动点特征采集完毕后，再按照先强后弱的原则，对各层脉动 A 组各动点呈现的特征分析归纳，从中找出组成脉形的各层脉动的 A 组动点特征。

（2）B 组动点特征的采集

先用轻指力取定浅层脉动的浅层面，然后用随测法的加压法随浅层脉动的回落逐渐加压，借以了解浅层脉动 B 组 B_1、B_2、B_3 各动点（点位）有无特征。若发现特征，可用随测法的加压法确定特征所处的点位，特征点位确定后，再改用中指力、重指力和超重指力分别对中、深、底各层脉动 B 组各动点（点位）逐一探查，若发现特征，仍用随测法的加压法确定其点位，待各层脉动 B 组各动点特征采集完毕后，再按照先强后弱的原则，对各层脉动 B 组各动点呈现的特征分析归纳，从中找出组成脉形的各层脉动的 B 组动点特征。

（3）C 组特征的采集

一般情况下，C 组特征较少，其特征表现度相对较低，加之其临床诊断意义相对较小，故一般不做重点采集。

（二）特征的筛选

1. 真伪特征的辨别

临床脉诊中，常因患者情绪不稳定、坐姿不当、药物影响等因素使脉搏呈现某些暂变特征，即伪特征。这些特征不是机体的病理变化在脉搏波上的反映，对疾病诊断无实际意义。构建脉形时若真伪特征分辨不清，把伪特征当成病理特征来看待，或把表现度弱而特异性强的特征作为伪特征处理，都会造成误诊。因此，正确地区分特征和伪特征，去伪存真，是建立正确脉形、提高临床诊断准确率的重要方面。冲测法就是临床上最常用的鉴别特征真伪的重要方法，通过它可以有效地分辨和去除伪特征。

临床上最常使用的鉴别真伪的方法有冲测法、高测法、低测法、举测法、垂测法等，其中冲测法方便快捷，使用范围最广。

另外，垂测法、举测法、高测法、低测法等方法对滑搏、涩搏表现度的确定有一定的临床意义。

2. 病理特征的确定

只有在病理状态下通过脉搏呈现出的信息才称为病理信息即病理特征，其标准为周程密度 $\rho \geqslant 20\%$，离散系数 $v \leqslant 40\%$。只有采集到的特征为病理特征且表现度在该范围内时，构建脉形才有意义。

因此在筛选特征时，首先须确定特征的性质，去除生理特征和中介特征以及伪特征，其次对病理特征的密度、离散系数值进行确认，找出病理稳定特征后，才能构成有临床实际意义的病理脉形。

3. 动点特征的组合

进行特征采集时，因机体可能会有多种疾病，不同的疾病所呈现的病理特征所处的点位、层位、层面各异，故在筛选特征构成脉形时，还要注意分析辨别不同特征对不同疾病的确诊情况。只有把对同一种疾病有诊断意义的特征按照脉形的构成原则组合起来，才能成为某一特定疾病的对应脉形，起到确诊疾病的作用。比如，患者脉搏呈现整体特征为弱搏、脉率正常或 A 型亚数搏、中搏、次强搏、A 型松散涩搏、脉位居中，动点特征为左侧脉位中层深层面 A_2 点或右侧脉位中层深层面 A_1 点致密软涩搏、致密硬涩搏，左侧脉位中层深层面 A_1 点点状 A 型松散涩搏、A_3 点深层点状致密硬涩搏，A_3 点弱搏且搏幅增高，那么就要分析这些动点特征所对应的病灶：中层深层面 A_1 点对应于机体的心脏，左侧脉位中层深层面 A_2 点或右侧脉位中层深层面 A_1 点对应支气管，A_3 点深层对应于前后脑部。致密软涩搏表示炎症，有水肿、充血现象；致密硬涩搏代表出现斑痕、硬化、血管堵塞等；松散涩搏表征血脂高、血流怠缓不畅等。

因此，根据对这些特征的分析归类，应该确定是两种疾病所对应的脉形，即患者患有临床缓解期的支气管炎和原发性高血压，脉形分别如下。

临床缓解期的支气管炎的脉形为：

（1）整体特征

a. 主特征：弱搏、脉率正常或 A 型亚数搏。

b. 副特征：中搏。

（2）动点特征

a. 主特征：左侧脉位中层浅层面 A_2 点或右侧脉位中层浅层面 A_1 点致密软涩搏、致密硬涩搏。

b. 副特征：A_3 点弱搏。

原发性高血压的脉形为：

（1）整体特征

a. 主特征：次强搏、A 型松散涩搏。

b. 副特征：脉位居中。

（2）动点特征

a. 主特征：左侧脉位中层浅层面 A_1 点点状 A 型松散涩搏，A_3 点深层点状致密硬涩搏。

b. 副特征：A_3 点搏幅增高。

三、 脉形的构成

脉形的构成是一个经过探查、筛选、分析、综合，发挥人的主观能动性的复杂过程。其具体步骤如下。

（一） 搜寻

如前所述，诊脉时首先要使用随测法的减压法和加压法找出呈现特征的动点，然后利用顺测法或逆测法，在呈现特征的动点上寻找特征所位于的层次，从而对特征准确定位。

（二） 筛选

对采集到的特征进行判断，使用冲测法去除伪特征，同时删除生理特征、中介特征和病理变异特征，确认病理稳定特征，然后根据特征对应的疾病位置对特征进行有机组合，初步确定脉形。

（三） 分析综合

结合患者的病理反应和病理变化，对能够组成脉形的特征进行分析，从中找出整体特征一级特征、二级特征等，并表明整体特征所位于的脉动层次，同时确定动点一级特征、二级特征、三级特征等，且判明疾病发展过程中可能会产生的动点特征，并阐明脉动动点的变化及其变化的表现形式。

经过以上三个步骤，脉形就可以确定下来，在临床上实现对疾病准确定性、定位、定量诊断的目的。

第四节　脉形的演变

疾病是致病因素及其造成的损伤与人体抗病能力之间的斗争过程，是不断发展变化的。任何疾病及其病理变化发生到发展过程中的各个阶段，都有不同的表现。在任何特定的时期看待疾病，了解的只是某一阶段的状态，并非全貌，因此，在观察任何病变时都必须以运动的、发展的观点去分析和理解，既要看到疾病的现状，又要考虑到它的过去和将来，如此才能较全面地认识其本质。

疾病是脉形产生的基础，脉形是疾病的外在反映；疾病的进退是脉形变化的条件，而脉形变化则是疾病进退的反映。换句话说，病和脉（脉形）是统一的，即有其病必有其脉，有其脉必有其病。疾病的存在是运动的、发展的，是不断变化的。所以脉形也是运动、变化、发展的。当机体对疾病的控制不力或机体的机能进一步下降，病情就会发展，体现到脉形上即是特征的表现度进一步增强，脉形特异性提高，确诊率上升，脉形中的二级特征、三级特征的作用加强，甚至出现并发症后一级特征的数量也会增加，出现新的一级特征；经过合理有效的治疗，机体的机能逐渐恢复，体现在脉搏上，脉形中的特征表现度减弱，脉形特异性降低，确诊率下降，三级特征、二级特征逐渐消失，当机体机能恢复时，一级特征也消失，脉形经中介脉形恢复为生理脉形。这就是病理脉形的演变过程。在临床中把握脉形的演变过程，分清演变的各个阶段，对有效地诊治疾病具有重要的意义。

一、 脉形的演进

所谓脉形的演进是脉形演变中正向的变化，反映了疾病发展的趋势，是指致病因素增强，机体的抵抗力下降时病理反应影响脉搏导致的脉形结构的进展性变化，表现为脉形表现度增强，特征发生变化。按照实向度的标准，JW（$\Delta\rho$）$\geqslant 5\%$ 时，脉形演进。

疾病初期，病理变化较轻，呈现的特征数量较少，仅有主特征或一级特征，且特征表现度较低，脉形结构较为简单，为基本脉形；病情逐渐加重，病灶逐渐扩大，病理变化显著，此时，脉形特征数量增多，主、副特征兼见，二级特征形成，各种特征表现度亦随之增高，脉形结构趋于完善，演变为标准三级脉形；病情继续发展，病理变化进一步加重，各类脉形特征的表现度显著增高，三级特征、四级特征随即出现，脉形结构更为复杂，演变为标准二级或标准一级脉形；如病情继续发展，演变为最佳脉形。

以慢性肠炎为例，疾病初期，肠黏膜水肿、充血，脉搏仅呈现 A 型亚数搏和点位性致密软涩搏（$30\% \leq \rho < 40\%$，$20\% \leq v < 30\%$），特征表现度较低，脉形结构简单，为基本脉形；病情发展，黏膜水肿面逐渐增大且伴有小溃疡形成，此时呈现的特征除 B 型亚数搏和表现度较高的致密软涩搏（$40\% \leq \rho < 50\%$，$10\% \leq v < 20\%$）外，二级特征点状断搏（$20\% \leq \rho < 30\%$，$30\% \leq v < 40\%$）随之形成，脉形结构趋于完善，演变为标准三级脉形；病情进一步发展，肠黏膜的水肿面继续扩大，纤维组织增生，溃疡面增大，此时呈现的脉形特征数量进一步增多，B 型亚数搏可能发展为 A 型数搏，致密软涩搏（$50\% \leq \rho < 60\%$，$10\% \leq v < 20\%$）表现度显著增高，原来的点状断搏发展为点位或动点性断搏，三级特征致密硬涩搏随即出现，脉形结构更为复杂，演进为标准一级脉形；如病情继续发展，脉形即可演变为最佳脉形。

二、 脉形的演退

所谓脉形的演退是脉形演变中反向的变化，反映了疾病退化向愈的趋势，是指致病因素减弱，机体的抵抗力增强时病理反应影响脉搏导致的脉形结构的退行性变化，表现为脉形表现度降低，特征发生变化。按照实向度的标准，$JW（\Delta\rho）\leq -5\%$ 时，脉形演退。

随着疾病的发展，脉形逐渐演变为最佳脉形，随着合理有效的治疗，病情逐渐好转，脉形主特征表现度随之降低，三级、四级特征逐渐消失，最佳脉形逐渐演退为标准一级脉形或标准二级脉形；病情继续好转，病变范围逐渐缩小，构成脉形的主特征表现度再次降低，二级特征消失，脉形演退为标准三级脉形或基本脉形；若病情继续好转，直至痊愈，脉形可进一步演退为缺陷脉形，直至解体。

三、 脉形的常驻

脉形的常驻是病情变化缓慢或停滞不前时，病理变化在脉搏上呈现的脉形结构的稳定状态，说明机体内损害和抗损害两种力量的斗争进入相持阶段，表现为脉形结构相对稳定，特征表现度不变或变化较小。按照实向度的标准， $-5\% < JW(\Delta\rho) < +5\%$ 时，脉形常驻。

以慢性迁延性肝炎为例，其发展虽然十分缓慢，但由于肝细胞病变常引起胆汁分泌异常，从而影响消化吸收功能，久之，则因消化吸收功能障碍，导致心缩力减弱，在脉搏上表现为细弱搏或细数搏，为整体一级特征。另因血容量减少，每搏输出量降低，在脉搏上则表现为脉位下沉，沉搏为整体二级特征。肝细胞普遍高度水肿，胞体变圆，对周围组织及血管造成一定挤压，但挤压力的强度相对较弱，在脉搏上表现为右侧脉位深层深层面 B_1 点点状泡状冲搏（一级特征）。另外，大多数患者的汇管区细胞浸润颇为显著而且持续很久，往往因纤维化和炎性细胞浸润而增宽，并向四周做放射状扩展。这些病理变化，在脉搏上表现为右侧脉位深层深层面 B_1 点致密软涩搏（一级特征），上述特征组成了慢迁肝的脉形。慢迁肝的病理过程是一个变化缓慢的过程，也就是说病情不会迅速发展，亦很难在短期内治愈，长期处于相对稳定状态，因此，慢迁肝所呈现的脉形较为稳定，即脉形常驻。

应当指出，疾病的发展过程是无规律的，常随着致病因素和机体抵抗力的变化而变化。有些疾病病情较轻，经适当治疗可迅速恢复。有些疾病病情较重，若得不到合理有效的治疗，可继续发展，进一步恶化，其呈现的脉形，由基本脉形逐渐演进为最佳脉形。此时若治疗得当，病情可得到控制并逐步好转，最佳脉形又可演退为标准脉形或基本脉形；若致病因素进一步增强或机体抵抗力进一步下降，病情又可趋向恶化，脉形又由基本脉形或标准脉形演进为最佳脉形；若疾病发展到一定程度，致病因素与机体抵抗力处于相持状态，病情既不发展也不向愈，处于相对稳定状态时，疾病相对应的脉形亦处于相对稳定状态，即脉形常驻。

第五节　理论评价

　　认真分析辨认脉形特征能够发现，有些脉形特征表现典型，特异性强，采集识别的错误少；有些特征则表现不够明显，特异性较差，采集识别的误差较大。实践证明，凡是特征表现明显、特异性较强的脉形，诊断准确率高，误诊率低；特征不典型、特异性较差的脉形，诊断准确率较低，误诊率较高。由于致病因素的致病力强弱不同，作用时间长短不一，对脉动的影响也不一样。一般说来，致病力越强，作用时间越长，对脉动的影响越大，脉形特征表现越典型、越稳定。例如，严重肺结核患者，由于结核菌释放出较强的毒性物质，干扰了机体某些系统的正常生理功能，致使脉形发生较大变化，主要表现为 A_2 点出现较早、消失较快，在左侧脉位中层深层面 A_2 点或右侧脉位中层深层面 A_2 点有稳定而持久的抖搏，其特征密度一般均超过 50%（即每 100 次脉动中出现 50 次以上的典型特征）。反之，如果致病力弱，作用时间短，对脉形的影响就小，故脉形特征不够典型，或不稳定。例如，胃痉挛患者在胃痛剧烈时，左侧脉位中层深层面 B_1 点就会出现典型的抽搏；疼痛缓解后，这一特征立即消失。

　　因此，脉形的特异性强弱不仅是该脉形是否完善的标志，更重要的是对临床意义的大小。同时，脉形是确诊疾病的依据，对疾病的确诊情况就应该是对脉形的一种评价；另外，脉形是由特征组成的，特征的采集识别过程中存在着误差，这也影响脉形对疾病的诊断，故脉形中各个特征的采集识别误差也应该是评价脉形的指标。所以，我们要从脉形对疾病的确诊情况和采集识别中出现的误差这两个方面对脉形进行评价。

一、 理论确诊率 P

脉形是诊断疾病的依据，是判断疾病性质、程度及预后的根据，但是脉形的实质是携带有病理信息的脉搏波，其发生、发展是随机事件，必然带有概然性，当这种随机事件大量发生时又必然带有一定的规律性。在脉诊中，利用脉形诊断疾病实际上是根据随机事件大量发生的规律性来判定机体生命状态的，因此这种诊断是一种概然性诊断。我们把根据现有理论认识水平，由脉形结构本身所规定的脉形对疾病的理论确诊情况，用概率表示时称为理论确诊概率，用百分数表示时称为理论确诊率，用 P 表示。脉形确诊率是描述脉形的基本指标，是脉形诊断疾病的理论可能性。认识理解脉形的理论确诊率需要从以下几个方面入手。

（一） 理论脉形的完善程度

脉形的理论确诊率代表了理论脉形的完善程度。所谓理论脉形是指根据大量的脉诊实践，针对某一类型疾病对应脉形的特征表现度、脉形的特异性和脉动清晰度等因素的综合归纳，提出的某种疾病在理论上对大部分就诊患者适用的脉形。首先，由于临床诊断中医者是使用手指按压患者的腕部桡动脉，通过对呈现于桡动脉的脉搏波进行判断分析来诊断疾病的，手指的感觉灵敏度有一定的限度，对脉搏波上的一些微小变化感知不到，而这种微小变化可能对应着某种病理变化，在脉搏波上体现为弱特征，尤其是在患者脉动微弱时，某些主要的病理变化在脉搏波上造成的改变往往用手指不容易感触到，这种情况在临床上经常遇到，这对理论脉形的构成就有一定的影响，从而影响了脉形的完善程度，影响了理论确诊率。

其次，因为部分特征与对应病变的发生机理尚不清楚，故在判定特征的作用时，有可能把特征的级别混淆。比如因为某种病变和特征的对应机理不清楚，在构建脉形时把实际上的一级特征当成了二级特征来看待，或者把二级特征作为一级特征处理，这样的结果对理论脉形的构成造成了影响，从而影响了理论确诊率。

再次，在临床实践中，患者大多是出现了自觉症状才来就诊，而出现自觉症状时，疾病往往是中期或接近中期。就诊的早期患者人数相对较少，因为早期患者大多没有什么自觉症状，这时特征的表现度也相对较低，甚至某些二级或者三级特征尚未显示，相对理论脉形可能就有一定的差距。对晚期患者来讲，特征表现度高，特征显示全面，甚至某些在中期尚未能显示出来的特征在晚期也可能呈现，因此晚期的脉形应该较理论脉形更完善。但是晚期就诊的患者人数也相对较少，故只有中期或接近中期的患者的脉形才能对该种疾病有代表作用，有较好的普适性。这样构成的理论脉形对该种疾病的中期来讲可能更加正确，这是确定理论脉形的一个重要方面。一般而言，理论脉形确诊率对疾病的中期的针对性最强，对疾病的早期针对性就偏高，对疾病的晚期针对性则偏低。

另外，在临床上，对任何特征的采集识别难免存在一定的误差。当脉形中特征的数量多时，脉形的采集识别误差相对就大。而在脉形中，一级特征对疾病的确诊起着决定作用，二级特征对确诊疾病起着辅助作用，三级、四级特征对疾病的确诊起参考作用，因此在确定脉形时，为避免较大的误差，有时会人为地忽略三级、四级特征，这样得出的理论脉形的完善程度会较实际的脉形略低，但不会有太大的差异，此时的理论确诊率相对就低一点。

（二） 诊断疾病的可能性

脉形的理论确诊率实际是反映了脉形对疾病确诊情况的一种可能性。这种可能性可以从两个方面来看。首先理论确诊率反映了使用该脉形确诊对应疾病的概率，概率值为确诊概率。假设某一脉形的理论确诊概率为85%，即是说该脉形本身能够确诊疾病的可能性为85%，有15%的可能性是不能诊断出这种疾病的。这不但说明了该脉形的不完善情况，也说明了对不同的个体，脉搏信息是存在差异的。其次，这种可能性反映了对患有同一疾病的大量样本，只有85%的患者是可以被诊断出来的，15%的患者因为脉动微弱、无脉症或脉位畸形等原因，在临床采集识别过程中无法组成脉形，从而不能确诊疾病。这说明了医者手指敏感度的局限性，而这一点是无法克服的，只有结合现代科技，利用高灵敏度的探头才能提高确诊率，使脉形有更大的适用性。

（三） 定量描述脉形的基本指标

脉形是特征的综合体，是疾病信息在脉搏波上的反映，是诊断疾病的临床依据。这种诊断情况由脉形的理论确诊率来确定，故理论确诊率是对脉形的定量描述。我们可以根据脉形的理论确诊率来了解其对应疾病的轻重程度。一般来讲，当疾病处于初起时，一级特征的表现度低，二级特征、三级特征等为变异特征甚至尚未呈现，理论确诊率低，在40%左右；当疾病处于初期时，脉形各特征的表现度较低，甚至有的二级或三级特征为变异特征，此时理论确诊率相对较低，在65%左右；当疾病到达中期时，特征的表现度适中，理论确诊率相对较高，在80%左右；疾病处于晚期时，脉形的理论确诊率高，在90%以上，甚至部分疾病可以达到99%以上，此时的疾病程度已经很重。对脉形而言，只有其确诊率高了，脉形的临床实用性才强，因此脉形的理论确诊率是描述脉形的基本量化指标。

（四） 与构成脉形的特征数量有关

脉形的理论确诊率与构成脉形的特征数量成正相关。在同等程度下，特征数量少则确诊率低，特征数量多则确诊率高。因为特征是对疾病情况的直接描述，不同的特征说明了疾病不同的本质和侧面。特征少时，对疾病整体描述的全面程度相对就低；特征多时，对疾病整体描述的全面程度相对就高。对疾病全面性的描述差，在临床确诊疾病时对疾病的针对性就差，若漏采某个特征或识别有误，对疾病诊断的影响相对就大；对疾病全面性的描述强，在临床确诊疾病时对疾病的针对性就强，即使漏采了特征或者对某个特征的识别有误，对确诊疾病的影响相对也会小一些。

（五） 与临床诊断准确率的区别

脉形的理论确诊率是脉形本身确定的对疾病诊断的可能性，诊断准确率则是指使用脉形在临床中对同类疾病的诊断结论与患者疾病实际的吻合情况。两者既有相同之处，更有不同之处。相同之处在于两者都是对疾病诊断而言的，是对脉形临床实用价值的概括。一般来讲，理论确诊率高，则临床诊断准确率也高，两者是同向的关系。同时，两者也有根本的区别。理论确诊率是脉形结构本身决定的脉形对疾病的诊断情况，是客观的，不以人的意识为转移，无论是人还是仪器，只要确定了此脉形就能得出理论确诊率；临床诊断准确率是医者使用脉形在临床中诊断疾病的准确性，是医者意识能动性的反映，不同的医者使用同一种脉形诊断同一种疾病时，得出的结论有可能不同。另外，理论确诊率代表了脉形本身的完善程度，是理想情况，包含了脉形本身的系统误差，而临床诊断准确率主要代表了医者的诊断水平，受医者当时的技术水平、情绪等因素的影响，包含了临床系统误差和随机误差，尤其受随机误差的影响较大。

二、 误差系数 σ

所谓误差系数是指根据现有理论认识水平与实践经验，脉形特征采集、识别过程中可能出现误差的概率，是描述脉形及特征的重要指标。其变化程度的大小主要由特征密度所决定。一般来讲，特征的表现度越高，采集识别中出现的失误越小，脉形的理论误差系数也越小。

（一） 反映了脉形的完善程度

理论脉形是笔者通过近 30 年的临床实践归纳出来的概括性、普适性的脉形，来自临床实践，反过来又对临床实践具有指导意义。在临床上，特征的采集识别过程中难免会有失误，而特征又是构成脉形的基本单位，特征采集识别的失误必然在脉形中有所体现，同样也会出现在经临床脉形归纳总结出来的理论脉形中。特征的采集识别能够反映手指的灵敏度和医者对特征的认识程度，这一切在理论脉形中就表示了脉形的完善程度。误差系数反映了脉形采集识别过程中的最小理论误差，表明了在目前的认识水平和实践技能条件下，从误差角度来看脉形的最大完善程度。

（二） 与构成脉形的特征数量有关

构成脉形的特征数量有多有少，在采集识别时每个特征都存在着误差系数，所有特征的误差系数统合起来就是脉形的误差系数。因此，脉形的误差系数与特征的数量有关系。特征数量多，统合起来的脉形误差系数就有增加；特征数量少，脉形的误差系数相对就会降低，使得脉形的完善程度得到提高。

（三） 是定量描述脉形的重要指标

脉形是医者在患者腕部桡动脉上采集到的携带有疾病信息的脉搏波，其根本目的是诊断疾病，而诊断疾病的可能性由理论确诊率来决定。因此，理论确诊率是描述脉形的基本指标。但是，脉形的组成包含着经验的、主观的、随机的因素，这些因素对脉形的诊断准确性是有影响的，所以对这些因素加以描述是必要的，而描述这些因素的指标就是误差系数，故脉形的误差系数是定量描述脉形的重要指标。

三、 脉形指数 Z

脉形的理论确诊率是定量描述脉形的基本指标，是判断脉形完善程度及临床意义的根本参数，但是在脉形特征的采集识别中存在误差，在构建脉形时经验的、人为的因素造成的干扰又对理论确诊率有影响，故对脉形的评价必须从理论确诊率和误差系数两个角度综合考虑，因此我们引进脉形指数来描述脉形。脉形指数是通过脉形理论确诊率及误差系数来综合判断脉形类别的复合指标，是对脉形临床意义进行评判的综合性描述。通过脉形指数可以把理论确诊率和误差系数有机地结合起来，根据两者对评价脉形重要性的不同，考虑它们的权重，来对脉形进行综合衡量，并根据脉形指数 Z 的大小，按照临床意义把脉形分为四类。

（一） 缺陷脉形

脉形主要由变异特征构成或脉形不完善，仅能提示患者可能患有某种疾病，脉形指数 $Z \leqslant 0.40$。

（二） 基本脉形

脉形结构基本完善，但特征表现度较低，对疾病的诊断有参考意义，脉形指数 $0.40 < Z \leqslant 0.60$。

（三） 标准脉形

脉形结构完善，特征表现度适中，是该书所称的理论脉形，可作为诊断疾病的依据，脉形指数 $0.60 < Z \leqslant 0.90$。因为理论脉形是金氏脉学中最重要、最普遍的脉形，故根据脉形指数的大小又可将理论脉

形分为三级。

脉形指数为 $0.60 < Z \leqslant 0.70$ 时，称三级标准脉形，表征脉形可以作为诊断依据，但特异性较差。

脉形指数为 $0.70 < Z \leqslant 0.80$ 时，是二级标准脉形，表征脉形可以作为诊断依据，临特异性较强。

脉形指数为 $0.80 < Z \leqslant 0.90$ 时，是一级标准脉形，表征脉形可以作为诊断依据，特异性强、普适性强。大部分理论脉形的脉形指数在此范围内。

（四） 最佳脉形

脉形结构完善，特征表现度高，特异性强，可作为诊断疾病的可靠依据，脉形指数 $Z > 0.90$，此时脉形的理论确诊率在90%以上。

通过以上分析，我们可以看出，提高理论确诊率不能单纯依靠增加脉形的特征数量，因为增加特征数量往往是以增大脉形的误差系数为代价的，也就是说增加特征数量，尽管确诊率提高了，但临床上对脉形的采集识别可能出现的误差也增加了，临床意义受到了影响。应该进一步完善金氏脉学理论，提高医者的业务能力，尽量克服临床中随机因素的影响，这才是提高脉形理论确诊率的正确途径。

第六节 临床应用指标

一、 实向度 F 与预向度 D

医者不但能够通过脉形对疾病的性质、程度等得出与患者病情实际吻合的结论，同时，还可以对疾病发展变化的趋势做出预测，并且根据多次脉诊检查的结论来指导临床用药。

疾病预向度是一个了解病情轻重、预测疾病发展趋向的脉诊指标，用 D 表示，是通过脉形中各特征的周程密度及离散系数的类权处理值 JW 的大小来判定的。通过对疾病预向度的分析，脉诊中就可以对患者疾病的发展提出预测，从而采取有效的预防和治疗措施，防止疾病的进一步发展恶化。

疾病的实向度是用来鉴定治疗效果及指导临床用药的，指在任意两个相邻的诊脉周程中，用周程密度类权值增加量 JW（$\Delta\rho$）及对应周程密度离散系数类权值增加量 JW（Δv）来判定疾病动向及变化过程稳态的综合脉诊指标，用 F 表示。根据对实向度的分析判断，利用脉形就可了解患者的治疗情况，从而采取有效的、有针对性的治疗措施，达到控制和治愈疾病的目的。

二、 肿瘤恶性度

利用脉形可以判断肿瘤的良恶性，并根据脉形特征的类型，得出肿瘤恶性度的具体数值，从而达到对肿瘤定量诊断的目的。

肿瘤恶性度的判定主要是根据脉形中对应肿瘤特征的种类和表现度，按照临床上常用的肿瘤的分化度、生长速度、浸润度和边界清晰度等四项诊断指标，利用概率论的知识，结合临床经验，确定肿瘤的恶性程度。一般来讲，当肿瘤的恶性度概率值 $P(E) \leqslant 0.25$ 时，是良性肿瘤；$0.25 < P(E) \leqslant 0.50$ 时，为低度恶性肿瘤；$0.50 < P(E) \leqslant 0.75$ 时，为中度恶性肿瘤；$P(E) > 0.75$ 时，为高度恶性肿瘤。

肿瘤恶性度概念的提出，是临床上对肿瘤恶性程度的量化判定，它避免了模糊结论，使患者和医者对肿瘤的良恶性及其程度有了明确的、数量化的认识，便于掌握和控制病情。

三、 肿瘤转移的定量诊断

肿瘤的转移，现在在中医或西医的临床诊断中是较难判断的，尤其是确定转移的概率更是难以做到，而这一点在金氏脉学中利用脉形是可以很方便做到的。临床上，我们通常用芽生法来预测肿瘤转移及转移方向。

随着肿瘤病灶的演变，特征出现的延伸或移位现象，称为芽生。芽生特征的出现表征肿瘤有转移趋势，其方向提示肿瘤转移方向。芽生度即芽生特征的表现度（密度与离散系数），其数值表征肿瘤转移的可能性的大小。一般认为，只要芽生特征的密度大于20%，离散系数小于40%，肿瘤肯定出现转移；如芽生特征的密度小于20%，离散系数大于40%，通过公式 T 可计算其转移的概率。芽生法的建立，为临床判断肿瘤的转移情况提供了量化指标。

四、 病灶的大小 （肿瘤的体积）

临床上确定病灶的大小对患者掌握自己的病情及医生采取有效的治疗措施来说十分重要。金氏脉学利用脉形中对应病灶的特征密度的最大值和平均值，结合临床经验系数，就可以方便地确定病灶的面积。如溃疡面的大小，可以根据脉形中断搏的密度值来确定。

确定肿瘤的体积具有十分重要的临床意义。一般在临床上，确定肿瘤的体积往往只能通过实验室的 B 超、CT、核磁共振等手段完成，成本较高而且非常不便。金氏脉学利用肿瘤脉形中冲搏密度的最大值、最小值和平均值，以及临床实践中得到的经验系数即可确定出肿瘤的体积。

第七节　误诊理论

误诊是对疾病的一种错误认识，从认识论上来讲是主观与客观的分离。按其本身的含义，可将误诊分为狭义误诊和广义误诊。狭义误诊是指将有病诊断为无病，将此病诊断为彼病。广义误诊又分为延迟误诊和遗漏误诊两种。前者是由于做出诊断的时间延迟，虽然诊断正确，但延误了治疗；后者是指遗漏了对病人所下结论以外的疾病，即诊断不完全，如果遗漏的诊断恰恰是致命的疾病，则认为是误诊。无论是哪一种误诊，都会给患者造成难以挽回的损失。

按照临床脉诊上的误诊原因，可将误诊分为系统误诊和随机误诊两种。系统误诊是指因理论或方法不尽完善以及医者诊断水平的局限造成的诊断失误（即在无人为因素干扰情况下特征无法采集或特征采集不全导致的误诊），在当时的情况下是无法避免的。随机误诊是指由于某些在临床脉诊时随机产生的、对脉形特征的采集识别造成干扰或致使特征无法采集识别的因素的影响，导致诊断失误，是人为因素造成的，如果采取一定的措施是可以完全避免的。这两种误诊都会对脉诊中使用脉形诊断疾病的准确率造成影响。

一、 误诊的根源

产生误诊的原因很多，诊断技术和理论的完善程度，疾病本身的复杂性和多变性导致的脉动的复杂性和多变性，疾病发展过程中的不显著性导致的特征显示不清，患者脉位的畸形，就诊前服用药物或饭后就诊导致的异常信息对病理信息的干扰，坐姿的不当，临床医生本身的技术水平和经验，脉诊思维方法，等等，都是影响脉诊诊断、造成误诊的重要根源。把这些根源归纳起来，不外乎客观和主观两个方面。临床误诊的客观因素包括病理特征和病理脉形规律的复杂多变、个体的差异、条件的限制、由于脉学理论的不尽完善尚未建立脉形的疾病等，这些因素导致的误诊是无法避免的，即为系统误诊；临床误诊的主观因素包括医者的工作责任心差、诊断粗心、主观臆断、思维方法不当、经验不足、患者和医者配合不好、患者的情绪紧张等等，这类误诊经过医患双方的努力是可以避免的，为随机误诊。

临床上常见的误诊原因有以下几个方面。

（一） 根本原因

对脉形的认识不够和现有脉诊水平的局限是误诊发生的根本原因。应从两个方面分析这个问题。一是对脉形和疾病之间的对应关系认识不足，对脉形及特征的了解不够，因脉学理论的不尽完善而致误诊。这类误诊往往具有重复性和暂时性，当对脉形有了新的认识，做回顾性分析时便可发现以往的误诊。这类误诊的发生是可以理解的，而且当时是无法避免的，属于系统误诊的范畴。纠正这类误诊往往意味着对脉形的认识有了新的发展和突破。二是由于医者本身临床经验不足，知识面窄，对不常用的脉形或自己不熟悉的脉形了解认识不足或者对动点、点位、层位、层面分辨不清导致的误诊。这类误诊往往是随机性的误诊，只要医者认真学习业务知识，态度严谨，是可以在短时间内避免的。

（二） 重要原因

脉位畸形、脉动过弱、特征不显是误诊发生的重要原因。部分患者的脉位畸形，比如反关脉、斜飞脉等，导致特征采集识别时出现错误造成误诊；还有的患者身体虚弱，脉动过弱，在对特征进行采集识别时，往往因特征采集不全，造成临床诊断失误，出现误诊；另有部分患者的病理特征显示率很低或特征显示不出，对于这种情况，临床上现有的诊脉技术很难对特征进行正确的采集识别，这样就会导致误诊。以上三种误诊原因是临床上最常见的系统误诊，是产生误诊的重要原因。

（三） 常见原因

饮食及药物的影响和患者的坐姿不当等是误诊发生的常见原因。人体的生理病理信息通过脉搏呈现出来，即为脉搏信息。脉诊就是通过对腕部桡动脉呈现的脉搏波的分析来诊断疾病的。人进食后，由于某些因素（如辛辣食物、温度）的作用，心血管系统常发生适应性变化，这些变化从脉搏上呈现出来，即为暂变特征或伪特征。如果识别有误，往往会与真正的特征混淆，导致诊断失误。同样，就诊前服用药物也会导致伪特征的产生，容易出现误诊。另外，就诊患者如果坐姿不当或袖口过紧时会挤压血管，导致血流发生异常变化，此时也易呈现伪特征，造成误诊。还有部分患者就诊前情绪紧张，致使血流发生变化，同样会导致误诊。这几种情况是临床上常见的随机误诊原因，只要在诊断时患者和医生配合好，是可以避免的。

（四） 个体差异及地域差异

不同患者之间存在着个体差异，比如年龄差异、性别差异、人种差异、地域差异等，这些差异往往导致不同的患者患同一种疾病时脉形略有差别，如果不能做到具体问题具体分析，也会导致随机误诊。要避免这类误诊，必须区别对待不同的患者，认真分析体察。

（五） 思维方法不当

临床思维没有固定的模式，临床思维方法也是多种多样，每个医生都有自己惯用的思维方法，有的习惯于理性思维，有的习惯于经验性思维，有的喜欢用顺向思维方法，有的偏爱用逆向思维方法，等等。而这些思维方法都有其局限性，如果使用不当会导致随机误诊。这种误诊发生的原因是多方面的，但归根到底是由于主观与客观相分离所致。如果医者重视临床思维方法和综合分析能力的训练，这类误诊是可以减少甚至完全避免的。

另外，死搬教条，不能灵活运用所学知识确定脉形，也会造成误诊。

二、 减少误诊的措施

通过以上分析可以看出，引起误诊的原因很多，但终究为主观因素与客观因素相分离。正确处理好主观与客观的辩证关系，是寻找减少误诊对策的基础。

（一） 对脉形规律的正确认识是消除误诊的根本环节

脉学的发展过程，是对脉形与疾病对应关系的正确认识过程。只有对脉形与疾病的对应关系真正正确认识之后，才能从根本上消除误诊，这是一个漫长而艰巨的任务。因此，医者的脉诊过程，不仅仅是简单的"再现性劳动"，更重要的是"创造性劳动"。医者必须善于总结归纳临床脉诊规律，不断地研究探讨脉病规律，只有这样才能有效地减少因认识不足所致的误诊，从而从根本上杜绝误诊现象。

（二） 严谨的科学态度和高度的责任心是减少误诊的关键

许多误诊是由于医者责任心不强导致的，所以在临床中必须有高度的责任心和严谨的科学态度，这样相当一部分误诊是可以避免的。

（三） 辩证的思维方法是减少误诊的重要环节

对疾病的脉诊过程是对脉搏信息资料的辩证分析过程，正确的诊断来源于正确的辩证思维，因此，从事脉诊工作的临床医生应该努力学习，掌握好各种行之有效的思维方法；妥善地处理好局部与整体、一般与特殊、系统与部分、理论与实践、归纳与演绎等之间的辩证关系，以减少因思维方法不当所致的临床误诊。

（四） 更新知识， 充分利用科技成果， 对减少误诊有极大的帮助

现代科学的发展日新月异，高科技成果不断应用于临床，对许多以往难以采集识别的特征和脉形，若能使用高敏度的电子探头，可以克服手指敏感性的局限性，减少脉位畸形、脉动微弱、特征不显等系统误诊。要做到这一点，医者必须不断地学习，更新知识，拓宽自己的知识面，并充分利用现代科技成果，减少误诊。

通过对临床误诊原因的分析，可以看到误诊存在的长期性、发生的多因性以及临床误诊的可避免性。认真充分地分析误诊的原因，为减少误诊提供了努力的方向。研究减少误诊的措施，对于提高医者的综合业务能力有积极的作用。

第八章

脉病关系

疾病是机体内部的变异，是致病因素作用于机体时机体稳态的破坏，是机体内部损害和抗损害斗争的结果，是不可见的、微观的。脉形是脉搏信息的有机综合，是呈现于外的、可以观察采集到的宏观的体现，是机体状态的外在表现。脉和病之间存在着一一对应关系。

191

第一节　客观对应

疾病是机体内部发生的变异，是一种客观存在的事物。当疾病发生时，机体的心血管系统必定受到影响，致使其血流动力学和血液流变学性质发生改变，导致压力脉动和流量脉动出现变异，使脉搏波性状异常。性状异常的脉搏波系统就构成与疾病对应的脉形，而异常性状的脉搏波也是一种客观存在，所以脉形和疾病之间存在着客观对应关系。

一、 疾病是脉形的本质

本质是事物内在的普遍联系，规定着事物的性质、功能、结构等属性，是对事物内部矛盾的反映。表象是本质反映在外的表现，是事物内在联系在外部的具体体现。本质和表象之间存在着对应关系，通过对表象的分析，可以判断事物内在的性质、功能、结构等。本质是表象的基础，表象是本质的反映，二者互相依存，互为对应。从系统观的角度来看，表象和本质是表征和被表征的关系，二者之间通过物质、能量和信息的表征连接起来。

本质和表象是一一对应的，本质发生变化，表象也必然发生变化，本质相对于其性质发生的变化程度有多大，则表象相对于它自身的性质也会发生同等程度的变化；表象变化，本质也一定发生变化，表象的变化程度代表着本质的变化程度，本质的变化会通过表象的变化反映出来。本质是事物内在的，复杂的，难以或不方便明确描述的规定性。要了解本质的规定性，可以通过对本质所对应的表象的研究，找出表象和本质的对应关系及对应模式，根据其对应性发现本质的变化。本质是处于普遍联系和普遍运动中的，相应地，表象也是处于普遍联系和普遍运动中，故通过表象了解本质时要从联系和运动两方面分析。

机体是一个由细胞、组织、器官、系统等组成的有机整体，具有新陈代谢、兴奋性与生殖三种基本生命活动。在正常情况下，机体与内外环境之间不停地进行着物质、能量、信息的交换，使人体的生命活动和各器官的机能受到内外环境的影响随时发生着改变，但由于神经与体液的调节作用，机体各系统之间仍能处于相对的稳定状态，即内稳态。此时脉搏呈现的脉形为生理脉形，即机体处于健康状态。如果机体受内外环境的影响，其内稳态出现轻微破坏，机体的功能发生病理倾向性改变，此时脉搏呈现的脉形为中介脉形，提示机体处于亚健康状态。如某一组织器官系统的本身或其调节机构发生障碍，就会导致机体内环境的相对恒定在某些方面受到破坏，从而引起相应的疾病，机体发生疾病时呈现于脉搏上的脉形，为病理脉形，说明人体处于疾病状态。

二、 脉病的动态对应关系

脉形和疾病的对应关系是动态的对应，反映了机体状态从渐变—状态变量—突变的质量互变的辩证关系。

渐变和突变是系统物质运动变化和转化过程中十分普遍的现象。渐变是不明显的、缓慢的、连续的、在较长时间内完成的变化过程，相对于同一系统结构层次上的突变过程，一般表现为较长的时间跨度和较缓慢的连续变化，变化的量比较小，变化的质较弱，并且通常可以用一条连续变化的曲线形式表示出来。突变则是明显急促地在短时间内完成的变化过程，是变化过程的跳跃，是指在物质结构某种层次上，一种突然迅速发生的剧烈运动形式。相对于同一层次上的渐变过程，突变的时间相对短暂，变化迅速激烈，变化量大，且一般都表现为一种间断性的形式。

系统事物在发展变化中，有的不变（相对而言），有的渐变，有的则突变，是由系统中的控制变量和状态变量造成的。控制变量和状态变量是突变论中两个最基本的概念。控制变量是指那些作为突变原因的连续变化因素，状态变量是指可能出现突变的量。当控制变量不变时，状态变量处于稳定状态。当控制变量变化时，状态变量也随即变化，一般是渐变状态；当控制变量达到某一数值时，状态变量原有的稳态消失，发生突变。

在机体从生理状态变化到病理状态的过程中，受损害器官的功能活动是控制变量，因为器官功能的变异是连续变化的，而机体的生命状态是状态变量，当器官受损害达到一定程度时，机体发生突变，从生理状态转变为中介状态；当器官受损害程度继续增强时，突变再一次发生，机体进入病理状态。相应地，在脉形的演变过程中，各特征是控制变量，随着某器官功能活动的变异而从无到有，表现度从低到高，是连续变化的；而脉形是状态变量，根据机体的生命状态的演变，从生理脉形到中介脉形到病理脉形。

机体与周围环境息息相关，随时都有致病因素作用于人体，人体和致病因素不停地进行着斗争。机体是否发病，从根本上说首先取决于机体本身的状况（即自身的防御能力）。机体的某一组织器官，因受到某些致病因素的作用而出现损伤，这种损伤可以破坏器官内部之间以及机体和外界环境之间的矛盾统一关系，于是就发生疾病，也就是说外因是发病的重要条件。另外，人体内部有一整套防御功能和丰富的储备能力，以抵抗致病因素的破坏，防止机体发生损伤，保证正常生命活动的进行，因此可认为机体防御能力的不足和降低是发病的内因。

在疾病的发生上，外界致病因素和机体内部因素之间有着辩证关系。外部致病因素是重要的，没有外因的作用，许多疾病的发生就缺乏必要的条件。但在外因的作用下，疾病是否发生，机体内因起决定性作用。当外界致病因素对机体内部因素构不成影响时，机体处于健康状态，脉形为生理脉形；当外界致病因素与内部因素旗鼓相当时，人体处于亚健康状态，出现乏力、食欲不振等，但并不是病理状态，此时的脉形为中介脉形；当外界致病因素超过机体的防御能力时，就发生了疾病，呈现的脉形即为病理脉形。同样，疾病经过合理有效的治疗，受损害的器官功能逐渐恢复，机体从病理状态向生理状态转化，脉形也由病理脉形向生理脉形演退。

脉形的演变和机体的生命状态息息相关，随着疾病的发展和转归，脉形也相应地发生着演变，所以说脉形和疾病之间的对应关系是动态的对应。

第二节 理论对应

疾病和脉形之间存在着对应关系，这种对应关系尽管机理尚不完全清楚，但我们可以尝试从血流动力学和血液流变学角度加以解释。

一、 脉应和病变性质的对应

血液循环的主要功能是完成体内的物质运输，运输代谢原料和代谢产物，使机体新陈代谢能不断进行；体内各内分泌腺分泌的激素及其他体液物质，通过血液的运输，作用于相应的靶细胞，实现机体的体液调节；机体内环境理化特性相对恒定的维持和血液防御机能的实现，也都依赖于血液的不断循环流动。当血液的性状或血管的性状出现异常时，必定影响血液的流动，致使速度波性状改变，在脉搏上呈现出异常的变化，即为脉应。

在循环过程中，血液流经每个脏器，进行物质交换，因为物质是信息的载体，因此交换时不但进行物质交换，同时也进行信息交换。这种信息交换实际上是在毛细血管与组织器官的物质交换过程中，改变了血液的理化性质。在正常情况下，血液的这种理化性质的变化较小，对心血管系统的功能无明显影响，故脉动流中蕴含的信息（脉应）较弱，呈现于脉搏即为生理特征。在病理情况下，某一组织器官遭到破坏，血液流经这一组织器官进行物质交换时，大量的代谢产物和毒性物质进入血液，严重改变了血液的理化性质，这种理化性质的改变直接或间接地影响了心血管功能，使脉动流运动发生异常变化，影响了速度波。这些变化从脉搏上反映出来，就是病理特征。如肾功能不全时，一方面因肾小球细胞增生肿胀，压迫毛细血管，致管腔狭小，肾血流受阻，肾小球滤过率降低，可引起少尿，使钾随尿排出减少，另一方面因肾组织破坏，释放大量钾至细胞外液，从而导致高血钾，血钾过高时，可引起心传导阻滞和心律失常，致使脉动流运动出现异常变化。这些变化从脉搏上反映出来，就是高血钾症的病理特征。

同样，血管性状的变化也会使脉动流中的速度波发生变异，导致脉搏出现异常变化，呈现病理特征。例如，当局部血管狭窄时，血流受阻，流动速度降低，压力上升。管壁边界层处的流体必定克服压力梯度而运动，在一定距离之后，边界层变得不稳定及紊乱，并且，流体离开壁面而形成射流，而分离区发生涡旋运动。这种射流在脉搏上的呈现即为占位病变的典型脉应——冲搏。

正常情况下，各脏器功能形态正常，则脉动流正常，脉搏波无变化，经腕部桡动脉呈现出来，为生理特征和生理脉形。当机体的某脏器或某系统发生异常，但还未形成病理变化时，造成脉动流出现异常，通过脉搏波呈现于腕部桡动脉，为中介特征和中介脉形。当机体的某脏器或某系统发生病理变化时，其原有的形态或功能遭到破坏发生变异，这种变异导致心血管系统发生改变，这些改变呈现于腕部桡动脉脉搏波时，即为病理特征和病理脉形。

不同疾病中可能会有相同的病理变化，这些相同的病理变化对心血管系统的血流动力学和血液流变学造成的影响相同，在脉搏波上的性状也相同，即有相同的脉应；同样，心血管系统的血流动力学和血液流变学的相同改变在脉搏波上呈现的脉应对应的病理变化也相同。这就是脉应和病理变化之间的对应规律。

二、 动点与脏器的对应

机体内不同脏器的结构、功能不同，对布满自身的毛细血管的影响肯定不同，因为血液循环流经某一特定脏器的途径、顺序是固定的，故特定脏器的信息在脉搏波上的体现一定会出现在固定的位置，这个位置就应该是脏器在脉搏波上的对应点，即脉点与脏器之间存在着一一对应关系。

我们知道，脉搏波的脉点与组织器官有着紧密的一一对应关系，这种对应关系以血液循环为纽带，把动点和各组织器官紧密地联系起来。在快速射血期，心室肌处于强烈收缩状态，室内压迅速升高并达峰值（历时 0.11—0.12 秒），由于血液在短时间内大量迅速地进入主动脉，远远大于由主动脉散向四周的血液，血管壁显著扩张，形成脉搏波的上升支，即为 A 组。此期，血液的平均动能较大，能够克服本身的重力势能向心脏上部的器官供血，故与心脏处于同一或较高水平面上的组织器官的信息多反映在 A 组上。在减慢射血期，由于心室内血液减少及心室肌收缩强度减弱，室内压由峰值逐步下降至低于主动脉压，室内血液依其惯性（因为此期室内血液仍具有较高的动能）仍能继续射入主动脉，但较快速射血期射血量已明显减少，动脉壁的扩张幅度开始减小，形成脉搏波的下降支的前段，即为 B 组。此期，血液动能较小，向高于心脏水平的脏器供血明显减少，而向低于心脏水平的器官和组织供血相对增多，故低于心脏水平位置上的组织、器官的信息多反映在 B 组上。

另外，动点、点位、层位、层面应该是与血液循环流经脏器的顺序有关。先流经的脏器对应的动点、点位在后流经的脏器对应的动点、点位的前面。血液进入某一脏器时，是由外及里，故浅层面对应着脏器的外层，深层面对应于脏器的内部。

但是这种说法仅仅是一种假说，是对脉应和病变性质对应、脉点和脏器对应这两个规律的尝试性的解释。因现有的实验条件有限，尚无法验证。

第三节　脉诊诊病过程举例

一、　脉形演变病例

初诊：吴某，男，34 岁，干部，1996 年 4 月就诊。患者自述：饭后 2h 左右上腹部疼痛，时有嗳气，反酸。脉诊检查发现脉搏呈现的整体特征有细弱搏、A 型滑搏、B 型亚数搏；动点特征为左侧脉位 B_1 点中层深层面点位性断搏（该患者取三周期周程，三周期的表现度分别为：$\rho_1 = 30\%$，$v_1 = 30\%$；$\rho_2 = 27\%$，$v_2 = 34\%$；$\rho_3 = 24\%$，$v_3 = 38\%$）、致密软涩搏（$\rho = 26\%$，$v = 36\%$）、A_3 点稍弱。

1. 脉形的确立

患者脉动所现动点特征断搏和致密软涩搏均呈现在左侧脉位 B_1 点中层深层面上且表现度相近，脉动中无其他动点特征出现，故确定为该脉形的一级动点特征，提示病变在胃黏膜下层及肌肉层，又因致密软涩搏对应的病变为炎性充血、水肿，断搏对应的病变为溃疡，故可拟诊为胃溃疡。

一般认为，溃疡的发生与高级神经活动障碍有关，长期的精神紧张、情绪忧虑、过度疲劳，可使大脑皮层功能发生紊乱，从而导致心功能降低，心缩力减弱，每搏输出量减少，在脉搏上表现为细弱搏，为整体一级特征；因溃疡损及血管，胃部长期隐性出血，导致红细胞和血红蛋白丢失，使血液稀化，在脉搏上表现为 A 型滑搏，为整体一级特征；另因红细胞和血红蛋白减少，血循环效率降低，反射性地引起心率增快，在脉搏上表现为 B 型亚数搏，为整体二级特征。

通过对上述脉诊资料的分析、归纳，初步确定了该病的脉形。其结构如下。

（1）整体特征

a. 主特征

一级特征：细弱搏、A 型滑搏。

二级特征：B 型亚数搏。

b. 副特征：沉搏。

（2）动点特征

a. 主特征

一级特征：左侧脉位 B_1 点中层深层面点位性断搏（$\rho_1 = 30\%$，$v_1 = 30\%$；$\rho_2 = 27\%$，$v_2 = 34\%$；$\rho_3 = 24\%$，$v_3 = 38\%$；$\rho = 27\%$，$v = 34\%$）、致密软涩搏（$\rho = 26\%$，$v = 36\%$）。

b. 副特征：A_3 点减弱。

2. 脉形的评价与分析

据上述脉形，各特征的表现度可做如下计算。

（1）脉形指数

根据经验值整体一级特征细弱搏确诊概率 $P_1 = 0.10$，A 型滑搏确诊概率 $P_2 = 0.10$，整体二级特征 B 型亚数搏确诊概率 $P_3 = 0.20/2 = 0.10$，用公式 J_1 计算两动点一级特征的确诊概率可得断搏 $P_4 = 0.2227$，致密软涩搏的误差系数 $P_5 = 0.2100$，再用公式 W_1 统合各特征的确诊概率，则得出脉形确诊概率为 $P = 0.5523$，即脉形确诊率为 55.23%。

用公式 E_1 计算脉形各特征的误差系数，断搏的误差系数 $\sigma_1 = 0.1521$，致密软涩搏的误差系数 $\sigma_2 = 0.1559$，再用公式 W_2 统合两特征的误差系数即可得脉形的误差系数为 $\sigma = 0.2843$。

综合脉形确诊率及误差系数两方面因素，用公式 W_3 即可计算出

该脉形指数 $Z = 0.6013$，为标准三级脉形，故可诊断为胃溃疡。

（2）溃疡面面积（S）

根据溃疡面面积计算的经验公式：

$S = 3\rho_{max}\rho_{min} = 3 \times 0.24 \times 0.30 = 0.22$（$cm^2$）。

（3）预向度

密度类权值 $JW（\rho_1） = 26.5\%$，离散系数类权值 $JW（v_1） = 35\%$，提示该疾病轻且有向愈趋势。

二诊：患者经一个月治疗后复诊，自诉症状明显减轻，脉诊时脉搏呈现：

（1）整体特征

a. 主特征：弱搏。

b. 副特征：沉搏。

（2）动点特征

a. 主特征

一级特征：左侧脉位 B_1 点中层深层面致密软涩搏（$\rho = 21\%$，$v = 34\%$）。

二级特征：左侧脉位 B_1 点中层深层面点状致密硬涩搏（$\rho = 22\%$，$v = 24\%$）。

b. 副特征：A_3 点减弱。

两次脉诊呈现的脉形不同，初诊时呈现的动点一级特征断搏消失，二诊时又呈现了动点二级特征致密硬涩搏。断搏的消失与点状致密硬涩搏的出现，说明溃疡已修复，瘢痕形成，现存病灶仅是炎症。根据二诊呈现的脉形特征表现度，可进行如下分析。

（1）脉形指数

弱搏确诊率 $P_1 = 0.10$，致密软涩搏确诊概率 $P_2 = 0.1794$，致密硬涩搏确诊概率 $P_3 = 0.1053$，则脉形确诊概率为 $P = 0.3392$，则确诊率为 33.92%。

致密软涩搏的误差系数 $\sigma_1 = 0.1770$，致密硬涩搏的误差系数 $\sigma_2 = 0.0862$，故脉形的误差系数为 $\sigma = 0.2479$。

所以该患者呈现的脉形指数 $Z = 0.4631$，复诊脉形为基本脉形。

（2）预向度

密度类权值 $JW(\rho_2) = 21.3\%$，离散系数类权值 $JW(v_2) = 30.7\%$，说明该炎症轻且有向愈趋势。

（3）实向度

$\Delta JW(\rho) = JW(\rho_2) - JW(\rho_1) = 21.3\% - 26.5\% = -5.2\%$，

$\Delta JW(v) = JW(v_2) - JW(v_1) = 30.7\% - 35\% = -4.3\%$。

按上述计算结果可知，该病恢复较快（即溃疡消失，瘢痕形成），处于稳退态。

三诊：患者又经一月治疗后再次复诊，自诉症状消失。脉搏仅呈现左侧脉位 B_1 点中层深层面点状致密硬涩搏（$\rho = 25\%$，$v = 17\%$）。原脉形呈现的两个主特征（断搏和致密软涩搏）消失，表征原脉形解体，疾病痊愈。

二、 计量诊断病例

王某，女，53 岁，工人，1997 年 8 月就诊。脉诊检查时，患者脉搏呈现 A 型亚数搏、强搏、A_3 点深层深层面点状软冲搏（$\rho = 49\%$，$v = 33\%$）、致密硬涩搏（$\rho = 40\%$，$v = 29\%$）、致密软涩搏（$\rho = 35\%$，$v = 24\%$）、A_3 点深层深层面空搏（$\rho = 33\%$，$v = 27\%$）。从患者脉搏呈现的特征来看，强搏和点状软冲搏是反映脑溢血的主特征，A 型亚数搏、致密硬涩搏又是反映脑梗的主特征，致密软涩搏和空搏作为二级特征，既可能是脑溢血也可能是脑梗，是两个无明显特异性的特征，对分辨两种疾病并无实际意义，在两类主特征无法确定患者所患疾病的情况下，只能根据不同的原则构建不同的脉形，通过对脉形指数的计算结果加以比较，从而确定患者所患疾病。先按照特征表现度的高低组成一个总的脉形（A 脉形），再根据特征的特性分别组成脑梗（B 脉形）和脑溢血（C 脉形）两个小脉形。按照特征表现度构成的脉形（A 脉形），强搏表现度较高，可做整体一级特征，A 型亚数搏表现度相对较低，可作为整体二级特征，中搏为整体副特征，点状软冲搏表现度最高，可作为动点主特征的一级特征，致密硬涩搏表现度次之，可作为动点主特征的二级特征，致密软涩搏较致密硬涩搏表现度更低，可作为动点主特征的三级特征，空搏表现度最低，可作为动点主特征的四级特征，A_3 点增强为其动点副特征；按照特征特性构建脑溢血脉形（B 脉形），因强搏表现度较高，可作为整体主特征的一级特征，整体副特征为中搏，点状软冲搏表现度高可作为动点主特征的一级特征，致密软涩搏的表现度相对较低，作为动点主特征的二级特征，动点副特征为 A_3 点增强；构建脑梗脉形（C 脉形），A 型亚数搏表现度相对较高，可作为整体主特征的一级特征，整体副特征为中搏，致密硬涩搏表现度高可作为动点主特征的一级特征，空搏表现度较低，作为动点主特征的二级特征，副特征为 A_3 点增强。各脉形结构及脉形指数分析如下：

1. A 脉形结构及其分析

（1）整体特征

a. 主特征

一级特征：强搏。

二级特征：A 型亚数搏。

b. 副特征：中搏。

（2）动点特征

a. 主特征

一级特征：A_3 点深层深层面点状软冲搏（$\rho = 49\%$，$v = 33\%$）。

二级特征：A_3 点深层深层面致密硬涩搏（$\rho = 40\%$，$v = 29\%$）。

三级特征：A_3 点深层深层面致密软涩搏（$\rho = 35\%$，$v = 24\%$）。

四级特征：A_3 点深层深层面空搏（$\rho = 33\%$，$v = 27\%$）。

b. 副特征：A_3 点增强。

根据以上脉形特征的表现度可做如下计算。

（3）确诊率

整体一级特征强搏确诊概率 $P_1 = 0.20$，整体二级特征 A 型亚数搏确诊概率 $P_2 = 0.05$，动点一级特征确诊概率 $P_3 = 0.3763$，动点二级特征致密硬涩搏确诊概率 $P_4 = 0.1667$，动点三级特征致密软涩搏确诊概率 $P_5 = 0.1053$，动点四级特征空搏确诊概率 $P_6 = 0.0724$，则该脉形确诊概率 $P = 0.6722$，也就是说，确诊为脑溢血的可能性约为 67.22%。

（4）误差系数

点状软冲搏误差系数 $\sigma_1 = 0.0878$，致密硬涩搏误差系数 $\sigma_2 = 0.05525$，致密软涩搏误差系数 $\sigma_3 = 0.0417$，空搏误差系数 $\sigma_4 = 0.0328$，则脉形的误差系数 $\sigma = 0.2012$。

（5）脉形指数

综合该脉形的确诊率与脉形误差系数两方面因素，可得脉形指数为 $Z = 0.7102$，为标准二级脉形。

2. B 脉形结构及其分析

（1）整体特征

主特征：强搏。

副特征：中搏。

（2）动点特征

a. 主特征

一级特征：A_3 点深层深层面点状软冲搏（$\rho = 49\%$，$v = 33\%$）。
二级特征：A_3 点深层深层面致密软涩搏（$\rho = 35\%$，$v = 24\%$）。

b. 副特征：A_3 点增强。

据以上脉形特征的表现度，可做如下计算。

（3）确诊率

强搏确诊概率 $P_1 = 0.20$，点状软冲搏确诊概率 $P_2 = 0.3763$，致密软涩搏确诊概率 $P_3 = 0.1580$，则脉形确诊概率 $P = 0.5799$，即脉形确诊率为 57.99%。

（4）误差系数

点状软冲搏误差系数 $\sigma_1 = 0.0878$，致密软涩搏误差系数 $\sigma_2 = 0.0625$，则脉形的误差系数 $\sigma = 0.1448$。

（5）脉形指数

综合该脉形确诊率和脉形误差系数两方面的因素，可得脉形指数 $Z = 0.6625$，为标准三级脉形。

3. C 脉形结构及其分析

（1）整体特征

a. 主特征：A 型亚数搏。

b. 副特征：中搏。

（2）动点特征

a. 主特征

一级特征：A_3 点深层深层面致密硬涩搏（$\rho = 40\%$，$v = 29\%$）

二级特征：A_3 点深层深层面空搏（$\rho = 33\%$，$v = 27\%$）。

b. 副特征：A_3 点增强。

据以上脉形特征的表现度，可做如下计算。

（3）确诊率

整体一级特征 A 型亚数搏确诊概率 $P_1 = 0.10$，致密硬涩搏确诊概率 $P_2 = 0.3334$，空搏确诊概率 $P_3 = 0.1447$，则脉形确诊概率 $P = 0.4869$，即确诊为脑梗的可能性为 48.69%。

（4）误差系数

致密硬涩搏误差系数 $\sigma_1 = 0.1105$，空搏误差系数 $\sigma_2 = 0.0656$，则脉形的误差系数为 $\sigma = 0.1689$。

（5）脉形指数

综合该脉形确诊率和脉形误差系数两方面的因素，可得脉形指数 $Z = 0.5902$，为基本脉形。

4. 结论分析

从上述三脉形脉形指数的计算结果来看，A 脉形的脉形指数 0.7102，为标准二级脉形，B 脉形的脉形指数 0.6625，为标准三级脉形，C 脉形的脉形指数 0.5902，为基本脉形。根据 A、B、C 三个脉形的计算结果可以这样认为，A 脉形是按照特征表现度的高低组成的脉形，是综合脉形，虽然没有过分强调特征的性质，但因构成脉形的动点主特征的一级特征是点状软冲搏，该特征为反映脑溢血的特异性特征，故总脉形反映的病变是脑溢血，正常情况下按照 A 脉形的确诊率（67.22%）和脉形指数（0.7102）完全可以确诊为脑溢血。但是由于单纯按照特征表现度构建脉形，许多特征的表现度因所居级别的不同（如二级、三级等），其表现度受到了很大限制，因此很难全面准确地反映患者所患疾病的本质。为避免这一偏差，我们又根据特征的性质，分了 B、C 两个小脉形。B、C 两个脉形的计算结果表明，C 脉形的脉形指数较小（0.5902，属于基本脉形），确诊率较低，仅为48.69%，也就是说，按照 C 脉形诊断为脑梗的可能性仅为 48.69%；而 B 脉形的脉形指数相对较大，确诊率较高，为 57.99%。B、C 两脉形相比，按照 C 脉形确诊为脑梗的理由不足，A、B 两脉形的脉形指数及确诊率显著高于 C 脉形，故该患者所患疾病应为脑溢血。

三、 肿瘤转移病例

初诊：周某，男，57 岁，干部，1995 年 3 月就诊。患者自述：胸闷、阵发性咳嗽，咯痰，痰中带血。脉诊检查患者脉搏呈现整体特征为中黏滞性涩搏、B 型亚数搏，动点特征为 A_2 点深层中黏滞性涩搏（$\rho = 54\%$，$v = 17\%$）、点位性硬冲搏（$\rho = 57\%$，$v = 19\%$）、致密软涩搏（$\rho = 39\%$，$v = 25\%$）。

1. 脉形的确立

患者脉搏呈现的特征整体中黏滞性涩搏及动点中黏滞性涩搏、点位性硬冲搏为肿瘤的特异性特征，整体中黏滞性涩搏、B 型亚数搏为整体一级特征，表现度较高的 A_2 点深层中黏滞性涩搏、点位性硬冲搏为动点一级特征，表现度相对较低的致密软涩搏为动点二级特征，组成脉形为：

（1）整体特征

a. 主特征

一级特征：中黏滞性涩搏、B 型亚数搏。

b. 副特征：沉搏。

（2）动点特征

a. 主特征

一级特征：左侧脉位中层深层面 A_2 点或右侧脉位中层深层面 A_1 点有中黏滞性涩搏（$\rho = 54\%$，$v = 17\%$）、点位性硬冲搏（该患者的脉诊周程为 5 周期，各周期的冲搏密度和离散系数：$\rho_1 = 50\%$，$v_1 = 23\%$；$\rho_2 = 51\%$，$v_2 = 20\%$；$\rho_3 = 53\%$，$v_3 = 19\%$；$\rho_4 = 56\%$，$v_4 = 23\%$；$\rho_5 = 75\%$，$v_5 = 10\%$；$\rho = 57\%$，$v = 19\%$）。

二级特征：左侧脉位中层深层面 A_2 点或右侧脉位中层深层面 A_1 点有致密软涩搏（$\rho = 39\%$，$v = 25\%$）。

b. 副特征：A_2、A_3 点减弱。

上述脉形结构符合肺癌的理论脉形结构，可拟诊为肺癌。

2. 脉形的评价与分析

据上述各脉形特征的表现度，可做如下计算。

（1）脉形指数

根据经验值可得整体一级特征中黏滞性涩搏的确诊概率 $P_1 = 0.20$，B 型亚数搏的确诊概率 $P_2 = 0.20$，将两一级动点特征的密度和

离散系数代入公式 J_1，可得两特征的确诊概率分别为中黏滞性涩搏 P_3 = 0.5032，点位性硬冲搏 P_4 = 0.5150，将动点二级特征的密度和离散系数代入公式 J_2，得致密软涩搏的确诊概率 P_5 = 0.1715，再用公式 W_1 统合上述各特征的确诊概率，则脉形确诊概率 P = 0.8722，即确诊率为 87.22%。

根据脉形中动点特征的密度，用公式 E_1、E_2 计算可得动点一级特征中黏滞性涩搏的误差系数 σ_1 = 0.0765，点位性硬冲搏的误差系数 σ_2 = 0.0702，动点二级特征致密软涩搏的误差系数 σ_3 = 0.0566，再用公式 W_2 将各特征的误差系数统合起来，得脉形的误差系数为 σ = 0.1899。

综合脉形确诊率及误差系数两方面的因素，用公式 W_3 可知该脉形指数 Z = 0.8536，为标准一级脉形，可确诊为肺癌。

（2）瘤体体积

瘤体体积可根据肿瘤瘤体体积的经验公式计算。

长：$L = 8\rho_{max} = 8 \times 0.75 = 6$（cm）。

宽：$W = 8\rho_{min} = 8 \times 0.5 = 4$（cm）。

高：$H = 8\rho = 8 \times 0.57 = 4.56$（cm）。

故该患者瘤体体积为 $6 \times 4 \times 4.56$（cm^3）。

（3）肿瘤恶性度

①分化度：A 型密度点位性硬冲搏符合分化度 Ⅰ 度的条件，中黏滞性涩搏符合分化度 Ⅱ 度的条件，综合两方面的因素，该脉形肿瘤分化度对其恶性度的贡献概率值为 P = 0.36。

②生长速度：B 型亚数搏、中黏滞性涩搏符合生长速度 Ⅱ 度的条件，A 型密度点位性硬冲搏符合生长速度 Ⅰ 度的条件，综合三方面的因素，该脉形肿瘤的生长速度对其恶性度的贡献概率值为 P_2 = 0.36。

③浸润度：中黏滞性涩搏符合浸润度 Ⅱ 度的条件，故浸润度对其恶性度的贡献概率值为 P_3 = 0.40。

④边界清晰度：中黏滞性涩搏符合边界清晰度Ⅱ度的条件，A型密度点位性硬冲搏符合边界清晰度Ⅰ度的条件，综合两方面因素，该脉形肿瘤边界清晰度对其恶性度的贡献概率值为 $P_4 = 0.18$。

用公式 W_4 统合分化度、生长速度、浸润度、边界清晰度对肿瘤恶性度的贡献概率值，可得肿瘤的恶性度为 $P = 0.7985$，为高度恶性。

（4）预向度

该脉形密度的类权值 $JW(\rho_1) = 52.2\%$，离散系数类权值 $JW(v_1) = 19.4\%$，提示该患者病情较重且有发展趋势。

复诊：三个月后，患者再次就诊，自述胸闷加剧、右肋疼痛、恶心、食欲不振等。脉诊检查各特征表现度均较初诊时增高，且在右侧脉位 B_1 点深层出现间位性芽生特征，其芽向为 B 向。脉形结构如下：

A. 整体特征

主特征：高黏滞性涩搏、A 型数搏。

副特征：沉搏。

B. 动点特征

①原位特征

a. 主特征

一级特征：A_2 点深层深层面高黏滞性涩搏（$\rho = 61\%$，$v = 12\%$）、动点性硬冲搏（$\rho = 66\%$，$v = 17\%$）。

二级特征：A_2 点深层深层面致密软涩搏（$\rho = 45\%$，$v = 23\%$）。

b. 副特征：A_2、A_3 点减弱，B_1 点增强。

②芽生特征

一级特征：右侧脉位 B_1 点低黏滞性涩搏（$\rho = 15\%$，$v = 63\%$）、点状硬冲搏（$\rho = 18\%$，$v = 57\%$）。

3. 原发病灶脉形的评价与分析

根据原发病灶脉形各特征的表现度，可做如下计算。

（1）脉形指数

根据经验值可得整体一级特征高黏滞性涩搏的确诊概率为 $P_1 = 0.30$，A 型数搏的确诊概率为 $P_2 = 0.30$，将两一级动点特征的密度和离散系数代入公式 J_1，可得两特征的确诊概率分别为高黏滞性涩搏 $P_3 = 0.5955$，点位性硬冲搏 $P_4 = 0.6006$，将动点二级特征的密度和离散系数代入公式 J_2，得致密软涩搏的确诊概率 $P_5 = 0.1992$，再用公式 W_1 统合上述各特征的确诊概率，则脉形确诊概率为 $P = 0.9366$，即确诊率为 93.66%。

根据脉形中动点特征的密度，分别用公式 E_1、E_2 计算，可得动点一级特征高黏滞性涩搏的误差系数 $\sigma_1 = 0.0621$，点位性硬冲搏的误差系数 $\sigma_2 = 0.0526$，动点二级特征致密软涩搏的误差系数 $\sigma_3 = 0.0487$，再用公式 W_2 将各特征的误差系数统合起来，得脉形的误差系数为 $\sigma = 0.1547$。

综合脉形确诊率及误差系数两方面的因素，用公式 W_3 可知该脉形指数 $Z = 0.9092$，为最佳脉形，复诊脉形各特征表现度增高，脉形指数增大，原为标准一级脉形的初诊脉形演进为最佳脉形。

（2）瘤体体积

瘤体体积可根据肿瘤瘤体体积的经验公式计算。

长：$L = 8\rho_{max} = 8 \times 0.8 = 6.4$（cm）。

宽：$W = 8\rho_{min} = 4.48$（cm）。

高：$H = 8\rho = 5.12$（cm）。

复诊结果与初诊结果可做如下比较：初诊时脉形指数 $Z_1 = 0.8536$，为标准一级脉形；复诊时脉形指数 $Z_2 = 0.9092$，为最佳脉形。初诊时瘤体体积为 $6 \times 4 \times 4.56 \text{ cm}^3$，复诊时瘤体体积稍有增大，为 $6.4 \times 4.48 \times 5.12 \text{ cm}^3$。初诊、复诊两次结果相比，脉形指数增加 0.0556，从瘤体体积看，两次相比虽无显著增大，但患者右侧脉位 B_1 点深层深层面已出现了间位性芽生特征，其芽向为 B 向。脉形结构如下：

A. 整体特征

a. 主特征：高黏滞性涩搏、A 型数搏。

b. 副特征：沉搏。

B. 动点特征

a. 主特征

一级特征：右侧脉位 B_1 点深层深层面相对低黏滞性涩搏（$\rho =$ 15%，$v = 63\%$）、点状硬冲搏（$\rho = 18\%$，$v = 57\%$）。

b. 副特征：A_2、A_3 减弱，B_1 点增强。

根据所采芽生特征的表现度，用公式 T 可计算出其芽生度，右侧脉位 B_1 点深层深层面相对低黏滞性涩搏的芽生度 $P（T_1）= 0.4408$，点状硬冲搏的芽生度为 $P（T_2）= 0.5720$，再用公式 W_5 将两芽生特征的芽生度加以统合，可得出患者的脉形芽生度为 $P（T）= 0.7607$，也就是说原发病灶已有明显转移倾向，其可能性为 76.07%，该脉形的芽向（B 向）提示原发病灶有向下转移趋势，由芽生特征所处的点位可知肿瘤转移的脏器为肝脏。

第 九 章

金氏脉学中的数学模型

利用数学方法解决实际问题时，首先要进行的工作是建立数学模型，然后才能在此模型的基础上对实际问题进行理论求解、分析和研究。需要指出的是，数学在解决实际问题时会起到关键性的作用，数学模型的建立要符合实际的情况。如果建立的数学模型本身与实际问题相差甚远，那么，在理论分析中即使采用再巧妙的数学方法处理，所得到的结果也会与实际情况不符。因此，建立一个较好的数学模型是解决实际问题的关键之一。

研究脉象所要解决的首要问题是为脉象找出客观指标，即脉诊客观化。多年来，国内外学者以腕部桡动脉脉图为工具，在这方面做了大量工作，积累了一些经验，为脉诊客观化奠定了初步基础，但仍没有解决全部问题。金氏脉学理论正是在这种历史条件下产生、发展和成熟起来的，是结合血流动力学、血液流变学等建立起来的一门新学科。它除了采集压力信息外，更对携带有血流速度、流量、血液质量等信息的速度波进行全面采集，建立了脉搏信息系统，并采用信息论、概率论及模糊数学等方法对这一系统进行评价与处理，从而初步实现了病与脉的统一，使诊断结论数字化、明确化、客观化，并建立了脉学的部分数学模型。

211

第一节　数学模型

　　模型的意义很广泛，自然科学和工程技术中的一切概念、公式、定律和理论都是模型。一般我们可以这样认为，如果把现实世界中的某些事物叫作一个现实原型，那么模型就是对这些现实原型的一种抽象或模拟。这种抽象或模拟不是简单的"复制"，而是强调原型的本质，扬弃原型中的次要因素，提取出事物的主要特性，用恰当的语言和方式加以描述，反映事物本身具有的客观规律性。因此，模型来源于原型，但又高于原型，是原型的一种近似。例如，地球仪就是对地球这一原型的本质和特征的一种近似和集中反映的模型。再如，自然科学是通过对大自然的观察和试验，总结、提炼出对客观事物的抽象表示方法和定律。这些方法和定律是已被证实的对事物表述的"形式化"模型。

　　数学模型简称 *MM*，较实物模型或形象模型复杂和抽象得多，它是用数字、拉丁字母、公式及其他符号等数学的语言和工具，对部分现实世界的信息（现象、数据等）加以翻译、归纳的产物。数学模型经过演绎、求解以及推断，给出数学上的分析、预报、决策或控制，再经过翻译和解释，回到现实世界中。最后，这些推论或结果必须经受实践的检验，完成实践—理论—实践这一循环。如果检验的结果是正确或基本正确的，即可用来指导实践，否则，要重新考虑翻译、归纳的过程，修改数学模型。

　　作为一种数学思考方法，数学模型是对现实的对象通过心智活动构造出来的一种能够抓住其重要而且有用的（常常是形象化的或者是符号的）信息的表示。更具体地，它是指对于现实世界的某一特定对象，为了某个特定目的，做出一些必要的简化和假设，运用适当的数学工具得到的一个数学结构。它或者能解释特定现象的现实形态，或者能预测对象的未来状况，或者能提供处理对象的最优决策或控制。

第二节　模型建立的理论及过程

一、 模型建立的过程

人类认识世界和改造世界的过程首先是建立模型和分析模型，然后根据分析的结论去指导人类的行动。建立模型就是通过对客观事物建立一种抽象的表示方法，用来表征事物并获得对事物本身的理解，从而建立现实世界的模型。建立模型的目的是描述事物。数学模型的建立主要是指根据客观事物的特性，对其内部的机理加以分析，弄清其因果关系，再在适当的简化假设下，利用合适的数学工具对事物特征进行描述的过程。

建立数学模型并没有固定的模式，但一般有如下过程。

（一） 模型构造

模型构造是具体建模技术的运用过程，它由知识、数据、目标组合而成。这里的目标是指模型研究的目的，知识是指模型之前已拥有的相关或相同的构造经验和知识，数据是指通过对现象的试验和观察而获得的信息。

（二） 可信性分析

可信性分析是指分析所建立的模型能否满足所有可能的研究目的以及满足的程度。一般来说，一个模型的可信性可以从下面两个方面加以分析：

1. 模型的运行能否复现真实系统的行为；

2. 模型能否与真实系统同构，即状态和状态间联系能否互相对应。

（三） 最终模型

通过对原始模型的可信性分析，并加以完善，最终得到一个能复现真实系统的行为的模型。

数学建模实际上是经过若干次重复，循环式上升，逐渐接近事物真实状况的过程。

二、 灰色系统理论及其应用

（一） 灰色系统

如果我们把研究对象比喻为一只箱子里的机关，按照对研究对象的了解程度，可分为白箱模型、灰箱模型和黑箱模型。白箱是指机理清楚的现象；灰箱是指机理尚不完全清楚的现象；黑箱是指机理不清楚的现象。但是，白、灰、黑之间并没有严格的界限，随着科学技术的发展，箱子的"颜色"会逐渐由暗变亮。

客观世界的很多实际问题，其内部的结构、参数以及特征并未全部被人们了解，人们不可能像研究白箱问题那样将其内部机理研究清楚，只能依据某种思维逻辑与推断来构造模型。这类部分信息已知而部分信息未知的系统，称为灰色系统。脉形和疾病的对应关系就是一个灰色系统。灰色系统的研究目的是从其本征灰色出发，探讨在信息大量缺乏或紊乱的情况下，如何分析和解决实际问题。灰色系统理论即指对灰箱的研究，它是对给出的有限信息进行合理化的加工处理，从而使问题清晰化的一种方法。

客观世界在不断发展变化的同时，往往通过事物之间及因素之间相互制约、相互联系而构成一个整体，称为系统。按事物内涵的不同，客观世界已建立了工程技术系统、社会系统、经济系统等。从信息的完备性与模型的构建上看，工程技术等系统具有较充足的信息量，其发展变化规律明显，定量描述较方便，结构与参数比较具体，称为白色系统；另一类系统诸如社会系统、农业系统、生态系统等，尚无法建立客观的物理原型，其作用原理亦不明确，内部因素难以辨识或各因素之间关系隐蔽，这类的行为特征很难准确被了解，因此对其定量描述难度较大，建模困难，这类内部特性部分已知的系统称为灰色系统；一个系统的内部特性如果全部未知，则称为黑色系统。

区别白色系统与灰色系统的重要标志是系统内各因素之间是否具有确定的关系，运动学中物体运动的速度、加速度与其所受到的外力有关，其关系可用牛顿定律以明确的定量来阐明，因此，物体的运动便是一个白色系统。人体是一个系统，人的身高、体温、血压等都是已知的，可是，人体内部结构及部位功能上还有许多问题尚未可知，例如人体脉搏信息系统发出的信息究竟有多少，每条信息作用如何，缘何而起，都是目前尚未完全清楚的问题，因此人体或人体脉搏信息系统就是一个灰色系统。

在现实世界中，绝对的白色或黑色系统是很少见的，大部分为灰色系统。而对灰色系统的研究只能在一定的假设条件下按照某种逻辑推理演绎而得到模型，体现了对实际问题的一种"反映"或"逼近"，比如对于人体脉搏信息系统的研究即是如此。

灰色系统理论的研究基于对客观系统的新认识。尽管某些系统的信息不够充分，但作为系统，必然是有特定功能和有序的，只是其内在规律并未充分外露。有些随机量、无规则的干扰成分以及杂乱无章的数据列，从灰色系统的观点来看，并不是不可捉摸的。相反地，灰色系统理论将随机量看作是在一定范围内变化的灰色量，按适当的办法将原始数据进行处理，将灰色数变换为生成数，从生成数进而得到规律性较强的生成函数。这种使灰色系统变得尽量清晰明了的过程被称为白化。

（二） 灰色脉搏系统

1. 广义脉搏信息

前文我们讨论过脉搏信息系统是人体信息的一个集中反映点，人体所有正常的非正常的信息都会从脉搏信息系统上反映出来，通过医者的采集和识别，经过处理则可以得出身体状况的结论。但到目前为止，笔者经过 50 余年的临床实践，只发现了脉和病之间的 260 种对应关系，在整个脉病系统中，只占了很小的比例。而且，在这 260 种对应关系中，对于信息产生的内在机理，信息对应身体某个部位、对应身体某种状态的原因尚不完全清楚，因此这 260 种对应关系实际是一种建立在灰色系统上的脉病模型。

260 种脉病对应关系之外的部分，从事物的本质上来看，肯定存在着脉和病的一一对应关系，只是在现有的条件下，我们还未能找出，因此，这一部分应为黑箱系统。

若是只考虑临床脉诊实际，对于金氏脉学确定的 260 种脉形所对应的疾病，通过医者的诊断就可以得出与实际状况基本吻合的结论，从这个角度出发，这种对应关系可以称为一种白箱系统。

2. 狭义脉搏信息

人体的脉搏信息分为生理脉搏信息、中介脉搏信息和病理脉搏信息三类。其中，生理脉搏信息对应人体处于健康状态，病理脉搏信息对应人体处于疾病状态，中介脉搏信息对应人体处于健康与疾病的中间状态，即亚健康状态。前两种状态的对应是显而易见的。人体内部结构与功能协调，内环境稳态正常，处于健康状态，这时的脉搏信息必然是正常的，即从脉动整体上看，三部有脉，不快不慢（60—90 次/分），不浮不沉，不大不小，从容和缓，柔和有力，节律一致；从脉动各动点上来看，各动点正常出现，持续时间适中，起搏力度均匀，动点稳定（即各动点强弱变化无异常），斜率幅度相一致。若机体稳态破坏，内环境紊乱或生命活动呈现障碍时，身体呈现病态，这时，病理状态的信息就会从脉搏上呈现出来，表现为病理脉搏信息，反映人体实际的疾病状态。同样，若脉搏呈现出病理信息，则身体肯定为病理状况。因此，生理脉搏信息系统和病理脉搏信息系统可认为是白箱系统。

所谓的亚健康是介于生理状态和病理状态之间的一种状态，反映人体既不健康，也未患病，但身体机能降低，精力下降。此时的状态并无明确的描述，身体内的变化也不能定性分析，故可认为中介脉搏信息系统为灰箱系统。若机体稳态逐步恢复或加剧破坏，则机体从亚健康状态恢复到生理状态或发展到病理状态，系统随之由灰箱系统向白箱系统转化，脉和健康状态或病理状态的对应明确化。

第三节　金氏脉学数学模型

一、 疾病的脉形确诊概率 （确诊率） 模型

脉形是诊断疾病的指标，临床中只要我们在患者的脉搏上发现了某一脉形，即可根据脉形与疾病的对应关系确定患者所患疾病。但患者脉搏呈现的并不是一个完整的脉形，呈现的是一个个的单一特征，

特征是组成脉形的基本单位。确诊疾病时，是把特征组成脉形，把脉形作为一个整体来诊断的。理论脉形对疾病的确诊概率，反映了脉形对疾病的理论对应关系，而这种理论对应关系是组成该脉形的所有特征对应疾病的概率的统合值。只要特征对应疾病的概率确定了，则脉形对疾病的确诊概率也就确定了。

在临床实践中，我们发现若特征的表现度高，即特征的周程密度高，离散系数小，则其组成的脉形对疾病的确诊率就高，同时，我们还发现影响脉形确诊率的因素如脉动清晰度、特征稳态等也与特征的表现度密切相关。当我们建立理论脉形时，只需考虑特征的密度及离散系数对脉形确诊所起的作用，同时，在评价脉形或特征时只需用密度和离散系数来描述。因此，我们应该建立特征密度及离散系数和确定疾病概率之间的关系。

特征密度是特征在一个周程中呈现的频率，即特征呈现的概率值，离散系数是该概率的离散程度，一般而言，在临床试验中考虑特征对疾病的确定概率时，发现概率值与特征密度和离散系数之间有如下关系：

$$P = \frac{\rho^x}{v^y} - (\rho \times v)^z 。$$

上式为一指数方程，代入大量的临床数据解方程可得（求解过程在此不做讨论）

$$x \approx 0.90 ;$$
$$y \approx 0.02 ;$$
$$z \approx 1.00 。$$

则可得经验公式为

$$P = \frac{\rho^{0.90}}{v^{0.02}} - \rho \times v \quad (20\% \leqslant \rho < 100\% , \ 0 < v \leqslant 40\%) 。 \qquad (9-1)$$

利用此公式即可求出特征对脉形确诊疾病贡献的概率。

但是，在脉形中，各个特征对疾病确诊起到的作用是不同的，其中只有几项最重要的特征决定着疾病的性质、程度、预后，这几项特征就是脉形的关键性特征，称为一级特征。只要患者脉搏呈现了一级特征，就基本上可以确诊患者患有何种疾病。其余的特征在诊断中为辅助特征或派生特征，对疾病的诊断起着补充或参考作用，分别为二级特征、三级特征、四级特征等等（一般只需考虑到三级特征即可）。所以，即使某二级或三级特征的表现度与一级特征相近或相等，其对确诊疾病贡献的概率也不同。一级特征的确诊概率高，二级特征的确诊概率低，三级特征的确诊概率更低，故还需对公式（9–1）加以修正才能符合实际情况。

在临床中，我们发现若各级特征的表现度相等时，二级特征贡献的确诊概率大概为一级特征的二分之一，而三级特征只为一级特征的三分之一，四级特征为四分之一，依此类推。因此对公式（9–1）修正如下：

一级特征 $P = \dfrac{\rho^{0.90}}{v^{0.02}} - \rho \times v$ 　　　　　　称为公式 J_1；

二级特征 $P = \dfrac{1}{2} \times (\dfrac{\rho^{0.90}}{v^{0.02}} - \rho \times v)$ 　　　　称为公式 J_2；

三级特征 $P = \dfrac{1}{3} \times (\dfrac{\rho^{0.90}}{v^{0.02}} - \rho \times v)$ 　　　　称为公式 J_3。

因在实际临床中，脉形中的四级特征不需考虑，所以我们只给出上述三个公式，统称 J 系列公式。

利用上述公式，我们确定脉形中各特征对疾病确诊贡献的概率后，就要考虑脉形对疾病总的确诊概率。

根据概率论的知识，我们知道脉形实际上是某些随机事件（特征）发生后导致的结果，即：

$$脉形 = 特征_1 \cup 特征_2 \cup \cdots \cup 特征_n。$$

故脉形确诊概率 $P（M）$ 为：

$$P（M） = P（T_1） \cup P（T_2） \cup \cdots \cup P（T_n）。$$

其中 P （T_i）为第 i 个特征对疾病诊断贡献的概率。利用概率论的加法定理（1-2）得

$$P（M）= \sum_{i=1}^{n} P（T_i）- \sum_{1 \leq i < j \leq n} P（T_i T_j）+ \sum_{1 \leq i < j < k \leq n} P（T_i T_j T_k）- \cdots$$
$$+（-1）^{n-1} P（T_1 \cdots T_n）。$$

若利用公式（1-3），可得简单表达式

$$P（M）= 1 - P（T_1^c T_2^c \cdots T_n^c）$$
$$= 1 - P（T_1^c）P（T_2^c）\cdots P（T_n^c）。$$

上式称为公式 W_1，其中，T_i^c 是第 i 个特征发生的对立事件的概率。

也即

$$P（M）= 1 -（1 - P_1）（1 - P_2）\cdots（1 - P_n）。 \qquad （W_1）$$

其中，P_1，P_2，$\cdots$，P_n 分别为特征的确诊概率。

这样，对任意脉形和疾病的理论对应关系强度即确诊概率就可用 J 系列公式和公式 W_1 求出。

以大肠癌肿块型的脉形为例。

（1）整体特征：A 型或 B 型亚数搏（一级），中黏滞性涩搏（一级），弱搏（二级）。

（2）动点特征：中层浅层面 B_2 点硬冲搏（一级，$60\% \leq \rho \leq 70\%$，$10\% \leq v \leq 20\%$），中黏滞性涩搏（一级，$50\% \leq \rho \leq 60\%$，$10\% \leq v \leq 20\%$），致密软涩搏（二级，$30\% \leq \rho \leq 40\%$，$20\% \leq v \leq 30\%$）。

因为动点性硬冲搏和中黏滞性涩搏为一级特征，故把它们的密度和离散系数值代入公式 J_1，可得动点性硬冲搏的确诊概率为 P（T_1）$= 0.6074$，中黏滞性涩搏的确诊概率为 P（T_2）$= 0.5240$；致密软涩搏为二级特征，故把密度和离散系数代入公式 J_2，得确诊概率为 P（T_3）$= 0.1561$。另外，整体特征中 A 型或 B 型亚数搏的确诊概率 P（T_4）$=（0.10 + 0.20）\div 2 = 0.15$（规定值），中黏滞性涩搏 P（T_5）$= 0.20$（规定值），二级整体特征弱搏的确诊概率 P（T_6）$= 0.05$

（规定值）。这样，把各特征的确诊概率代入公式 W_1 得 P（M）= 0.8981，即大肠癌肿块型的理论确诊率为 89.81%。

该结论与患者病情实际相一致。同样运用这一规律计算本书所论述的 45 种脉形和疾病的对应关系强度时，均可得出与患者病情实际相一致的结论。据此我们可以认为，利用概率论建立的确诊率模型是符合实际的，是正确的。

二、 脉形特征采集的误差系数模型

特征是产生于脉搏波上的随机信号，易受各种条件的影响和限制，而且只有其大量出现时，才能够反映出自身存在的规律性。采集识别特征的目的就是要找出这个规律性，从而对机体内部病变的性质、程度等加以了解。可是，在临床上寻找这个规律性时，由于受手指感觉阈值和采集时间的局限，患者个体差异的干扰，以及对脉搏波信号的认识程度等因素的影响，难免会出现误差，即为特征采集中的误差。特征是脉形组成的最基本单位，特征的误差必定影响到脉形，从而使脉形也出现误差，导致诊断准确率下降。

在临床实践中发现，特征的误差情况主要与其密度有关。一般而言，特征密度高，则脉动清晰度、特征稳态、分辨率等就高，采集识别中的误差相对就小；而特征密度低时，脉动清晰度、特征稳态、分辨率等就低，采集识别中的误差相对就大。因此特征的采集误差应该与特征密度之间存在着一定的关系，经过对临床中大量数据的研究，发现误差与特征密度之间有如下关系：

$$\sigma = 0.66 \times (1 - \rho^{0.20}). \tag{9-2}$$

我们把 σ 称为误差系数，反映了在现有理论认识水平与实践经验条件下，对脉形特征采集、识别过程中可能出现的误差概率，是描述脉形及特征的重要指标。该公式为 E 系列公式。

因为脉形中的特征级别不同，对临床诊断起的作用不同，同样其误差系数的大小对脉形误差的影响也不同。同时，在临床中发现，二级特征的误差系数对脉形误差的影响约为一级特征的二分之一，三级特征的影响约为一级特征的三分之一，故有

一级特征的误差系数为 $\sigma = 0.66 \times (1 - \rho^{0.20})$；　　（$E_1$）

二级特征的误差系数为 $\sigma = 0.33 \times (1 - \rho^{0.20})$；　　（$E_2$）

三级特征的误差系数为 $\sigma = 0.17 \times (1 - \rho^{0.20})$。　　（$E_3$，对离散度数大的患者可按0.22计算）

按照概率论的原理，可以把各特征的误差系数统合为脉形的误差系数

$$\sigma = 1 - (1 - \sigma_1)(1 - \sigma_2) \cdots (1 - \sigma_n)。\qquad (W_2)$$

其中，σi 为第 i 个特征的误差系数。说明脉形中的特征数量越多，出现的误差也就越大。脉形的误差系数与特征的数量呈正相关。

值得注意的是，因为在各层特征采集过程中，整体特征易辨易采，出现误差的概率极低，故对整体特征的误差可以不做考虑，所谈的特征误差系数都是针对动点特征而言。

例如大肠癌肿块型的误差系数为：

一级特征动点性硬冲搏：$\sigma_1 = 0.66 \times (1 - \rho^{0.20}) = 0.0545$；

一级特征中黏滞性涩搏：$\sigma_2 = 0.66 \times (1 - \rho^{0.20}) = 0.0744$；

二级特征致密软涩搏：$\sigma_3 = 0.33 \times (1 - \rho^{0.20}) = 0.0625$。

故大肠癌肿块型的误差系数为

$\sigma = 1 - (1 - 0.0545)(1 - 0.0744)(1 - 0.0625) = 0.1795$。

这说明在构建大肠癌肿块型脉形时出现误差的概率为0.1795，或者说大肠癌肿块型脉形的最小可能误差为0.1795。

三、 脉形指数评价脉形临床价值的模型

脉形是诊断疾病的主要根据，确诊疾病的可能性用确诊率表示。一般而言，脉形特征数量多，表现度高，则确诊率高，脉形的临床价

值就高。同时，由于特征数量的增多，增加了采集难度，故误差系数亦随之增大，临床意义相应降低。因此，从脉形的确诊率和误差系数两方面来综合评价脉形的临床价值是十分重要的。在临床实践中发现，影响脉形实际价值的最重要的因素是确诊率，误差系数的影响相对较小，所以，确定确诊率和误差系数对脉形影响的权重，即可统合两者，综合评价脉形的临床价值。

$$Z = 0.70 \times P + 0.30 \times （1 - \sigma）。 \qquad (W_3)$$

其中 Z 为脉形指数，是通过脉形理论确诊率及误差系数来综合判断脉形临床价值，指导脉形分类的复合指标。P 为理论确诊率，σ 为脉形误差系数，0.70 为理论确诊率的权重，0.30 为误差系数的权重。按照 Z 的数值，脉形可以分为：

1. $Z \leq 0.40$ 为缺陷脉形，仅能提示患者可能患有某种疾病。

2. $0.40 < Z \leq 0.60$ 为基本脉形，对疾病有诊断意义。

3. $0.60 < Z \leq 0.90$ 为标准脉形，可作为脉诊诊断的依据。因为标准脉形是金氏脉学中最重要、最普遍的脉形，故又分为三级：

① $0.60 < Z \leq 0.70$ 为三级标准脉形，表征该脉形可作为诊断依据，但特异性较差。

② $0.70 < Z \leq 0.80$ 为二级标准脉形，表征脉形可作为诊断依据，特异性较强。

③ $0.80 < Z \leq 0.90$ 为一级标准脉形，表征脉形可以作为诊断依据，特异性强，普适性强，大部分理论脉形的脉形指数在此范围。

4. $Z > 0.90$ 为最佳脉形，可作为脉诊诊断的特异性诊断指标，此时的理论确诊率在 90% 以上。

例如大肠癌肿块型脉形，其确诊率 $P（M） = 0.8981$，误差系数 $\sigma = 0.1795$，故

$$Z = 0.70 \times 0.8981 + 0.30 \times （1 - 0.1795） = 0.8748。$$

这说明该脉形为一级标准脉形，可以作为诊断的依据且特异性强。

223

四、 脉形的综合评价模型

客观世界中，事物是普遍联系的，一事物同时会与许多事物发生关联，对事物的评价不能只考虑事物的本身，还需考虑与其有关联的其他事物的影响，即对一事物的评价不能简单用单一因素，往往需要用多个指标刻画其本质与特性。所以在分析考虑具体事物时，我们需要对系统各因素逐一分析，判断哪些因素对系统来讲是主要的，哪些是次要的，哪些需要发展，哪些需要抑制，哪些是潜在的，哪些是明显的。事实上，因素间关联性如何、关联程度如何量化等问题是系统分析的关键和起点。同时，我们在对事物进行评价时又往往采用模糊语言分为不同程度的评语，因此，需要采用综合评判模型加以表达。综合评判是软科学的基本方法之一，在科学评判、项目评审、竞赛打分、科学决策、预测与评估等诸多方面有着广泛的应用。同样，在脉学中，综合评判也是必不可少的一个重要环节，是金氏脉学作为一门科学理论的重要组成部分，是模糊数学在脉学上的重要应用。

人体的信息呈现于脉搏，成为脉搏信息。当机体处于病理状态时，脉搏呈现病理信息即病理特征，病理特征构成病理脉形。故组成脉形的特征的表现度（密度及离散系数）及种类就决定着脉形对疾病的确诊程度。

若特征表现度高（密度大，离散系数小），表征患者病情严重，因此确诊率就高；反之，确诊率就低。同时，组成脉形的特征种类多，则确定疾病的参数就多，在诊断疾病时可依赖的证据就足，确诊率相应地就高；相反地，特征种类少，确定疾病的参考值少，导致确诊率下降。

另外，不同的特征在同一个脉形中所起的作用不同。一级特征对疾病的诊断起着决定作用，对确诊疾病贡献概率就高；二级特征对疾病的诊断有辅助作用，贡献的概率是一级特征的二分之一；三级特征对诊断疾病起参考作用，贡献的概率为一级特征的三分之一；四级特征的贡献概率更低，等等。

本书中列举的脉形都是根据实际经验，经过归纳总结提取出来的理论脉形。因此，我们考虑确定一个脉形时，必须从单个特征的表现度即密度和离散系数这个角度出发，从而确定脉形对疾病的确诊情况。在描述脉形时，必须给定每个特征的密度和离散系数，通过每一特征对疾病的诊断概率值，来确定脉形的确诊率，而密度和离散系数不同，脉形的确诊率亦有差别。若确定的表现度高，则脉动清晰度强，特征稳定，脉形特异性高，确诊率也会提高，误差小，但其指导实践的普适性降低，符合该脉形的样本数量少，毕竟表现度高代表着病情严重，实践中就诊病人病情的分布是正态分布，即病情中度偏低的病人最多。若考虑普适性，特征的表现度低，则确诊率就低，脉动清晰度弱，特征稳定性差，脉形特异性低，误诊的可能性就大，准确性降低。

综合以上各方面因素，我们在确定脉形中各特征表现度范围时，不仅要考虑到脉形所对应的疾病的性质，还要参考组成脉形的特征的种类和数量，更重要的是必须考虑众多因素的权重，因此我们用模糊数学的综合评价方法建立脉形综合评价模型。

不同的脉形其特征组成的类型和数量不同，类型和数量组成不同的脉形，而评价脉形的标准是综合评定，也就是说，脉形对疾病的确诊情况是一个模糊的判定，该判定结果受多种因素影响，且各因素的影响程度并不一致，故我们可以采用模糊综合评判的初始模型对此进行评价。确定脉形的确诊情况受五个因素影响：u_1 = 脉动清晰度，u_2 = 特征稳态，u_3 = 普适性，u_4 = 脉形特异性，u_5 = 误差。故因素集为 $U = \{u_1, u_2, u_3, u_4, u_5\}$。评判分为四等：$v_1$ = 最佳脉形，v_2 = 标准脉形，v_3 = 基本脉形，v_4 = 缺陷脉形，得评判集为 $V = \{v_1, v_2, v_3, v_4\}$。不同脉形的五个影响因素的评价权重略有差异，例如浸润型胃癌有如下的权重。

1. 脉动清晰度

$$u_1 \mapsto (0.40, 0.30, 0.20, 0.10)。$$

2. 特征稳态

$$u_2 \mapsto (0.40, 0.30, 0.20, 0.10)。$$

3. 普适性

考虑普适性即实际就诊人数的比例，晚期患者即最佳脉形的患者为0.30，标准脉形患者为0.40，基本脉形患者为0.20，缺陷脉形患者0.10，故有

$$u_3 \mapsto (0.30, 0.35, 0.20, 0.15)。$$

4. 脉形特异性

$$u_4 \mapsto (0.40, 0.30, 0.25, 0.05)。$$

5. 误差

$$u_5 \mapsto (0.10, 0.20, 0.30, 0.40)。$$

由此得到模糊关系：$R = \begin{bmatrix} 0.40, & 0.30, & 0.20, & 0.10 \\ 0.40, & 0.30, & 0.20, & 0.10 \\ 0.30, & 0.35, & 0.20, & 0.15 \\ 0.40, & 0.30, & 0.25, & 0.05 \\ 0.10, & 0.20, & 0.30, & 0.40 \end{bmatrix}。$

考虑诸因素的权重为：

$A = (0.18, 0.35, 0.08, 0.25, 0.14)。$

于是，由模糊变换的运算可得综合评判向量：

$B = A \circ R = (0.35, 0.30, 0.25, 0.10)。$

其中，

$b_1 = (a_1 \wedge r_{11}) \vee (a_2 \wedge r_{21}) \vee (a_3 \wedge r_{31}) \vee (a_4 \wedge r_{41}) \vee (a_5 \wedge r_{51})$

$= (0.18 \wedge 0.40) \vee (0.35 \wedge 0.40) \vee (0.08 \wedge 0.30) \vee (0.25 \wedge$

0.40） ∨ （0.14 ∧0.10）

　　　　=0.18 ∨ 0.35 ∨ 0.08 ∨ 0.25 ∨ 0.10

　　　　=0.35。

　　类似地，可以算出 b_2，b_3，b_4。

　　因为 $b_1 = max$ ｛b_1，b_2，b_3，b_4｝ =0.35，对应于最佳脉形，即该脉形考虑以上各因素确定的各特征范围符合最佳脉形的要求。通过对确诊率的计算得 P =0.9438，是最佳脉形，结论符合实际。

　　（注：∧表示取下确界，即几者之间取最小值；∨与∧相反，表示取上确界，几者之间取最大值。）

　　同样，对本书所列举的45种脉形，我们都可用上述综合评价模型来确定脉形中特征的表现度，对其密度和离散系数给定一个范围。

五、 肿瘤恶性度的概率确定模型

　　临床中诊断肿瘤时，一般只能判断肿瘤的良恶性，对于恶性肿瘤也只能用低度恶性、中度恶性和高度恶性表达，仅是一种表示状态的模糊判断，并不能给出肿瘤恶性度的具体数值，这样的判断往往带有很大的不确定性，结论较模糊，不利于患者掌握自己的病情，也不利于治疗。

　　在金氏脉学中，诊断肿瘤时一般采用四项指标（即肿瘤的分化度、生长速度、浸润度和边界清晰度）诊断肿瘤的恶性度，利用概率论的知识，我们尝试建立了肿瘤恶性度的精确判断模型。

（一） 肿瘤诊断指标的概率

1. 肿瘤的分化度

　　一般说来，分化度高的肿瘤具有良性行为，分化度低的肿瘤为恶性表现。另外，分化度也是恶性肿瘤分级的重要依据。分化度高，恶性肿瘤级别低，恶性程度低；反之，恶性程度高。

（1）分化度的脉形特征确定

①若脉搏呈现低黏滞性涩搏和 A 型密度冲搏，表明肿瘤分化度高，为Ⅰ°分化；

②若脉搏呈现中黏滞性涩搏和 B 型密度冲搏，表明肿瘤分化度中等，为Ⅱ°分化；

③若脉搏呈现高黏滞性涩搏和 C 型密度冲搏，表明肿瘤分化度低，为Ⅲ°分化；

④若脉搏呈现超高黏滞性涩搏和 D 型密度冲搏，表明未分化癌，为Ⅳ°分化。

（2）分化度确定肿瘤恶性度的概率数值

根据笔者 50 余年的脉诊经验，确定肿瘤为Ⅰ°分化时，恶性度的概率为 $P（C_1）=0.20$；肿瘤为Ⅱ°分化时，恶性度的概率为 $P（C_1）=0.40$；肿瘤为Ⅲ°分化时，恶性度的概率为 $P（C_1）=0.60$；肿瘤为Ⅳ°分化时，恶性度的概率为 $P（C_1）=0.80$。其中，黏滞性涩搏占概率值的 80%，冲搏占 20%。

2. 肿瘤的生长速度

肿瘤的生长速度是表征肿瘤恶性程度的一个指标。

（1）生长速度的脉形特征确定

①若脉搏呈现低黏滞性涩搏、A 型密度冲搏、A 型亚数搏，表明肿瘤生长速度慢，生长速度为Ⅰ°；

②若脉搏呈现中黏滞性涩搏、B 型密度冲搏、B 型亚数搏，表明肿瘤生长速度较快，生长速度为Ⅱ°；

③若脉搏呈现高黏滞性涩搏、C 型密度冲搏、A 型数搏，表明肿瘤生长速度快，生长速度为Ⅲ°；

④若脉搏呈现超高黏滞性涩搏、D 型密度冲搏、B 型数搏，表明肿瘤生长速度极快，生长速度为Ⅳ°。

（2）生长速度确定肿瘤恶性度的概率数值

根据笔者的脉诊经验，确定肿瘤生长速度为Ⅰ°时，恶性度概率为 $P(C_2)=0.10$；生长速度为Ⅱ°时，恶性度概率为 $P(C_2)=0.30$；生长速度为Ⅲ°时，恶性度概率为 $P(C_2)=0.50$；生长速度为Ⅳ°时，恶性度概率为 $P(C_2)=0.80$。其中，频率特征占概率值的40%，黏滞性涩搏和冲搏各占概率值的30%。

3. 肿瘤的浸润度

浸润度是恶性肿瘤的生长特征之一，是表征肿瘤恶性程度一个重要指标。

（1）浸润度的脉形特征确定

①若脉搏呈现低黏滞性涩搏，表明肿瘤的瘤细胞分散，为Ⅰ°浸润；

②若脉搏呈现中黏滞性涩搏，表明肿瘤的瘤细胞与基底膜结合，为Ⅱ°浸润；

③若脉搏呈现高黏滞性涩搏，表明肿瘤的瘤细胞突破基底膜，为Ⅲ°浸润；

④若脉搏呈现超高黏滞性涩搏，表明肿瘤的瘤细胞进入基底组织，为Ⅳ°浸润。

（2）浸润度确定肿瘤恶性度的概率数值

根据笔者的脉诊经验，确定肿瘤为Ⅰ°浸润时，恶性度的概率为 $P(C_3)=0.20$；肿瘤为Ⅱ°浸润时，恶性度概率为 $P(C_3)=0.40$；肿瘤为Ⅲ°浸润时，恶性度概率为 $P(C_3)=0.60$；肿瘤为Ⅳ°浸润时，恶性度概率为 $P(C_3)=0.80$。

4. 肿瘤的边界清晰度

边界清晰度是指肿瘤与周围组织的界限清楚与模糊的程度，是表征肿瘤恶性程度的又一重要指标。

（1）边界清晰度的脉形特征确定

①若脉搏呈现低黏滞性涩搏、点状冲搏，表明肿瘤边界清楚，边

界清晰度为Ⅰ°；

②若脉搏呈现中黏滞性涩搏、点位冲搏，表明肿瘤边界较清楚，边界清晰度为Ⅱ°；

③若脉搏呈现高黏滞性涩搏、动点性或单连性或间位冲搏，表明肿瘤边界较模糊，边界清晰度为Ⅲ°；

④若脉搏呈现超高黏滞性涩搏、双连性或多连性或间位单连或间位多连性冲搏，表明肿瘤边界模糊，边界清晰度为Ⅳ°。

（2）边界清晰度确定肿瘤恶性度的概率数值

根据笔者的脉诊经验，确定肿瘤边界清晰度为Ⅰ°时，恶性度的概率为 $P(C_4)$ ＝0.10；边界清晰度为Ⅱ°时，恶性度的概率为 $P(C_4)$ ＝0.20；边界清晰度为Ⅲ°时，恶性度的概率为 $P(C_4)$ ＝0.40；边界清晰度为Ⅳ°时，恶性度的概率为 $P(C_4)$ ＝0.60。其中，黏滞性涩博占概率值的80%，冲博占概率值的20%。

（二）各指标概率值的确定

各指标的概率值是由一个或几个特征在该指标概率值中所占的权重（即某特征在概率值中所占比例）统合而得，故有

$$P(C_w) = A_x P(C_i) + B_y P(C_j) + C_z P(C_k)。 \qquad (N)$$

其中，$P(C_w)$ 为某一判定肿瘤恶性度的指标，$w = 1，2，3，4$ 表示肿瘤分化度、生长速度、浸润度、边界清晰度各指标；A_x 为黏滞性涩搏的权重，$A_x P(C_i)$ 为黏滞性涩搏的贡献概率值；B_y 为冲搏（或断搏或致密硬涩搏）的权重，$B_y P(C_j)$ 为其贡献概率值；C_z 为数搏的权重，$C_z P(C_k)$ 为其贡献概率值。且 $x，y，z = 1，2，3，4$ 表示各特征的四种类型，$i，j，k = 1，2，3，4$ 分别表示某一指标的四型。

（三）肿瘤恶性度的概率判定

在确定肿瘤恶性度时，肿瘤的分化度、生长速度、浸润度、边界清晰度对肿瘤恶性度整体而言是随机事件，即肿瘤恶性度是随机事件分化度、生长速度、浸润度、边界清晰度发生导致的结果，即肿瘤恶

230

性度＝肿瘤分化度∪肿瘤生长速度∪肿瘤浸润度∪肿瘤边界清晰度，因此恶性度概率 $P（E）$ 为

$$P（E）=P（C_1）\cup P（C_2）\cup P（C_3）\cup P（C_4）。$$

其中，$P（C_1）$、$P（C_2）$、$P（C_3）$、$P（C_4）$ 分别为肿瘤分化度、生长速度、浸润度、边界清晰度的概率值。

利用概率公式（1-3），可得肿瘤恶性度概率为

$$P（E）=1-［1-P（C_1）］\times［1-P（C_2）］\times［1-P（C_3）］\times［1-P（C_4）］。$$

上式称为公式 W_4。这样，我们可根据患者脉搏呈现特征的性质，利用公式，对肿瘤的恶性度给出准确的评价。一般认为：

$P（E）\leqslant 0.25$，为良性肿瘤；

$0.25<P（E）\leqslant 0.50$，为低度恶性肿瘤；

$0.50<P（E）\leqslant 0.75$，为中度恶性肿瘤；

$P（E）>0.75$ 为高度恶性肿瘤。

例如，扩张型脑瘤的脑膜瘤，其脉形如下。

整体特征：脉率无改变或仅有 A 型亚数搏，脉动稍弱且常伴有致密软涩搏。

动点特征：A_3 点或中层点位性或动点性硬冲搏、致密硬涩搏、致密软涩搏。

我们使用上述概率模型确定其肿瘤的恶性度。

A 型密度点位性硬冲搏符合肿瘤分化度Ⅰ°的条件，B 型密度动点硬冲搏符合肿瘤分化度Ⅱ°的条件，故恶性度概率为 $P=（0.20\times20\%+0.40\times20\%）\div2=0.06$；A 型密度点位性硬冲搏和 A 型亚数搏符合肿瘤生长速度Ⅰ°的条件，B 型密度动点硬冲搏符合肿瘤生长速度Ⅱ°的条件，且还有无改变情况，故恶性度概率为 $P=（0.10+0.30）\times30\%\div2+0.10\times40\%\div2=0.08$；因无黏滞性涩搏，故浸润度不考虑；点位性硬冲搏符合肿瘤边界清晰度Ⅱ°的条件，动点硬冲搏符合肿

瘤边界清晰度Ⅲ°的条件，故恶性度概率为 $P = (0.20 + 0.40) \times 20\% \div 2 = 0.06$。把以上概率数值代入公式 W_2，可得脑膜瘤恶性度为 $P(C) = 0.1871$，为良性肿瘤。结论与临床实际完全吻合。

再例如浸润性脑瘤的脉形如下。

整体特征：B 型亚数搏、高黏滞性涩搏。

动点特征：A_3 点或深层高黏滞性涩搏、点位性硬冲搏、致密软涩搏或致密硬涩搏。

我们也使用上述概率模型确定其肿瘤的恶性度。

高黏滞性涩搏符合肿瘤分化度Ⅲ°的条件，A 型密度点位性硬冲搏符合肿瘤分化度Ⅰ°的条件，故恶性度概率为 $P = 0.60 \times 80\% + 0.20 \times 20\% = 0.52$；高黏滞性涩搏符合肿瘤生长速度Ⅲ°的条件，B 型亚数搏符合肿瘤生长速度Ⅱ°的条件，A 型密度点位性硬冲搏符合肿瘤生长速度Ⅰ°的条件，故恶性度概率为 $P = 0.50 \times 30\% + 0.3 \times 40\% + 0.1 \times 30\% = 0.30$；浸润度为Ⅲ°，恶性度概率为 $P = 0.40$；高黏滞性涩搏符合肿瘤分化度Ⅲ°的条件，点位性硬冲搏符合肿瘤浸润度Ⅱ°的条件，故恶性度概率为 $P = 0.60 \times 80\% + 0.40 \times 20\% = 0.56$。把以上概率数值代入公式 W_2，可得浸润型脑瘤恶性度为 $P(C_2) = 0.9227$，为高度恶性肿瘤。概率判定结论与临床实际也完全吻合。

六、 脉形判断疾病程度及其预向的模型

在脉诊中，通过对脉搏呈现特征的密度、离散系数大小的判断，可以确定疾病的轻重程度及发展变化的趋势。但是，使用单一特征来确定并不科学，因为特征只是构成脉形的一个要素，如果使用单一的某一特征判断疾病的轻重程度，常可造成很大的偏差。为避免出现偏差，临床通常使用脉形来判断疾病轻重。脉形是由多个特征组成，特征又分为一级特征、二级特征、三级特征等，且各特征的表现度不尽相同，只有把各特征的表现度统合成脉形的密度及离散系数，利用脉

形的密度及离散系数方可判定疾病的轻重程度及发展变化趋势，因此我们建立了类权处理方法的数学模型来统合各特征的密度及离散系数。

类权处理方法是笔者对特征密度和离散系数进行处理，统合成脉形密度及离散系数的一种方法。所谓类权处理方法就是类似于加权平均数的一种方法，即根据因素对事物所起的作用的不同，用每一因素本身数值和其所起作用的强度即类权数相乘后相加，除以各因素类权数的和，即为类权值，用 JW 表示。如果某因素起主要作用，我们称为一级因素，其类权数为 1；起次要作用的因素称为二级因素，类权数取 1/2；起再次作用的因素称为三级因素，类权数为 1/3；依此类推，可有四级因素、五级因素……N 级因素，其类权数为 1/4，1/5，…，1/n。

若设一级因素 i 个，本身数值分别为 x_1，x_2，…，x_i，二级因素 j 个，本身数值分别为 y_1，y_2，…，y_j，三级因素 k 个，本身数值分别为 z_1，z_2，…，z_k。则其类权值

$$JW = \frac{\frac{1}{1}\left(x_1 + \cdots + x_i\right) + \frac{1}{2}\left(y_1 + \cdots + y_j\right) + \frac{1}{3}\left(z_1 + \cdots + z_k\right) + \cdots}{1 \times i + \frac{1}{2} \times j + \frac{1}{3} \times k + \cdots}。$$

其中，$\{i,\ j,\ k\cdots = 1,\ 2,\ \cdots\}$。

若在脉形中只考虑到三级特征，一级特征有 i 个，二级特征 j 个，三级特征 k 个，则有

$$JW(\rho) = \frac{\left(\rho_{11} + \cdots + \rho_{1i}\right) + \frac{1}{2}\left(\rho_{21} + \cdots + \rho_{2j}\right) + \frac{1}{3}\left(\rho_{31} + \cdots + \rho_{3k}\right)}{i + \frac{1}{2} \times j + \frac{1}{3} \times k};$$

$$(L_1)$$

$$JW\ (v)\ =\frac{(v_{11}+\cdots+v_{1i})\ +\frac{1}{2}\ (v_{21}+\cdots+v_{2j})\ +\frac{1}{3}\ (v_{31}+\cdots+v_{3k})}{i+\frac{1}{2}\times j+\frac{1}{3}\times k}。$$

$$(L_2)$$

我们可利用上述两个公式把脉形中特征的密度及离散系数统合起来，然后根据疾病预向度及疾病实向度的界定，来判断疾病的轻重程度及发展变化趋势或者是判断患者经过治疗后病情的变化。

（一）疾病预向度（D）

疾病预向度是一个了解病情轻重、预测疾病发展趋向的脉诊指标，是通过对脉形中各特征的周程密度及离散系数的类权处理值 JW 的大小来判定的，用 D 表示。其判定标准如下。

1. $JW\ (\rho)$ 值的界定

（1）$20\%\leqslant JW\ (\rho)\ <30\%$，表征疾病轻；

（2）$30\%\leqslant JW\ (\rho)\ <40\%$，表征疾病较轻；

（3）$40\%\leqslant JW\ (\rho)\ <60\%$，表征疾病较重；

（4）$60\%\leqslant JW\ (\rho)\ <100\%$，表征疾病重。

2. $JW\ (v)$ 值的界定

（1）$JW\ (v)\ <10\%$，病情发展；

（2）$10\%\leqslant JW\ (v)\ <20\%$，病情有发展趋势；

（3）$20\%\leqslant JW\ (v)\ <30\%$，病情平稳；

（4）$30\%\leqslant JW\ (v)\ <40\%$，病情有向愈趋势；

（5）$JW\ (v)\ \geqslant40\%$，病情向愈。

3. 疾病预向的判定

在临床脉诊中，用密度的类权值判定疾病的轻重，用离散系数的类权值判断疾病的发展状态。比如，若某患者脉搏呈现的密度及离散系数的类权值为 $JW\ (\rho)\ =57.00\%$，$JW\ (v)\ =13.00\%$，则患者的病情较重，且有发展趋势。

（二）　疾病的实向度　（F）

疾病的实向度是用来鉴定治疗效果及指导临床用药的，指在任意两个相邻诊脉周程中，用周程密度类权值增加量 JW（$\Delta\rho$）及对应周程密度离散系数数学期望值增加量 JW（Δv），来判定疾病动向及变化过程稳态的综合脉诊指标，用 F 表示。其中，JW（$\Delta\rho$）$= JW$（ρ_{i+1}）$- JW$（ρ_i），JW（Δv）$= JW$（v_{i+1}）$- JW$（v_i）。

1. JW（$\Delta\rho$）$\geqslant 5\%$，病情发展

（1）当 JW（Δv）$\leqslant -5\%$ 时，表征疾病发展快且不易治愈，称稳进态。

（2）当 $-5\% \leqslant JW$（Δv）$< 5\%$ 时，表征疾病发展缓慢且较易治愈，称缓进态。

（3）当 JW（Δv）$\geqslant 5\%$ 时，表征疾病时进时退且易治愈，称湍进态。

2. $-5\% < JW$（$\Delta\rho$）$< 5\%$，病情平稳

（1）当 JW（Δv）$\leqslant -5\%$ 时，表征病程较长且不易恢复，称超稳态。

（2）当 $-5\% \leqslant JW$（Δv）$< 5\%$ 时，表征病程较短且恢复较快，称平稳态。

（3）当 JW（Δv）$\geqslant 5\%$ 时，表征病程短且恢复快，称亚稳态。

3. JW（$\Delta\rho$）$\leqslant -5\%$，病情向愈

（1）当 JW（Δv）$\leqslant -5\%$ 时，表征疾病恢复缓慢，称缓退态。

（2）当 $-5\% \leqslant JW$（Δv）$< 5\%$ 时，表征疾病恢复较快，称稳退态。

（3）当 JW（Δv）$\geqslant 5\%$ 时，表征疾病恢复快，称速退态。

例如，某一脉形由四个特征组成，A 特征（一级，$\rho = 40\%$，$v = 20\%$），B 特征（一级，$\rho = 50\%$，$v = 15\%$），C 特征（二级，$\rho = 45\%$，$v = 25\%$），D 特征（三级，$\rho = 40\%$，$v = 25\%$）。故有

$$JW（\rho）=\frac{（40\%+50\%）+\frac{1}{2}\times45\%+\frac{1}{3}\times40\%}{1\times2+\frac{1}{2}\times1+\frac{1}{3}\times1}=44.46\%；$$

$$JW（v）=\frac{（20\%+15\%）+\frac{1}{2}\times25\%+\frac{1}{3}\times25\%}{1\times2+\frac{1}{2}\times1+\frac{1}{3}\times1}=19.73\%。$$

可判断该脉形对应的疾病程度为病情较重，且有发展趋势。

七、 占位性病变的体积 （面积） 模型

对于占位性病变，临床上很难测定其大小，必须依靠检查设备，人工的方式是很难检出的。金氏脉学经过 50 余年的研究发现，冲击搏与占位性病变之间有极强的对应关系，机体内部出现占位性病变，则脉搏一定呈现冲击搏；反之，若脉搏呈现了冲击搏，就可以肯定患者体内出现了占位性病变。同时，还发现冲击搏的表现度与占位性病变的体积之间存在着某种关系。

若在某个诊脉周程 （i 个周期） 中发现冲击搏，且冲击搏对应的机体部位为胸腔部位，其周期密度为 ρ_1，ρ_2，…，ρ_i，周程密度为 ρ （$\rho\geq20\%$，$v\leq40\%$），则有

$$L=k\times（\rho_1\vee\rho_2\vee\cdots\vee\rho_i）=\rho_{imax}；$$
$$W=k\times（\rho_1\wedge\rho_2\wedge\cdots\wedge\rho_i）=\rho_{imin}；$$
$$H=k\times\rho。$$

其中，$k=8$ （厘米） 为金氏脉学中的试验系数，所得的 L、W、H 值即为占位性病变的长、宽、高。我们把该模型称为胸腔模型，记为 $T—X$ 模型。

如在临床诊脉时发现某一患者的脉搏呈现冲击搏，脉诊检查其周程密度 $\rho=57\%$，离散系数 $v=16\%$，周期密度中 $\rho_{max}=64\%$，$\rho_{min}=51\%$，

$L = 8 \times 64\% = 5.12$，

$W = 8 \times 51\% = 4.08$，

$H = 8 \times 57\% = 4.56$，

则患者的占位性病变体积为 $5.12 \times 4.08 \times 4.56\ \mathrm{cm}^3$。

在临床中，我们使用上述占位性病变体积模型时发现，因为颅腔为硬腔且空间有限，所以颅腔占位性病变体积模型应对 T—X 模型加以修正，为

$$L = k \times \frac{1}{2}\ (\rho_1 \vee \rho_2 \vee \cdots \vee \rho_i)\ = k \times \frac{1}{2}\rho_{imax},$$

$$W = k \times \frac{1}{2}\ (\rho_1 \wedge \rho_2 \wedge \cdots \wedge \rho_i)\ = k \times \frac{1}{2}\rho_{imin},$$

$$H = k \times \frac{1}{2}\rho。$$

该模型我们称为颅腔模型，记为 T—L 模型。

腹腔为软腔且空间较大，则腹腔占位性病变体积模型应对 T—X 模型加以修正，为

$$L = k \times\ [\ (\rho_1 \vee \rho_2 \vee \cdots \vee \rho_i)\ + 5\%\ ]\ = k \times\ (\rho_{imax} + 5\%)，$$

$$W = k \times\ [\ (\rho_1 \wedge \rho_2 \wedge \cdots \wedge \rho_i)\ + 5\%\ ]\ = k \times\ (\rho_{imin} + 5\%)，$$

$$H = k \times\ (\rho + 5\%)。$$

该模型我们称为腹腔模型，记为 T—F 模型。

如溃疡面的大小，可以根据脉形中断搏的密度值来确定。因为溃疡面一般为椭圆形，故溃疡面积的经验公式为：设周程中最小密度为 ρ_{min}，最大密度为 ρ_{max}，因大多数溃疡为椭圆形，故其短半轴 $a = 0.98\rho_{min}$，长半轴 $b = 0.98\rho_{max}$，则溃疡面面积为 $S = \pi ab$。其中，0.98 为经验系数。

八、 肿瘤转移可能性的判定模型

临床中发现，患者某一脏器患有肿瘤时，如果在肿瘤对应的点位

之外的其他点位上呈现了同样的特征（即芽生特征），就可以考虑肿瘤的转移，芽向表明肿瘤转移的方向；芽生特征所在的脉点，确定肿瘤转移的脏器。肿瘤转移的概率与芽生特征的表现度有关，其关系为：

$$P（T）=\frac{\rho^{0.90}}{v^{1.40}}+\rho \times v。 \hspace{3cm}（T）$$

其中 $P（T）$ 为芽生度，ρ 为芽生特征的密度，v 为芽生特征的离散系数。

因为恶性肿瘤的脉形中必定有冲搏（或断搏或致密硬涩搏）和黏滞性涩搏两种，故芽生特征也必须为冲搏（或断搏或致密硬涩搏）和黏滞性涩搏，故肿瘤转移的概率为

$$P（T）=1-［1-P（T_1）］［1-P（T_2）］。 \hspace{2cm}（W_5）$$

其中，$P（T_1）$、$P（T_2）$ 分别为冲搏（或断搏或致密硬涩搏）和黏滞性涩搏的转移概率。这样，通过对芽生特征表现度的确定，就可判断出肿瘤转移的情况。$P（T）$ 为肿瘤转移的概率。

例如，某一恶性肿瘤的芽生特征为冲搏（$\rho=15\%$，$v=73\%$），黏滞性涩搏（$\rho=18\%$，$v=60\%$）。则

$$P（T_1）=\frac{0.15^{0.90}}{0.73^{1.40}}+0.15 \times 0.73=0.4038；$$

$$P（T_2）=\frac{0.18^{0.90}}{0.60^{1.40}}+0.18 \times 0.60=0.5449。$$

故肿瘤转移的概率为

$$P（T）=1-（1-0.4038）（1-0.5449）=0.7287。$$

说明肿瘤转移的可能性为 72.87%。

第十章

金氏脉学的临床应用

第一节 肺结核

肺结核病是结核分枝杆菌入侵机体后在一定条件下引起发病的肺部慢性感染性疾病。其中痰排菌者为传染性肺结核病。

一、临床表现

肺结核的临床表现多种多样，主要与机体的免疫力、过敏状态、病灶的性质和范围有关。免疫力强且病变范围不大者可无症状；反之，则症状较多，较明显。

（一）全身症状

全身毒性症状是由于局部病变的结核菌代谢毒物和组织破坏产物刺激机体产生的。主要表现为轻微疲劳、心悸、食欲不振、消瘦、盗汗和低热（主要是下午）。当肺部病灶继续进展播散时，可有高热，女性患者可有月经失调或闭经。

（二） 呼吸系统症状

1. 咳嗽、咳痰

一般为干咳或只有少量黏液痰。干酪样病灶破溃到支气管或伴继发感染时，痰带脓性，痰量一般不多，空洞型病变的痰量较多。

2. 咯血

咯血是肺结核常见症状，咯血量不等。病灶炎症可使毛细血管通透性增加，导致痰中带血，但当血管受损破裂（如空洞内的小动脉瘤破裂）则可大量咯血且常伴有发热。

3. 胸痛

炎症波及壁层胸膜引起纤维蛋白性胸膜炎，可有固定部位针刺样胸痛，并随呼吸或咳嗽加重，膈胸膜受刺激，疼痛可放射至肩和上腹部。

4. 气促

当肺部或胸膜病变广泛，或并发肺萎缩，广泛胸膜增厚或胸腔积液后，通气功能受损时，则出现气促，急性血行播散型肺结核可影响肺泡弥散功能，除气急外尚可出现紫绀。

二、 临床类型

本节重点讨论四种类型肺结核，即原发性肺结核、血行播散性肺结核、浸润性肺结核、慢性纤维空洞性肺结核。结核性胸膜炎将在后文论述。

（一） 原发性肺结核 （Ⅰ型）

初次感染，人体免疫力低，结核菌侵入肺内，可引起局部组织发生炎性病变，成为原发病灶。结核菌从原发病灶沿着淋巴管到达肺门淋巴结，引起淋巴管炎和淋巴结炎。由于变态反应的逐渐形成，肺门淋巴结肿大明显，且可发生干酪样坏死。肺部原发性病灶、淋巴管炎和肺门淋巴结炎三者合称原发综合征。随着免疫力的不断产生和增强，多数症状轻微而短暂，可类似感冒，主要表现为微热、咳嗽、食欲不振、体重减轻，数周后好转。

（二） 血行播散性肺结核 （Ⅱ型）

根据结核杆菌侵入血循环的途径、数量、次数和机体免疫力的强弱，肺内可形成以下两种类型病变。

1. 急性粟粒性肺结核

根据临床症状可分为三种类型。

（1）肺型：高热，呼吸困难，紫绀，轻咳，少量泡沫痰，有时痰中带血。

（2）伤寒型：高热，谵妄，头痛，脉细速，呼吸困难及紫绀等。

（3）脑膜炎型：剧烈头痛，呕吐，畏光，神志不清或昏迷，以及高度结核毒性症状。

2. 亚急性或慢性血行播散性肺结核

其病变局限于肺或其一部分，临床上较为少见。临床症状为慢性结核毒性症状可有可无、可轻可重。

（三） 浸润性肺结核 （Ⅲ型）

这是继发性肺结核中最常见的一种类型。临床症状为：

1. 可无明显临床症状，在体格检查时才被发现。

2. 多数病例有结核毒性症状和呼吸道症状。

3. 体征可有可无，根据病灶范围及性质而定。

（四） 慢性纤维空洞性肺结核 （Ⅳ型）

本型肺结核是从浸润性肺结核发展而来，常因诊断延迟或治疗不彻底所致。临床症状为：

1. 全身症状一般较轻，但病灶恶化时常有发热。

2. 呼吸道症状为咳嗽、咳痰和咯血，又有气急甚至紫绀，活动后更明显。

三、 脉诊检查

（一） 脉形结构

1. 原发性肺结核

（1） 整体特征

a. 主特征

一级特征：A 型亚数搏、沉弱搏。

b. 副特征：中搏。

（2） 动点特征

a. 主特征

一级特征：A_2点前点位深层致密软涩搏（$30\% \leqslant \rho < 40\%$，$15\% \leqslant v < 25\%$）、$A_2$点前点位深层点状硬冲搏（$20\% \leqslant \rho < 30\%$，$30\% \leqslant v < 40\%$）。

b. 副特征：A_1点深层弱搏。

2. 血行播散性肺结核

（1） 整体特征

a. 主特征

一级特征：A 型或 B 型数搏、沉细搏。

二级特征：粗软搏或芤搏。

b. 副特征：浅搏。

（2） 动点特征

a. 主特征

一级特征：A_2点前点位深层深层面或浅层面致密软涩搏（$40\% \leqslant \rho < 50\%$，$20\% \leqslant v < 30\%$）、$A_2$点前点位深层深层面或浅层面散在性点状硬冲搏（$20\% \leqslant \rho < 30\%$，$30\% \leqslant v < 40\%$）。

二级特征：A_1点前点位深层深层面或浅层面致密硬涩搏（$20\% \leqslant \rho < 30\%$，$30\% \leqslant v < 40\%$）。

b. 副特征：C_2 点缩短、A_1 点前现。

3. 浸润性肺结核

（1）整体特征

a. 主特征

一级特征：B 型亚数搏或 A 型数搏、沉弱搏。

二级特征：粗软搏或芤搏。

三级特征：A 型或 B 型滑搏。

b. 副特征：浅搏。

（2）动点特征

a. 主特征

一级特征：A_2 点前点位深层致密软涩搏（$40\% \leqslant \rho < 50\%$，$20\% \leqslant v < 30\%$）、$A_2$ 点前点位深层点位性软冲搏（$20\% \leqslant \rho < 30\%$，$30\% \leqslant v < 40\%$）。

二级特征：A_2 点前点位深层点状或点位性断搏（$20\% \leqslant \rho < 30\%$，$20\% \leqslant v < 30\%$）。

三级特征：A_2 点前点位深层致密硬涩搏（$30\% \leqslant \rho < 40\%$，$20\% \leqslant v < 30\%$）。

b. 副特征：A_2 点前点位浅层或中层点状硬冲搏、C_2 点缩短。

4. 慢性纤维空洞性肺结核

（1）整体特征

a. 主特征

一级特征：B 型亚数搏、粗软搏。

二级特征：芤搏。

b. 副特征：中搏或浅搏。

（2）动点特征

a. 主特征

一级特征：A_2 点前点位深层点位性断搏（$50\% \leqslant \rho < 60\%$，$0 \leqslant v <$

10%）、A_2 点前点位深层致密硬涩搏（$50\% \leqslant \rho < 60\%$，$10\% \leqslant v < 20\%$）。

二级特征：A_2 点前点位深层致密软涩搏（$30\% \leqslant \rho < 40\%$，$20\% \leqslant v < 30\%$）。

b. 副特征：A_2 点前点位深层浅层面泡状冲搏、A_1 点浅层致密硬涩搏、A_1 点深层细弱搏。

（二）脉形发生机理

肺结核脉形的产生与肺组织的渗出、增生、干酪样坏死、纤维化、钙化及骨化有关。肺组织发生渗出性病变时，由于肺组织充血、水肿，并有中性粒细胞、淋巴细胞、单核细胞浸润和纤维蛋白渗出，可阻碍局部血流，在脉搏上表现为 A_2 点前点位深层致密软涩搏；肺组织发生增生性病变时，即形成结核结节或结核肉芽，增生的结核结节及结核肉芽对周围血管的压迫较大，在脉搏上表现为 A_2 点前点位深层点状硬冲搏；肺组织发生干酪样坏死时，肺组织混浊肿胀，继而细胞质脂肪变性，细胞核碎裂、溶解直至完全坏死，坏死区域周围逐渐转为肉芽增生，最后成为纤维组织包裹的干酪样病灶，对周围血管有较轻压迫作用，在脉搏上表现为 A_2 点前点位深层点位性软冲搏。若干酪样坏死灶液化，经支气管排出，即形成空洞，可造成空洞内血管缺损，在脉搏上表现为 A_2 点前点位深层点状或点位性断搏。

随着病灶炎性成分的吸收，结节性病灶中的成纤维细胞和嗜银纤维细胞增生，可产生胶原纤维，形成纤维化病灶；或局限化的干酪灶逐渐脱水、干燥、钙质沉着于内时，可形成钙化灶；纤维灶和钙化灶较严重地阻碍局部血流，而在脉搏上表现为 A_2 点前点位深层致密硬涩搏。

发热为肺结核最常见的全身中毒性症状，常表现为低热，可使心率增快，在脉搏上表现为亚数搏；当病灶急剧进展扩散时则出现高热，在脉搏上表现为数搏。结核病灶的炎症使毛细血管通透性增加，致使痰中带血，长期的慢性出血可使循环血量减少，在脉搏上表现为沉弱搏、沉细搏；若空洞壁的肺动脉瘤破裂或广泛病变累及支气管动脉，还可引起大量咯血，使循环血量进一步减少，在脉搏上表现为粗软搏或扤搏。大量或长期少量出血，又可导致失血性贫血，从而在脉搏上表现为滑搏。

（三）　脉形分析

1. 脉形确诊概率及疾病预向度的计算

（1）原发性肺结核

在该脉形中，A_2 点前点位深层致密软涩搏（$30\% \leqslant \rho < 40\%$，$15\% \leqslant v < 25\%$）、点状硬冲搏（$20\% \leqslant \rho < 30\%$，$30\% \leqslant v < 40\%$）均为一级特征，将其密度和离散系数依次代入公式 J_1，得两特征对该脉形的确诊概率分别为 $P（M_{11}）=0.3315$、$P（M_{12}）=0.2058$，A 型亚数搏对该脉形的确诊概率 $P（M_{13}）=0.10$，沉弱搏对该脉形的确诊概率为 $P（M_{14}）=0.10$，即致密软涩搏、点状硬冲搏、A 型亚数搏、沉弱搏对该脉形确诊的可能性分别为 33.15%、20.58%、10%、10%，将四个特征的确诊概率代入公式 W_1，得原发性肺结核确诊概率为 $P（M_1）=0.5699$，即其脉形确诊率为 56.99%。

根据该脉形动点特征的密度值，用公式 E_1、E_2 即可得该脉形中各特征的误差系数。即将两动点一级特征的密度值代入公式 E_1，则得 A_2 点前点位深层致密软涩搏、A_2 点前点位深层点状硬冲搏的特征误差系数为 $\sigma_1 = 0.1250$、$\sigma_2 = 0.1250$，再用公式 W_2 将各特征的误差系数统合起来，即得此脉形特征的误差系数为 $\sigma = 0.2344$。

将该脉形动点特征的密度及离散系数分别代入公式 L_1、L_2，得其周程密度的类权值 $JW（\rho）= 30\% \in （30\%，40\%）$，离散系数的类权值 $JW（v）= 27.5\% \in （20\%，30\%）$，表征原发性肺结核疾病较轻且病情平稳。

（2）血行播散性肺结核

该脉形中，根据整体特征确诊概率的经验值可得，一级整体特征 A 型或 B 型数搏的概率值 $P(M_{21})$ ＝0.35，沉细搏对脉形的确诊概率 $P(M_{22})$ ＝0.10，二级整体特征粗软搏或芤搏对该脉形的确诊概率 $P(M_{23})$ ＝0.10，将一级动点特征 A_2 点前点位深层深层面或浅层面致密软涩搏（$40\% \leqslant \rho < 50\%$，$20\% \leqslant v < 30\%$）、散在性点状硬冲搏（$20\% \leqslant \rho < 30\%$，$30\% \leqslant v < 40\%$）的密度和离散系数分别代入公式 J_1，得两特征对该脉形的确诊概率为 $P(M_{24})$ ＝0.3886、$P(M_{25})$ ＝0.2058，将二级动点特征 A_1 点前点位深层深层面或浅层面致密硬涩搏（$20\% \leqslant \rho < 30\%$，$30\% \leqslant v < 40\%$）的密度和离散系数代入公式 J_2，得其对该脉形的确诊概率 $P(M_{26})$ ＝0.1029，即 A 型或 B 型数搏、沉细搏、粗软搏或芤搏、A_2 点前点位深层深层面或浅层面致密软涩搏、散在性点状冲搏、A_1 点前点位深层深层面或浅层面致密硬涩搏对血行播散性肺结核确诊的可能性各为 35%、10%、10%、38.86%、20.58%、10.29%，用公式 W_1 将上述各特征的概率值统合起来，得该脉形的确诊概率为 0.7707，即脉形确诊率为 77.07%。

根据此脉形动点特征的密度值，用公式 E_1、E_2 可得该脉形中各特征的误差系数。将两动点一级特征的密度值代入公式 E_1，则得 A_2 点前点位深层致密软涩搏、A_2 点前点位深层散在性点状硬冲搏的特征误差系数为 σ_1 ＝0.0974、σ_2 ＝0.1598，将动点二级特征的密度值代入公式 E_2，则可得 A_2 点前点位深层致密硬涩搏的特征误差系数为 σ_3 ＝0.0799，再用公式 W_2 将各特征的误差系数统合起来，即得该脉形的误差系数为 σ ＝0.3022。

将这个脉形的动点特征的密度和离散系数分别代入公式 L_1、L_2，得其周程密度的类权值 $JW(\rho)$ ＝$38\% \in (30\%，40\%)$，离散系数的类权值 $JW(v)$ ＝$38\% \in (30\%，40\%)$，表征该型肺结核病情较轻，有向愈趋势。

（3）浸润性肺结核

在该脉形中，A_2 点前点位深层致密软涩搏（$40\% \leqslant \rho < 50\%$，$20\% \leqslant v < 30\%$）、点位性软冲搏（$20\% \leqslant \rho < 30\%$，$30\% \leqslant v < 40\%$）均为一级特征，将其密度和离散系数代入公式 J_1，得两特征对该脉形的确诊概率为 $P（M_{31}）= 0.3886$、$P（M_{32}）= 0.2058$；A_2 点前点位深层点状或点位性断搏（$20\% \leqslant \rho < 30\%$，$20\% \leqslant v < 30\%$）为二级特征，将其密度和离散系数代入公式 J_2，得其对该脉形的确诊概率为 $P（M_{33}）= 0.1164$；A_2 点前点位深层致密硬涩搏（$30\% \leqslant \rho < 40\%$，$20\% \leqslant v < 30\%$）为三级特征，将其密度和离散系数代入公式 J_3，得其对该脉形的确诊概率为 $P（M_{34}）= 0.1041$。根据经验值得整体一级特征 B 型亚数搏或 A 型数搏对该脉形的确诊概率 $P（M_{35}）= 0.25$，沉弱搏对该脉形的确诊概率 $P（M_{36}）= 0.10$，整体二级特征粗软搏或芤搏对该脉形的确诊概率 $P（M_{37}）= 0.10$，整体三级特征 A 型或 B 型滑搏对该脉形的确诊概率 $P（M_{38}）= 0.0667$，即此脉形中，B 型亚数搏或 A 型数搏、沉弱搏、粗软搏或芤搏、整体 A 型滑搏、A_2 点前点位致密软涩搏、A_2 点前点位深层点状或点位性断搏、A_2 点前点位致密硬涩搏对确诊浸润性肺结核的可能性各为 25%、10%、10%、6.67%、38.86%、20.58%、11.64%、10.41%。再用公式 W_1 将上述各特征对此脉形的确诊概率统合起来，则得该脉形的确诊概率为 $P（M_3）= 0.7820$，即脉形确诊率为 78.20%。

根据该脉形动点特征的密度值，分别用公式 E_1、E_2、E_3 可计算出这个脉形中各动点特征的误差系数。将两动点一级特征的密度值代入公式 E_1，则可得 A_2 点前点位致密软涩搏的特征误差系数 $\sigma_1 = 0.0974$，A_2 点前点位点位性软冲搏的特征误差系数 $\sigma_2 = 0.1598$，将动点二级特征的密度值代入公式 E_2，则可得 A_2 点前点位深层点状或点位性断搏的特征误差系数 $\sigma_3 = 0.0799$，将动点三级特征的密度值代入公式 E_3，则可得 A_2 点前点位深层致密硬涩搏的特征误差系数 $\sigma_4 = 0.0417$，再用公

式 W_2 将各特征误差系数统合起来，即得此脉形的误差系数为 $\sigma=0.3313$。

将此脉形动点特征的密度和离散系数分别代入公式 L_1、L_2，得周程密度的类权值 $JW(\rho)=45.94\% \in (40\%, 60\%)$，离散系数的类权值 $JW(v)=38.87\% \in (30\%, 40\%)$，表征该期疾病病情较重，但有向愈趋势。

（4）慢性纤维空洞性肺结核

该脉形中，A_2 点前点位深层点位性断搏（$50\% \leqslant \rho < 60\%$，$0 \leqslant v < 10\%$）、致密硬涩搏（$50\% \leqslant \rho < 60\%$，$10\% \leqslant v < 20\%$）均为一级特征，根据其密度和离散系数，用公式 J_1 计算得两特征对该脉形的确诊概率 $P(M_{41})=0.5924$、$P(M_{42})=0.5240$，A_2 点前点位深层致密软涩搏（$30\% \leqslant \rho < 40\%$，$20\% \leqslant v < 30\%$）为二级特征，根据其密度和离散系数，用公式 J_2 计算得其对脉形的确诊概率 $P(M_{43})=0.1561$，整体一级特征 B 型亚数搏对脉形的确诊概率 $P(M_{44})=0.20$，粗软搏对该脉形的确诊概率 $P(M_{45})=0.10$，整体二级特征芤搏对脉形的确诊概率 $P(M_{46})=0.10$，即这个脉形中 B 型亚数搏、粗软搏、芤搏、A_2 点前点位深层点位性断搏、A_2 点前点位深层致密硬涩搏、A_2 点前点位深层致密软涩搏对确诊慢性纤维空洞性肺结核的可能性各为 20%、10%、10%、59.24%、52.40%、15.16%，再用公式 W_1 将上述各特征对脉形的确诊概率统合起来，得该脉形的确诊概率 $P(M_4)=0.8939$，即此脉形的脉形确诊率为 89.39%。

根据此脉形动点特征的密度值，分别用公式 E_1、E_2 可计算出此脉形中各动点特征的误差系数，即将两动点一级特征的密度值代入公式 E_1，则可得 A_2 点前点位深层点位性断搏的特征误差系数 $\sigma_1=0.0744$，A_2 点前点位深层致密硬涩搏的特征误差系数 $\sigma_2=0.0744$，将动点二级特征的密度值代入公式 E_2，则可得 A_2 点前点位深层致密软涩搏的特征误差系数 $\sigma_3=0.0625$，再用公式 W_2 将各特征误差系数统合起来，即得此脉形的误差系数为 $\sigma = 0.1968$。

根据此脉形动点特征的密度和离散系数，用公式 L_1、L_2，计算得脉形周程密度的类权值 $JW（\rho）= 58\% \in （40\%，60\%）$，离散系数的类权值 $JW（v）= 18\% \in （10\%，20\%）$，表征该期肺结核病情较重且有发展趋势。

2. 结论分析

通过对各型肺结核脉形确诊概率的分析发现，肺结核在其病程发展过程中，随病理变化及临床表现不同，脉形特征亦有较大的改变，其临床确诊率亦有所不同。原发性肺结核以原发综合征为主要表现，与之相对应的第一种脉形各特征的表现度相对较低，脉形确诊率仅为56.99%，脉形特异性差，且因特征表现度较低，故误差系数较大，为0.2344；血行播散性肺结核大多跟随于原发性肺结核，其临床表现及病理变化也较原发性肺结核为重，与之相对应的第二种脉形各特征的表现度亦相应增强，脉形确诊率为77.07%，脉形特异性较强，但因脉形中特征数量较多，其相应的误差系数亦高，为0.3022；浸润性肺结核为继发性肺结核的一种类型，通常是在原发灶基础上，当存在抵抗力下降等因素时，所产生的较严重的病理变化，与之相对应的第三种特征的表现度相对较高，脉形确诊率为78.20%，但因其特征数量最多，故其脉形误差系数也最大，为0.3313；慢性纤维空洞性肺结核的病理变化最为典型，故脉形的各特征表现度最高，其脉形确诊率为89.39%，脉形特异性强，脉形误差系数最小，为0.1968。综合上述脉形确诊率及误差系数两方面的因素，用公式 W_3 统合起来评价各期肺结核脉形，则得原发性肺结核脉形指数 $Z_1 = 0.6286$，属于标准三级脉形；血行播散性肺结核脉形指数 $Z_2 = 0.5416$，仅属于基本脉形；浸润性肺结核脉形指数 $Z_3 = 0.7480$，属于标准二级脉形；慢性纤维空洞性肺结核脉形指数为 $Z_4 = 0.8667$，属于一级标准脉形。

根据各型肺结核动点特征的密度和离散系数，可以总结得出各型肺结核的病情变化存在较大的不同，原发性肺结核脉形所表征的原发性患者病情较轻且较平稳，临床上大多可自愈，少数患者在一定诱因存在时，原发感染后隐潜性病灶中的结核菌破溃进入血液，可引发血行播散，其表现的浸润性肺结核脉形表征患者的病情较轻且有向愈趋势，如若在原发灶基础上发生继发性肺结核，如本章节所介绍的浸润性、慢性纤维空洞形成，其疾病预向度也随之变化，慢性纤维空洞性肺结核表征的浸润性肺结核患者病情虽然较重，但仍有向愈趋势，慢性纤维空洞性脉形所表征的慢性纤维空洞性患者病情最重，且有发展恶化的趋势。

（四） 相似脉形鉴别

浸润性肺结核脉形与慢性纤维空洞性肺结核脉形结构十分相近，都具有 B 型亚数搏、扎搏、A_2 点前点位深层致密硬涩搏、A_2 点前点位深层点位性或动点泡状冲搏。但前者常伴有 A 型滑搏、A_2 点前点位深层点位性断搏，而后者常伴有粗软搏、A_2 点前点位深层致密软涩搏。

四、 辅助检查 （X 线检查）

（一） 原发性肺结核的 X 线表现

1. 原发综合征包括原发病灶及病灶周围炎、淋巴管炎和淋巴结炎。局部胸膜改变或肿大淋巴结压迫支气管后引起的肺不张征象。

2. 肺门或纵隔淋巴结明显增大，或呈炎症型或呈肿瘤型。

（二） 血行播散性肺结核 X 线表现

粟粒性病变在透视中一般不易见到，胸片显示两肺布满大小相同、密度相等、分布均匀的弥漫性粟粒样病变。

（三） 浸润性肺结核 X 线表现

1. 局限性或广泛性病变，多分布于一肺或两肺的上部，但不对称。如病变多呈大小片状的絮状阴影，边缘模糊，则称为渗出性肺结核。如病变多呈结节状或线条状，边缘比较清晰，则为增生性肺结核。有时两种病变同时存在，则为混合性病变。

2. 病变呈球形，直径在 1.5—2 cm 及以上者，为结核球。

（以上各种病灶皆可同时伴有空洞。包括薄壁空洞、干酪空洞、张力空洞或厚壁空洞。）

3. 干酪性肺炎，可见大片的干酪样坏死，继而引起单个或多个空洞，同侧以至对侧肺叶内常可见到播散病灶。

（四）　慢性纤维空洞性肺结核 X 线表现

1. 一肺或两肺上部以至上中肺叶可见单个或多发的纤维空洞，轮廓不甚完整规则，周围伴有广泛的索条状纤维病变和散在新老不一的病灶，有时可见由空洞下缘伸向肺门的引流支气管壁阴影。

2. 肺收缩征象：胸廓缩小，肋间隙变狭，气管和纵隔向患侧移位，肺门阴影向上移。代偿性肺气肿常常使膈顶下降，使下半肺叶的肺纹理拉长向下，形如垂柳。肺尖部常可见明显胸膜增厚、粘连。

五、　脉形特征与辅助检查的对应关系

（一）　原发性肺结核

当胸片呈现"原发综合征"时，脉形主要表现为亚数搏及 A_2 点前点位深层致密软涩搏和散在性点状冲搏；当胸片表现为肺门或纵隔淋巴结明显增大呈炎症型或肿瘤型时，脉形则主要表现为 A_2 点前点位深层点状或点位性硬冲搏。

（二）　血行播散性肺结核

胸片显示两肺布满大小相同、密度相等、分布均匀的弥漫性粟粒样病变时，脉形特征表现为 A_2 点前点位深层散在性点状硬冲搏。

（三）　浸润性肺结核

1. 胸片呈现分布于一肺或两肺上部边缘模糊的不对称大小片状的

絮状阴影时，在脉形上可呈现一侧脉位或两侧脉位 A_2 点前点位深层点位性致密软涩搏；如胸片显示边缘比较清晰的结节状或条索状阴影时，脉形特征表现为 A_2 点前点位深层点位性或散在性点状硬冲搏。

2. 胸片呈现结核球阴影时，脉形上表现为 A_2 点前点位深层点位性硬冲搏；胸片呈现各种空洞时，脉形上表现为 A_2 点前点位深层点状或点位性断搏。

（四） 慢性纤维空洞性肺结核

1. 一肺或两肺上部以至上中部肺叶单个或多发轮廓不甚完整的纤维空洞，周围伴有广泛条索状纤维病变和散在新老不一病灶，伴有或不伴有空洞下缘伸向肺门的引流支气管壁阴影时，脉形特征主要表现为芤搏，A_2 点前点位深层点位性软冲搏、断搏。

2. 胸片显示胸廓缩小、肋间隙变狭，气管和纵隔向患侧移位，肺门阴影向上移，并伴有膈顶下降，使下半肺叶的肺纹理拉长垂直向下形如垂柳等肺收缩征象时，脉形特征表现为细数搏、患侧脉位 A_2 点前点位深层致密软涩搏、点位性软冲搏。

六、 脉形诊断标准

（一） 诊断依据

1. A 型亚数搏、沉弱搏、A_2 点前点位深层致密软涩搏（$30\% \leqslant \rho < 40\%$，$15\% \leqslant v < 25\%$）、$A_2$ 点前点位深层点状硬冲搏（$20\% \leqslant \rho < 30\%$，$30\% \leqslant v < 40\%$）、$A_1$ 点深层弱搏。

2. A 型或 B 型数搏、沉细搏、粗软搏或芤搏、A_2 点前点位深层深层面或浅层面致密软涩搏（$40\% \leqslant \rho < 50\%$，$20\% \leqslant v < 30\%$）、$A_2$ 点前点位深层深层面或浅层面散在性点状硬冲搏（$20\% \leqslant \rho < 30\%$，$30\% \leqslant v < 40\%$）、$A_1$ 点前点位深层深层面或浅层面致密硬涩搏（$20\% \leqslant \rho < 30\%$，$30\% \leqslant v < 40\%$）。

3. B 型亚数搏或 A 型数搏、沉弱搏、粗软搏或芤搏、A 型或 B 型滑搏、A_2 点前点位深层致密软涩搏（$40\% \leqslant \rho < 50\%$，$20\% \leqslant v < 30\%$）、$A_2$ 点前点位深层点位性软冲搏（$20\% \leqslant \rho < 30\%$，$30\% \leqslant v < 40\%$）、$A_2$ 点前点位深层点状或点位性断搏（$20\% \leqslant \rho < 30\%$，$20\% \leqslant v < 30\%$）、$A_2$ 点前点位深层致密硬涩搏（$30\% \leqslant \rho < 40\%$，$20\% \leqslant v < 30\%$）。

4. B 型亚数搏、粗软搏、芤搏、A_2 点前点位深层点位性断搏（$50\% \leqslant \rho < 60\%$，$0 \leqslant v < 10\%$）、$A_2$ 点前点位深层致密硬涩搏（$50\% \leqslant \rho < 60\%$，$10\% \leqslant v < 20\%$）、$A_2$ 点前点位深层致密软涩搏（$30\% \leqslant \rho < 40\%$，$20\% \leqslant v < 30\%$）。

（二）　判定方法

1. 凡具有临床症状及体征，具备诊断依据第 1 条者可诊断为原发性肺结核。

2. 凡具有临床症状与体征，具备诊断依据第 2 条者可诊断为血行播散性肺结核。

3. 凡具有临床症状与体征，具备诊断依据第 3 条者可诊断为浸润性肺结核。

4. 凡具有临床症状与体征，具备诊断依据第 4 条者可诊断为慢性纤维空洞性肺结核。

七、　误诊分析

自 1976 年创立肺结核脉形至今，累计诊断肺结核病患者 1572 例，脉诊结论与患者病情实际完全吻合者 1180 例，约占总人数的 75.06%，即实际诊断准确率为 75.06%，不吻合者 392 例，约占总人数的 24.94%，即实际误诊率为 24.94%，其中，因系统因素误诊者 157 例，因随机因素误诊者 235 例，即实际系统误诊率为 9.99%，实际随机误诊率为 14.95%，随机误诊原因分析如下。

随机误诊原因及分析

误诊人数	随机误诊比率	随机误诊原因	改进措施
131	55.75%	运指不当。脉形的关键特征均位于 A_2 点前点位深层，应用较重指力采集，但上述脉形的主特征都是致密软涩搏和软冲搏，二者均属耐压力较差的特征，采集特征所用的指力要求较高，若指力过大，可因指位串层而造成特征漏采；指力过小时，一方面指力的不足，可造成特征变形，从而被误认为其他特征，另一方面还可因指力显著不足指腹未达深层，造成特征脱失而漏采。	先用四种不同指力，对各层脉动对比感知，以找出各层脉动的分布规律，并按照脉动分布特点，确定采集深层脉动所用的恰当指力，以避免不当指力所造成的特征变形和漏采。
80	34.04	特征识别错误。各期肺结核的主要特征均以软冲搏和致密软涩搏为主，这与肺脓肿极其相似，两者仅有的差别为冲搏的性质略有不同，前者为软冲搏，后者为泡状冲搏，准确识别判断两者有一定的难度。	若发现冲搏，应在所采层位适当变换指力予以鉴别。若指力稍大，特征立即消失者，指力轻度减小，特征无明显改变者，为泡状冲搏；轻度变换指力（略加或略减指力）特征虽减弱，但不消失者，为软冲搏。临床上遇到软冲搏和泡状冲搏时，应特别注意：

误诊人数	随机误诊比率	随机误诊原因	改进措施
			（1）变换指力，要从特征所在层位的中心开始，若指位过深或过浅，都会造成特征识别错误； （2）指力变换不宜过快过猛，以免造成特征暂变。
24	10.21%	由于特征判断有误，误将早期癌症患者诊断为原发性肺结核。原发性肺结核与早期肺癌在 A_2 点前点位深层均见有点状硬冲搏和涩搏，前者呈现的涩搏为致密软涩搏，后者呈现的涩搏则为低黏滞性涩搏，在正常情况下，这两种涩搏虽较易分辨，但脉位过高时，两种特征较易混淆，若不认真分辨，常可造成误诊。	详细了解患者结核接触史，如判断有难度，应变换多种特征采集方法，并嘱患者改变其腋间角，综合分析涩、冲两搏特征的性质，不可妄下诊断。
提示	脉诊诊断疾病最重要的是准确判断所采特征的点位、层面及其性质，只有定位及定性准确无误才能准确诊断，尤其是对于特征相似的脉形，诊断时如不谨慎处理，其结论会与疾病本质大相径庭，注意相似脉形之间的差异，学会综合判断也是学习脉诊理论的重要内容之一。		

八、 病案分析

（一） 典型病例分析

刘某，女，31 岁，工人，1984 年 4 月初诊。患者自述：全身无力，胸痛，咳嗽，咳痰，并有盗汗、发热等症状。脉诊检查患者脉搏呈现沉微搏，B 型亚数搏（脉率 96 次/分），A_2 点前点位深层致密软涩搏（$\rho = 42\%$，$v = 11\%$）、点状冲搏（$\rho = 28\%$，$v = 21\%$），A_1 点深层弱搏。因所采集到的特征数量较少，且两动点特征均位于同一点位、层面，故判断所采集到的特征均为一级特征，组成脉形后，用公式 J_1 计算各动点特征对脉形的确诊概率，得致密软涩搏确诊概率 $P_1 = 0.4325$，点状冲搏确诊概率 $P_2 = 0.2693$；整体特征根据经验值可得，沉微搏确诊概率 $P_3 = 0.20$，B 型亚数搏确诊概率 $P_4 = 0.20$，用公式 W_1 将上述特征的确诊概率统合，得该脉形确诊率为 73.46%，因其脉形典型，确诊的可能性较大，结合临床症状及体征，诊断为原发性肺结核。后经胸部 X 线透视及痰结核菌检查，亦诊断为原发性肺结核。抗结核治疗后，患者康复，脉诊结论与患者病情完全吻合。

（二） 误诊病例分析

袁某，男，41 岁，干部，1986 年 2 月初诊。患者自述：全身不适，失眠，盗汗，心悸，长期低热，咳嗽，咳痰。脉诊检查：沉微搏，B 型亚数搏（脉率 96 次/分），A_2 点前点位深层点状冲击搏（$\rho = 27\%$，$v = 20\%$），A_2 点前点位深层致密软涩搏（$\rho = 45\%$，$v = 11\%$）。上述两动点特征的表现度相差较大，但考虑两特征位于同一点位，且所采集的特征中并无其他特征，故判断上述各特征均为一级特征，组成脉形后，利用公式 J_1 及整体特征对该病诊断的经验确诊概率的经验值，得各脉形特征的确诊概率分别为：B 型亚数搏 $P_1 = 0.20$，沉微搏 $P_2 = 0.20$，点状软冲搏 $P_3 = 0.2638$，致密软涩搏 $P_4 = 0.4599$，用公式 W_1 统合的脉形确诊率为 74.55%，结合临床症状，诊断为原发性肺结核。后经 CT 检查，怀疑早期肺癌，脉诊结论与之不符。重做脉诊检查，发现由于患者脉位较深，脉动较弱且因癌肿较小，其整体黏滞性涩搏表现度低，加之，初诊时诊脉周程过短，未经反复对比，误将显示不均匀的整体黏滞性涩搏及 A_2 点前点位深层黏滞性涩搏误断为致密软涩搏。复诊时，略抬高了患者脉位，令其特征充分显示，采集到的脉搏特征为沉微搏、B 型亚数搏（脉率 96 次/分）、低黏滞性涩搏、A_2 点前点位深层点状硬冲搏（$\rho = 27\%$，$v = 20\%$）、A_2 点前点位深层低黏滞性涩搏（$\rho = 41\%$，$v = 16\%$）。组成脉形后计算各特征的确诊概率：沉微搏 $P_1 = 0.20$，B 型数搏 $P_2 = 0.20$，点状硬冲搏 $P_3 = 0.2638$，低黏滞性涩搏 $P_4 = 0.3994$。用公式 W_1 将上述特征的确诊概率值统合起来，得该脉形确诊率为 71.70%，根据其特征组成，可确诊为早期肺癌。

第二节　结核性胸膜炎

结核性胸膜炎是感染型胸膜炎中常见的一种，多见于青年人，可单独发生，也可与肺结核同时存在。按其病变性质，临床上可分为结核性干性胸膜炎、结核性渗出性胸膜炎和结核性脓胸三种类型。其临床表现如下：

1. 干性胸膜炎：起病往往很急，症状轻重不一。轻者无明显症状，或仅有轻微胸痛而被忽略。较重者则常以急性胸痛起病，伴微汗，发热，有时干咳。胸痛限于患侧，为剧烈、尖锐、针刺样痛，深呼吸及咳嗽时加剧。

2. 渗出性胸膜炎：常急骤发生，亦可缓慢起病，发热较高，可持续数月或数周，有盗汗、疲乏、食欲减退等，全身症状明显。早期胸痛与干性胸膜炎相似，渗出液增多，使脏、壁两层胸膜分开，胸痛可减轻以致消失。根据渗出液发生的快慢和数量的多少，可分别出现胸闷、气急和紫绀。

3. 结核性脓胸：多由肺结核空洞或胸膜下干酪病灶破溃到胸膜腔所致，常伴自发性气胸；渗出性胸膜炎积液长期不吸收，部分可逐渐发展为脓胸；起病急者，有明显毒性症状，如恶寒、高热、多汗、咳嗽、胸痛等。积液多时，可有胸闷、气促；伴支气管瘘时，则可咳出大量脓痰。慢性者多不发热，但贫血消瘦较明显。

一、 脉诊检查

（一） 脉形结构

1. 干性胸膜炎

（1） 整体特征

a. 主特征

一级特征：B 型亚数搏。

二级特征：次强搏。

b. 副特征：中搏或浅搏。

（2） 动点特征

a. 主特征

一级特征：A_1 点浅层致密软涩搏（$40\% \leqslant \rho < 50\%$，$0 \leqslant v < 10\%$）、$A_1$ 点浅层网状涩搏（$40\% \leqslant \rho < 50\%$，$10\% \leqslant v < 20\%$）。

b. 副特征：C_2 点缩短。

2. 渗出性胸膜炎

（1） 整体特征

a. 主特征

一级特征：A 型或 B 型数搏、绌搏。

二级特征：细涩搏。

b. 副特征：浅搏。

（2）动点特征

a. 主特征

一级特征：A_1 点浅层动点性液冲搏（$60\% \leqslant \rho < 70\%$，$0 \leqslant v < 10\%$）、$A_1$ 点浅层点状硬冲搏（$30\% \leqslant \rho < 40\%$，$20\% \leqslant v < 30\%$）。

二级特征：A_1 点浅层致密软涩搏（$20\% \leqslant \rho < 30\%$，$20\% \leqslant v < 30\%$）。

b. 副特征：A_1 点深层微搏。

3. 结核性脓胸

（1）整体特征

a. 主特征

一级特征：B 型亚数搏。

二级特征：细软搏。

b. 副特征：中搏或浅搏。

（2）动点特征

a. 主特征

一级特征：A_1 点浅层和 A_2 点前点位深层致密软涩搏（$50\% \leqslant \rho < 60\%$，$0 \leqslant v < 10\%$）、$A_1$ 点浅层点状弱冲搏（$40\% \leqslant \rho < 50\%$，$10\% \leqslant v < 20\%$）。

二级特征：A_1 点浅层致密硬涩搏（$30\% \leqslant \rho < 40\%$，$20\% \leqslant v < 30\%$）。

b. 副特征：A_1 点深层微搏或弱搏。

（二）脉形发生机理

结核性胸膜炎由结核菌侵及胸膜导致胸膜充血水肿、胸膜腔积液所致。在结核性胸膜炎早期，结核菌侵及胸膜，若为散在性炎症，可导致胸膜局部血管充血，周围组织水肿，对血流影响较小，在脉搏上出现 A_1 点浅层网状涩搏；若为弥漫性炎症，则可导致胸膜大部分血管充血，周围组织水肿，对血流影响较大，则表现为 A_1 点浅层致密软涩搏。在干性胸膜炎转重时，出现发热、心率增快、心搏出量增多，则脉搏表现为 A 型亚数搏、次强搏。

随着病情的发展，胸膜腔壁层出现纤维素性渗出物，继而出现大量浆液渗出，超过了脏层对渗出液的重吸收能力，从而导致胸膜腔积液，压迫周围血管，在脉搏上表现为 A_1 点浅层动点性液冲搏；若胸膜有结核结节形成，对局部血管构成挤压，在脉搏上表现为 A_1 点前浅层点状硬冲搏。胸膜腔内大量积液，直接或间接地限制了心脏的张缩，使心排出量减少，脉管不能正常充盈，在脉搏上表现为浅细搏、绌搏。

若结核性胸膜炎形成脓胸，除胸膜增厚外，尚有肉芽组织增生，增生的肉芽组织挤压周围组织，阻碍血流，脉搏特征又可出现 A_1 点浅层点状弱冲搏。由于胸膜粘连、纤维化、钙化并波及肺脏，纤维化及钙化的组织血管密度减小，血流阻力增大，则在脉搏上表现为 A_1 点浅层和 A_2 点前点位深层致密软涩搏、A_1 点浅层和 A_2 点前点位深层致密硬涩搏。另因炎症或坏死物质的吸收而导致发热，则心率增快，在脉搏上表现为 B 型亚数搏。

（三） 脉形分析

1. 脉形确诊概率及疾病预向度的计算

（1） 干性胸膜炎

在该脉形中，A_1 点浅层致密软涩搏（$40\% \leqslant \rho < 50\%$，$0 < v < 10\%$）、$A_1$ 点浅层网状涩搏（$40\% \leqslant \rho < 50\%$，$10\% \leqslant v < 20\%$）为动点一级特征，根据其密度和离散系数，用公式 J_1 得两特征确诊概率分别为 $P（M_{11}）= 0.4950$、$P（M_{12}）= 0.4388$。B 型亚数搏为整体一级特征，次强搏为整体二级特征。根据经验值，B 型亚数搏的特征确诊

概率 P（M_{13}）＝0.20，次强搏的确诊概率 P（M_{14}）＝0.20，即 A_1 点浅层致密软涩搏、A_1 点浅层网状涩搏、B 型亚数搏、次强搏确诊干性胸膜炎的可能性各为 49.50%、43.88%、20%、20%，将此脉形的特征确诊概率用公式 W_1 统合起来，即得出此脉形的脉形确诊概率 P（M_1）＝0.8187，即干性胸膜炎脉形确诊率为 81.87%。

根据此脉形动点特征的密度，用公式 E_1 可计算出各特征的误差系数，即将两动点一级特征的密度分别代入公式 E_1，则可得 A_1 点浅层致密软涩搏的特征误差系数 σ_1 ＝0.0974，A_1 点浅层网状涩搏的特征误差系数 σ_2 ＝0.0974，用公式 W_2 将该脉形动点特征的特征误差系数统合起来，即得其脉形误差系数 σ ＝0.1853。

将该脉形中一级特征 A_1 点浅层致密软涩搏（40% ≤ ρ < 50%，0 < v < 10%）、网状涩搏（40% ≤ ρ < 50%，10% ≤ v < 20%）的密度和离散系数分别代入公式 L_1、L_2，则可得周程密度的类权值 JW（ρ）＝45% ∈（40%，60%），离散系数的类权值 JW（v）＝10% ∈（10%，20%），根据对疾病预向度的规定，干性胸膜炎病情重，有发展趋势。

（2）渗出性胸膜炎

该脉形中，A_1 点浅层动点性液冲搏（60% ≤ ρ < 70%，0 < v < 10%）、点状硬冲搏（30% ≤ ρ < 40%，20% ≤ v < 30%）为一级特征，A_1 点浅层致密软涩搏（20% ≤ ρ < 30%，20% ≤ v < 30%）为二级特征，将上述特征中的一级动点特征的密度和离散系数分别代入公式 J_1，得 A_1 点浅层性液冲搏及点状硬冲搏的确诊概率 P（M_{21}）＝0.6880、P（M_{22}）＝0.3122，将动点二级特征的密度和离散系数代入公式 J_2，则可得 A_1 点浅层致密软涩搏的确诊概率 P（M_{23}）＝0.1164，根据经验值，整体一级特征 A 型或 B 型数搏对渗出性胸膜炎的特征确诊概率 P（M_{24}）＝0.3500，绌搏对渗出性胸膜炎的确诊概率 P（M_{25}）＝0.20，二级特征细涩搏对渗出性胸膜炎的确诊概率 P（M_{26}）＝0.05，此脉形中 A 型或 B 型数搏、绌搏、细涩搏、A_1 点浅层动点性液

冲搏、A_1 点浅层点状硬冲搏、A_1 点浅层致密软涩搏对确诊渗出性胸膜炎的可能性分别为 35%、20%、5%、68.80%、31.22%、11.64%，再用公式 W_1 将各特征的确诊概率统合起来，即得此脉形的确诊率为 90.63%。

根据此脉形动点特征的密度，用公式 E_1、E_2 可计算出各特征的误差系数，即将两动点一级特征的密度分别代入公式 E_1，则可得 A_1 点浅层动点性液冲搏的特征误差系数 $\sigma_1 = 0.0545$，A_1 点浅层点状硬冲搏的特征误差系数 $\sigma_2 = 0.1250$，将动点二级特征的密度值代入公式 E_2，则得 A_1 点浅层致密软涩搏的特征误差系数 $\sigma_3 = 0.0799$，用公式 W_2 将该脉形动点特征的特征误差系数统合起来，即得其脉形误差系数 $\sigma = 0.2388$。

该脉形的动点特征全部集中于 A_1 点，将其动点特征的密度及离散系数分别代入公式 L_1、L_2，则可得周程密度的类权值 $JW(\rho) = 50\% \in (40\%，60\%)$，离散系数的类权值 $JW(v) = 22\% \in (20\%，30\%)$，表征渗出性胸膜炎病情较重，但尚属平稳阶段。

（3）结核性脓胸

该脉形的动点一级特征有两个，分别为 A_1 点浅层和 A_2 点前点位深层致密软涩搏（$50\% \leqslant \rho < 60\%$，$0 < v < 10\%$）、$A_1$ 点浅层点状弱冲搏（$40\% \leqslant \rho < 50\%$，$10\% \leqslant v < 20\%$），二级特征为 A_1 点浅层致密硬涩搏（$30\% \leqslant \rho < 40\%$，$20\% \leqslant v < 30\%$），分别将一级特征的密度和离散系数代入公式 J_1，得致密软涩搏的确诊概率 $P(M_{31}) = 0.5924$，点状弱冲搏的确诊概率 $P(M_{32}) = 0.4388$，将二级特征的密度和离散系数代入公式 J_2，得致密硬涩搏的确诊概率 $P(M_{33}) = 0.1561$，B 型亚数搏对结核性脓胸的确诊概率 $P(M_{34}) = 0.20$（经验值），细软搏对结核性脓胸的确诊概率 $P(M_{35}) = 0.10$（经验值），即 B 型亚数搏、细软搏、A_1 点浅层和 A_2 点前点位深层致密软涩搏、A_1 点浅层点状弱冲搏、A_1 点浅层致密硬涩搏对此脉形确诊的可能性各为 20%、

10%、59.24%、43.88%、15.61%，再用公式 W_1 统合各特征的确诊概率，即可得结核性脓胸脉形的确诊率为86.10%。

根据此脉形动点特征的密度，用公式 E_1、E_2 可计算出各特征的误差系数，即将两动点一级特征的密度分别代入公式 E_1，则可得 A_1 点浅层和 A_2 点前点位深层致密软涩搏的特征误差系数 $\sigma_1 = 0.0744$，A_1 点浅层点状弱冲搏的特征误差系数 $\sigma_2 = 0.0974$，将动点二级特征的密度值代入公式 E_2，则得 A_1 点浅层致密硬涩搏的特征误差系数 $\sigma_3 = 0.0625$，用公式 W_2 将该脉形动点特征的特征误差系数统合起来，即得其脉形误差系数 $\sigma = 0.2168$。

根据该脉形动点特征的密度及离散系数，用公式 L_1、L_2 计算，得周程密度的类权值 $JW(\rho) = 54\% \in (40\%, 60\%)$，离散系数的类权值 $JW(v) = 18\% \in (10\%, 20\%)$，表征结核性脓胸病情较重，且有发展趋势。

2. 结论分析

（1）脉形确诊率及脉形指数

通过对结核性胸膜炎各期脉形确诊率的分析可以看出，结核性胸膜炎随病程不同，其脉搏呈现的关键特征的表现度亦差别较大，对确诊提供的可能性也大不相同，且脉形采集的误差系数也随脉形动点特征的不同而表现不一。干性胸膜炎确诊概率最低为81.87%，而其脉形的特征数量少，采集与识别时的误差相对较小，为0.1853；渗出性胸膜炎的病理变化最为显著且特征表现度相对较高，故其确诊率较高，为90.63%，但与干性胸膜炎相比特征数量多，易于混淆，故误差系数较大，为0.2388；结核性脓胸的特征表现度一般，介于干性与渗出性之间，故其确诊率为86.10%，误差系数为0.2168。综合各期脉形两方面的因素评价，用公式 W_3 将各期的确诊率与误差系数统合起来，得干性胸膜炎脉形的脉形指数 $Z_1 = 0.8175$，属于标准一级脉形；渗出性胸膜炎脉形的脉形指数为 $Z_2 = 0.8628$，亦属于标准一级脉形；

结核性脓胸脉形的脉形指数 $Z_3 = 0.8377$，仍属于标准一级脉形。

（2）疾病预向度

通过对慢性支气管炎各期特征密度及离散系数类权值的计算分析可以看出，干性胸膜炎病情重且有发展趋势，如不积极治疗很容易恶化；渗出性胸膜炎病情相对较重，但处于平稳阶段，如无明显诱发因素，患者常可好转；结核性脓胸则属于病情较重，有发展趋势。

（四） 相似脉形鉴别

结核性干性胸膜炎、结核性渗出性胸膜炎、结核性脓胸的脉形结构相似，其共同点是三者均有数搏、细搏、A_1 点涩搏。不同点在于干性胸膜炎脉形的脉动居中，渗出性胸膜炎脉形的脉位变浅，而结核性脓胸的脉位则变深；从脉率来看，结核性脓胸常表现为亚数搏（即脉率 > 100 次/分），干性胸膜炎表现为数搏（100 次/分 < 脉率 ≤ 120 次/分），而渗出性胸膜炎则表现为疾搏（脉率 > 120 次/分）；从脉搏流利度来看，干性胸膜炎的脉形涩搏特征表现为 A_2 点点位性细涩搏，渗出性胸膜炎表现为 A_2 点下行点连性细涩搏，而结核性脓胸则表现为 A_2 点点位型细涩搏且伴有弱冲击搏。另外，干性胸膜炎和渗出性胸膜炎脉形都有 C_2 点缩短，不同的是，渗出性胸膜炎 C_2 点缩短较干性胸膜炎更为显著。

二、 辅助检查

（一） X 线检查

干性胸膜炎常无 X 线征，偶见患侧膈肌运动减弱。渗出性胸膜炎少量积液时，站立侧位后肋膈角模糊变钝，中等量积液则见中下肺叶呈一片均匀致密影，上缘呈凹面向上外侧稍高的曲线；如无粘连，卧位时因积液散开而使患侧整个肺叶透亮度减低；大量积液时，则除肺门外，患侧全为致密阴影、纵隔移位、肋间隙增宽等改变；如形成包裹性积液，则患侧肺叶有半圆形致密影，边缘光滑，且不随体位移动，若并发气胸则出现液平面。

（二） 实验室检查

1. 血液检查：白细胞计数正常或早期略增高，但很少超过 $1.2 \times 10^9/L$，血沉增快。

2. 胸液检查：胸液为渗出性，透明，草黄色或初期微带血性（淡红色），比重大于 1.018，Rivalta 试验（＋），蛋白定量大于 3.0 g/L，镜检白细胞数几百—几千 $\times 10^9/L$，大多为淋巴细胞或初期中性粒细胞，以后淋巴细胞逐渐增多，胸液结核菌检查阳性。

3. 结核菌素试验呈现阳性反应，如 1:2000 阴性，结核可能甚小。

三、 脉形特征与辅助检查的对应关系

若胸片显示站立侧位后肋膈角模糊变钝，实验室检查血沉增快，胸液比重大于 1.018，黏蛋白试验（＋），蛋白定量大于 3.0 g/L，镜检白细胞数几百—几千 $\times 10^9/L$，并以淋巴细胞为主，且结核菌检查阳性时，脉搏特征表现为患侧脉位浅细搏、亚数搏、A_1 点浅层致密软涩搏、C_2 点相对缩短。若胸片显示中下肺叶呈一片均匀致密影，上缘呈凹面向上，外侧稍高的曲线，卧位时，见患侧整个肺野透明减低，实验检查血沉增快，胸液比重大于 1.018，黏蛋白试验（＋），蛋白定量 ≥ 3.0 g/L，镜检白细胞 $500 \times 10^9/L$ 以上，并以淋巴细胞为主，结核菌检查阳性时，脉搏特征表现为浅细搏、数搏、患侧脉位 A_2 点前点位深层致密软涩搏。若胸片显示患侧全为致密影、纵隔移位、肋间隙增宽，实验室检查如前所述时，脉搏特征表现为浅微搏、疾搏、患侧脉位 A_2 点前点位深层致密软涩搏，A_3 点波峰变钝、搏动减弱、C_2 点显著缩短。若胸片显示患侧肺叶有半圆形致密影且边缘光滑不随体位移动，实验室检查如前述时，脉搏除呈现浅细搏、数搏、A_2 点前点位深层致密软涩搏，A_3 点波峰尖锐、搏动相对减弱，C_2 点相对缩短外，还呈现弱冲击搏，若胸片伴有液平面，弱冲击搏可变为 A_1 点浅层液冲搏。

四、 脉形诊断标准

（一） 诊断依据

1. B 型亚数搏、次强搏、A_1 点浅层致密软涩搏（$40\% \leqslant \rho < 50\%$，$0 \leqslant v < 10\%$）、$A_1$ 点浅层网状涩搏（$40\% \leqslant \rho < 50\%$，$10\% \leqslant v < 20\%$）。

2. A 型或 B 型数搏、绌搏、细涩搏、A_1 点浅层动点泡状冲搏（$60\% \leqslant \rho < 70\%$，$0 \leqslant v < 10\%$）、$A_1$ 点前浅层点状硬冲搏（$30\% \leqslant \rho < 40\%$，$20\% \leqslant v < 30\%$）、$A_1$ 点浅层致密软涩搏（$20\% \leqslant \rho < 30\%$，$20\% \leqslant v < 30\%$）。

3. B 型亚数搏、细软搏、A_1 点浅层和 A_2 点前点位深层致密软涩搏（$50\% \leqslant \rho < 60\%$，$0 \leqslant v < 10\%$）、$A_1$ 点浅层点状弱冲搏（$40\% \leqslant \rho < 50\%$，$10\% \leqslant v < 20\%$）、$A_1$ 点浅层致密硬涩搏（$30\% \leqslant \rho < 40\%$，$20\% \leqslant v < 30\%$）。

（二） 判定方法

1. 凡具有临床症状与体征，具备诊断依据第 1 条者，可诊断为结核性干性胸膜炎。

2. 凡具有临床症状与体征，具备诊断依据第 2 条者，可诊断为结核性渗出性胸膜炎。

3. 凡具有临床症状与体征，具备诊断依据第 3 条者，可诊断为结核性脓胸。

五、 误诊分析

自 1976 年创立肺结核脉形至今，累计诊断结核性胸膜炎患者 789 例，其中脉诊结论与患者病情实际吻合者 594 例，约占总诊断人数的 75.29%，即实际诊断准确率为 75.29%；不吻合者 195 例，约占总诊断人数的 24.71%。在上述 195 例误诊病例中，因系统因素误诊者 121 例，约占误诊总人数的 62.05%，因随机因素误诊者 74 例，约占误诊总人数的 37.95%，随机误诊原因分析如下。

随机误诊原因及分析

误诊人数	随机误诊比率	随机误诊原因	改进措施
52	70.27%	胸腔积液过多，心脏不能正常舒张，心输出量减少，脉道不能正常充盈，脉动弱，特征显示率低，不易识别。	患者采取平卧位，并适当抬高脉位，以利特征显示。肺结核脉形以冲、涩两种特征为主，适当抬高脉位既可以减缓血流，又可以使冲搏和涩搏充分显示。该病呈现的另一特征为液冲搏，其特点是常随体位的改变而改变，若患者体位不当，可造成单侧液冲搏的漏采。
18	24.32%	患者心律失常，如窦性心动过缓、房室传导阻滞等，影响了脉搏正常秩序，造成涩搏变形，从而影响诊断。	详细了解患者病史，尽可能排除干扰因素，并熟练运用各种采集方法，提高感知能力，以避免各微弱特征的漏采。
4	5.41%	药物影响引起心血管功能变化，导致脉形特征显示不全。	嘱患者诊脉前禁服各种药物。
提示	脉形特征的完整是准确诊断疾病的必要条件，而某些特征的丢失和变形是造成误诊的重要因素，因此详细了解患者病史，并注意结合患者临床症状及体征，对诊断疾病有相当重要的参考价值，尤其是当发现患者脉形特征不全或怀疑某些特征变形时，更应不断变换指力，以利特征的采集。		

六、 病案分析

（一） 典型病例及分析

盖某，男，49 岁，工人，1994 年 3 月初诊。患者自述：胸闷、胸痛、畏寒、低热、乏力、背部酸痛、两肋胀痛。经脉诊检查，患者脉搏呈现中搏、B 型亚数搏（脉率 98 次/分）、次强搏、A_1 点浅层致密软涩搏（$\rho = 48\%$，$v = 9\%$）、A_1 点浅层网状涩搏（$\rho = 45\%$，$v = 10\%$）、C_2 点缩短，上述特征中 B 型亚数搏与次强搏为表现度较高的整体特征，故判断两者均为整体一级特征，而致密软涩搏与网状涩搏同属 A_1 点浅层且两特征的表现度相近，故判断两动点特征均为动点一级特征，组成脉形后，利用公式 J_1 及整体特征对该病的确诊概率的经验值，得各脉形特征确诊概率分别为：致密软涩搏 $P（M_1）=0.4988$，网状涩搏 $P（M_2）= 0.4654$，B 型亚数搏 $P（M_3）= 0.20$，次强搏 $P（M_4）= 0.20$，用公式 W_1 统合上述各特征，得该脉形确诊率为 82.85%，且脉形结构典型，符合肺结核理论脉形，故确诊为结核性干性胸膜炎，后经 X 线与超声波检查，亦确诊为结核性干性胸膜炎，脉诊结论与患者病情实际完全吻合。

（二） 误诊病例及分析

贾某，女，39 岁，农民，1981 年 1 月初诊。患者自述：食欲不振、气喘、痰多、畏寒、高热、多汗、咳嗽、胸痛。脉诊检查患者脉搏呈现 B 型亚数搏（脉率 96 次/分）、细软搏、A_1 点浅层致密软涩搏（$\rho = 39\%$，$v = 15\%$）、点位性弱冲搏（$\rho = 47\%$，$v = 17\%$）、致密硬涩搏（$\rho = 23\%$，$v = 20\%$），根据各特征的表现度，判断 B 型亚数搏、细软搏为整体一级特征，表现度较高的 A_1 点浅层致密软涩搏、点位性弱冲搏为动点一级特征，表现度相对较低的致密硬涩搏为动点二级特征，上述特征组成脉形后，利用公式 J_1、J_2 及整体特征对该病的确诊概率的经验值，得各脉形特征确诊概率分别为：B 型亚数搏确诊概率

$P_1 = 0.20$，细软搏确诊概率 $P_2 = 0.10$，致密软涩搏确诊概率 $P_3 = 0.3866$，点位性弱冲搏确诊概率 $P_4 = 0.4452$，致密硬涩搏确诊概率 $P_5 = 0.1146$，用公式 W_1 统合上述特征的确诊概率，得脉形确诊率为 78.31%，因所采集的患者脉形结构符合肺结核理论脉形，并结合患者临床表现，诊断为结核性脓胸。后经 X 线及实验室检查诊断为肺脓肿，脉诊结论与患者病情实际不符。随访患者脉诊复查发现，初诊时所识别的 A_1 点浅层的特征原为 A_2 点前点位深层特征，由于诊脉时患者因发热而脉率较快，脉动浮跃于浅层，加之 A_1、A_2 两点相距甚微，脉率快时更难以分清；另外该患者脉搏所呈现的关键特征点位性弱冲搏原为动点泡状冲搏，由于其脉动浅，采集该特征时所用指力极难掌握，稍一变化便可使特征变形，且弱冲搏与软冲搏性质相近，以致造成判断失误。脉搏应现特征为 B 型亚数搏、A_2 点前点位深层动点泡状冲搏（$\rho = 45\%$，$v = 16\%$）、A_2 点前点位深层致密硬涩搏（$\rho = 32\%$，$v = 14\%$）；将各特征组成脉形后计算其各自的确诊概率，根据经验值得 B 型亚数搏的确诊概率为 $P_1 = 0.20$，将两动点特征的密度和离散系数代入公式 J_1，即得 A_2 点前点位深层致密硬涩搏的确诊概率为 $P_2 = 0.3282$，A_2 点前点位深层动点泡状冲搏的确诊概率为 $P_3 = 0.4336$，再用公式 W_1 将各特征的确诊概率统合起来，则得复诊脉形的确诊率为 69.56%，可作为诊断疾病的依据，且复诊脉形基本符合肺脓肿理论脉形，故可诊断为肺脓肿慢性期。临床脉诊中，许多特征仅存在微小差异，而能否识别这些微小差异往往决定着诊断的正确与否，且患者体质不一，脉动情况各异，因此针对不同的病人灵活运指、认真识别也是提高脉诊水平的关键。

第三节　慢性肺源性心脏病

肺源性心脏病（简称肺心病），主要是由于支气管—肺组织或肺动脉血管病变所致的肺动脉高压引起的心脏病。根据起病缓急和病程长短，可分为急性和慢性两类。临床上以后者为多见。慢性肺源性心脏病是由于肺、胸廓或肺动脉血管慢性病变所致的肺循环阻力增加、肺动脉高压，进而使右心肥厚、扩大，甚至发生右心衰竭的心脏病。

本病在我国较为常见，根据国内近年的统计，肺心病平均患病率为 0.41% — 0.47%，患病年龄多在 40 岁以上，患病率随年龄增长而增高。急性肺心病发作以冬、春季多见。急性呼吸道感染为急性肺心病发作的诱因。急性肺心病常导致肺、心功能衰竭，病死率较高。国内经过多年的研究，对肺心病的发生和发展有了更加深刻的认识，诊断和治疗均有较大进展，使肺心病的住院病死率明显下降。肺心病的临床表现如下。

1. 心功能代偿期

患者主要表现为肺部原发疾病、肺动脉高压和右心室肥大。

（1）慢性肺部疾病和肺气肿的表现　患者多有咳嗽、呼吸困难、紫绀等症状，检查时，有明显的肺气肿表现，呈桶状胸。胸扩张受限，叩诊呈过度反响，肝浊音界下移，呼吸音普遍减弱，呼气延长，常可听到哮鸣音及湿性啰音，常有杵状指。

（2）右心室肥大的表现　由于肺气肿，心界叩诊很难发现右心室肥大；心窝部出现收缩期波动，三尖瓣区或剑突下听到收缩期捻发音为右心室肥大的主要体征。

（3）肺动脉高压的体征　可听到肺动脉瓣区第二心音亢进、分裂。

2. 心功能失代偿期

（1）呼吸衰竭的表现

常由呼吸道感染而诱发。患者先有咳嗽加重症状，继而呼吸困难、胸闷、疲乏、紫绀等症状更为显著。严重缺氧可引起中枢神经系统症状，如头晕、头痛、昏厥、烦躁不安、抽搐、谵妄等，甚至出现幻觉、神志恍惚、精神错乱，最后神志淡漠，进而昏迷以至死亡。

呼吸衰竭病人出现精神神经症状时称为肺性脑病，可分为三种类型。

①兴奋型：病症以狂躁、精神错乱和抽搐等为主。

②抑制型：病症以神志淡漠、恍惚、嗜睡或昏迷为主。

③混合型：上述两型交替出现。

（2）右心衰竭的表现

患者气喘、心悸、尿少、紫绀逐渐加重，上腹胀痛，食欲不振，恶心呕吐。体检可见颈静脉怒张、心率增快，胸骨左下缘及剑突下可听到舒张期奔马律和收缩期吹风样杂音，后者是右心室扩大产生三尖瓣相对性关闭不全所致。心力衰竭控制，心脏缩小后可以消失。肝肿大并有压痛，肝静脉反流征阳性，腹部可有移动性浊音，下肢甚至全身皮下水肿，静脉压显著增高，严重时心排出量减少，血压下降，出现心源性休克。此外，部分患者还有消化道出血，肝、肾功能减退等表现。

一、 脉诊检查

（一） 脉形结构

1. 右心功能代偿期

（1）整体特征

271

a. 主特征

一级特征：A 型网状涩搏或 A 型松散涩搏。

二级特征：脉动正常或略增强。

b. 副特征：中搏。

（2） 动点特征

a. 主特征

一级特征：A_2 点深层浅层面动点性致密硬涩搏（$40\% \leqslant \rho < 50\%$，$10\% \leqslant v < 20\%$）、$A_2$ 点深层浅层面点位性泡状冲搏（$60\% \leqslant \rho < 70\%$，$10\% \leqslant v < 20\%$）。

二级特征：A_2 点深层浅层面网状涩搏（$50\% \leqslant \rho < 60\%$，$20\% \leqslant v < 30\%$）。

b. 副特征：无。

2. 右心功能失代偿期

（1） 整体特征

a. 主特征

一级特征：B 型亚数搏、细弱搏。

二级特征：尾搏。

b. 副特征：沉搏或底搏。

（2） 动点特征

a. 主特征

一级特征：A_2 点深层浅层面动点性致密硬涩搏（$70\% \leqslant \rho < 80\%$，$0 \leqslant v < 10\%$）、$A_1$ 点深层微搏（$50\% \leqslant \rho < 60\%$，$10\% \leqslant v < 20\%$）。

二级特征：A_2 点前点位浅层或中层致密软涩搏（$60\% \leqslant \rho < 70\%$，$20\% \leqslant v < 30\%$）。

b. 副特征：浅层 A_3 点消失。

（二） 脉形发生机理

慢性肺源性心脏病脉形的产生与各种原因所致的肺动脉高压密切

相关。肺心病多继发于慢性支气管炎、肺气肿。较长的病程可使心肌长期缺氧，从而可导致心肌变性，收缩功能减弱，引起排血量减少，则动脉充盈不足，脉搏表现为细弱搏、浅层 A_3 点消失。另外在长期缺氧的条件下，可刺激骨髓系统，使之生成的红细胞数量增多，血液黏滞性随之增大，从而表现为 A 型网状涩搏或 A 型松散涩搏。

慢性缺氧和酸中毒可使肺血管收缩，管壁张力增高，直接刺激管壁增生，使肺部血流阻力明显增大，在脉搏中的 A_2 点前点位深层浅层面形成网状涩搏；肺细小动脉和肌型微动脉的平滑肌细胞的增大或萎缩，细胞间质的增多和内膜弹力纤维及胶原纤维的增生，使得非肌型微动脉肌化，则血管壁增厚硬化，甚至闭塞，在脉搏上的 A_2 点深层浅层面形成致密硬涩搏。若继发于肺气肿，则由于肺大泡过度膨胀，呼气时肺泡不能正常回缩，压迫肺大泡周围血管，在脉搏上的 A_2 点前点位深层浅层面形成点位性泡状冲搏。若肺表面伴有散在性炎症，使局部血管充血、水肿，则在脉搏上的 A_2 点前点位浅层或中层呈现致密软涩搏；另外，肺心病末期严重缺氧及酸中毒引起的心肌损害，可导致周围循环衰竭、血压下降，从而使心率代偿性增快，脉搏特征表现为 B 型亚数搏，进而出现心律失常，心率时快时慢，在脉搏上表现为 A_1 点漂移。

（三） 脉形分析

1. 脉形确诊概率及疾病预向度的计算

（1）右心功能代偿期

在该期脉形中，A_2 点深层浅层面动点性致密硬涩搏（$40\% \leqslant \rho < 50\%$，$10\% \leqslant v < 20\%$）、点位性泡状冲搏（$60\% \leqslant \rho < 70\%$，$10\% \leqslant v < 20\%$）均为一级特征，将其密度和离散系数依次代入公式 J_1，得两特征对此脉形的确诊概率分别为 $P（M_{11}）= 0.6074$、$P（M_{12}）= 0.4388$，A_2 点深层浅层面网状涩搏（$50\% \leqslant \rho < 60\%$，$20\% \leqslant v < 30\%$）为二级特征，将其密度和离散系数代入公式 J_2，得该特征的确

诊概率为 P（M_{13}）＝0.2314，整体涩搏对该脉形的确诊概率为 P（M_{14}）＝0.20，即致密硬涩搏、泡状冲搏、网状涩搏、整体涩搏对此脉形确诊的可能性各为 60.74%、43.88%、23.14%、20%，将上述特征的确诊概率代入公式 W_1，得肺源性心脏病右心功能代偿期的脉形确诊率为 86.45%。

根据此脉形动点特征的密度，用公式 E_1、E_2 可计算出各特征的误差系数，即将两动点一级特征的密度分别代入公式 E_1，则可得 A_2 点深层浅层面动点性致密硬涩搏的特征误差系数 σ_1＝0.0974，A_2 点深层浅层面点位性泡状冲搏的特征误差系数 σ_2＝0.0774，将动点二级特征的密度值代入公式 E_2，则得 A_2 点深层浅层面网状涩搏的特征误差系数 σ_3＝0.0372，用公式 W_2 将该脉形动点特征的特征误差系数统合起来，即得其脉形误差系数 σ＝0.1982。

该脉形的动点特征均位于 A_2 点深层浅层面，分别将其密度和离散系数值代入公式 L_1、L_2，得周程密度的类权值 JW（ρ）＝66%∈（60%，100%），离散系数的类权值 JW（v）＝22%∈（20%，30%），表征该期疾病病情重，但尚属平稳。

（2）右心功能失代偿期

在该期脉形中，A_2 点深层浅层面动点性致密硬涩搏（70%≤ρ<80%，0≤v<10%），A_1 点深层微搏（50%≤ρ<60%，10%≤v<20%）均为一级特征，将其密度和离散系数依次代入公式 J_1，得两动点一级特征对该脉形的确诊概率分别为 P（M_{21}）＝0.7821、P（M_{22}）＝0.5352，整体一级特征 B 型亚数搏对脉形的确诊概率为 P（M_{23}）＝0.20，细弱搏的确诊概率为 P（M_{24}）＝0.20，整体二级特征尾搏，根据经验值得其确诊概率为 P（M_{25}）＝0.05，即 A_2 点深层浅层面致密硬涩搏、A_1 点深层微搏、B 型亚数搏、细弱搏、尾搏对此脉形的确诊率各为 78.21%、53.52%、20%、20%、5%，用公式 W_1 统合上述特征的概率值，得肺源性心脏病右心功能失代偿期的脉形确诊概率 P

（M_2）＝0.9384，即此脉形确诊率为93.84%。

根据此脉形动点特征的密度，用公式E_1可计算出各特征的误差系数，即将两动点一级特征的密度分别代入公式E_1，则可得A_2点深层浅层面动点性致密硬涩搏的特征误差系数σ_1＝0.0369，A_1点深层微搏的特征误差系数σ_2＝0.0545，用公式W_2将该脉形动点特征的特征误差系数统合起来，即得其脉形误差系数σ＝0.0893。

根据该脉形动点特征的密度和离散系数，用公式L_1、L_2可计算得此脉形周程密度的类权值$JW(\rho)$＝70%∈（60%，100%），其离散系数的类权值$JW(v)$＝15%∈（10%，20%），表征该期疾病病情重，且有发展趋势。

2. 结论分析

通过对慢性肺源性心脏病右心功能代偿期及失代偿期的脉形各特征表现度及其脉形确诊率的分析可以看出，右心功能代偿期的特征表现度较高，对确诊该期疾病的贡献值亦高，组成脉形后，其脉形确诊率为86.45%，脉形特异性较强，其脉形误差系数为0.1982。综合评价右心功能代偿期脉形，用公式W_3计算得其脉形指数Z_1＝0.8457，属于标准一级脉形，疾病发展到失代偿期，其特征表现度更高，其脉形确诊率亦随之增高，约为93.84%，脉形特异性强，其脉形误差系数随特征表现度的增高而降低，综合评价右心功能失代偿期脉形，得其脉形指数为Z_2＝0.9301，属于最佳脉形。

慢性肺源性心脏病各期疾病预向度的分析则从该病各期的病情及发展状况表明了该病患者向愈与否，右心功能代偿期病情重，但尚属平稳阶段；右心功能失代偿期病情仍重，且有发展趋势。

二、 辅助检查

（一） X线检查

1. 原有肺、胸廓疾病X线表现。

2. 肺动脉压增高，脉动脉段突出，右肺下动脉扩大，大于 15 mm 或（和）中心肺动脉扩张，外围分支细小。

3. 右心室增大，心尖上翘或圆凸，右前斜位及斜位显示心前缘向前隆凸。

4. 右心房增大，右心房段向上向右膨凸，左前斜位心前缘上段向上膨隆伸长。

（二） 心电图检查

1. 肺型 P 波。

2. 低电压。

3. 电轴右偏≥90 度。

4. 右室肥厚。

5. 不完全或完全性右束支传导阻滞。

6. 酷似心肌梗死的图形，常在 V1—V7、I、aVL 导联出现 Q 波，呈 Qs、Qr、qr 型，有时伴 T 波倒置。

（三） 实验室检查

1. 红细胞数和血红蛋白增高。

2. 动脉血氧分压降低。轻症者 ≥6.65kPa（50mmHg），中度≤ 6.65kPa（50mmHg），重度 <5.32kPa（40mmHg）。

3. 二氧化碳分压增高，轻症 <6.65kPa（50mmHg），中度 > 6.65kPa（50mmHg），重症 >9.31kPa（70mmHg）。

4. 电解质测定常有低钠、低氯、低镁、低或高血钾改变。

5. 心力衰竭时，尿常规可有少量蛋白、管型，以及红、白细胞。

6. 部分晚期病患有非蛋白氮和谷丙转氨酶增高。

三、 脉形特征与辅助检查的对应关系

（一） 脉形特征与 X 线征的对应关系

胸片显示肺动脉压增高，肺动脉突出，右肺下动脉扩大 ≥15mm

或（和）中心肺动脉扩张，外围分支细小时，脉搏特征显示浅搏、A 组间隔性致密硬涩搏（即涩搏出现无规律）、A$_3$点减弱。

（二） 脉形特征与心电图征的对应关系

1. 低电压时，脉搏特征表现为 A$_3$点搏动减弱或浅层 A$_3$点消失。

2. V1—V7、I、aVL 导联出现 Q 波，呈 Qs、Qr、qr 型，若伴 T 波倒置时，在脉搏上表现为 A$_1$点深层点状或点位性致密硬涩搏、A$_1$点起搏无力、A$_3$点动点不稳。

（三） 脉形特征与实验室检查征象的对应关系

1. 红细胞数和血红蛋白增高时，在脉搏上表现为 A 组松散涩搏。

2. 动脉氧分压（PO$_2$）降低，PO$_2$ > 6.65kPa（50mmHg）时，脉搏特征表现为 A 型或 B 型亚数搏、C$_2$点缩短；PO$_2$ ≤ 6.65kPa（50mmHg）时，脉搏特征表现为 A 型数搏、C$_2$点缩短；PO$_2$ < 5.32kPa（40mmHg）时，脉搏特征表现为 B 型数搏、C$_2$点显著缩短。

3. 高钾血症时，脉搏特征表现为迟搏或脉律不整；低钾血症时，脉搏特征表现为亚数搏。

四、 脉形诊断标准

（一） 诊断依据

1. A 型网状涩搏或 A 型松散涩搏、A$_2$点深层浅层面动点性致密硬涩搏（40% ≤ ρ < 50%，10% ≤ v < 20%）、A$_2$点深层浅层面点位性泡状冲搏（60% ≤ ρ < 70%，10% ≤ v < 20%）、A$_2$点深层浅层面网状涩搏（50% ≤ ρ < 60%，20% ≤ v < 30%）。

2. B 型亚数搏、细弱搏、尾搏、A$_2$点深层浅层面动点性致密硬涩搏（70% ≤ ρ < 80%，0 ≤ v < 10%）、A$_2$点前点位浅层或中层致密软涩搏（60% ≤ ρ < 70%，20% ≤ v < 30%）。

（二） 判定方法

结合临床表现，具备诊断依据任何一条且伴有肺心病临床症状者，均可诊断为慢性肺源性心脏病。

五、 误诊分析

自 1983 年创立慢性肺源性心脏病脉形至今，用该脉形累计诊断慢性肺源性心脏病患者 964 例，其中，脉诊结论与患者病情实际完全吻合者 836 例，约占患者总人数的 86.72%，不吻合者 128 例，约占患者总人数的 13.28%，即该脉形的实际诊断准确率为 86.72%，实际误诊率为 13.28%。在上述 128 例误诊患者中，因系统因素误诊者 55 例，其他 73 例为随机误诊病例。随机误诊原因分析如下。

随机误诊原因及分析

误诊人数	随机误诊比率	随机误诊原因	改进措施
34	46.58%	脉动弱，特征分辨率低。慢性肺心病患者脉动明显减弱，特征表现度较低，某些微弱特征甚至不能显现，故脉形特征难以采全。此乃本病造成误诊的主要原因。	1. 适当延长周程，增加采集时间，以避免因采集时间过短，造成特征漏采； 2. 适当抬高脉位，合理运用指力，久病体虚患者，脉位多下移。故采集相应层面的特征，应适当增大指力，以避免某些微弱特征的漏采。另外，适当抬高脉位，减缓脉位血流，可使某些微弱特征显现。

误诊人数	随机误诊比率	随机误诊原因	改进措施
39	53.42%	其他疾病干扰诊断。肺心病晚期常伴发各种并发症，如伴发肺性脑病时，可致脑血管扩张、毛细血管通透性增加，引发脑水肿和颅内压升高，使脉搏增强且伴有散在冲击搏，干扰 A_2 点涩搏的正常显现。	如怀疑患者有肺心病倾向，在脉诊过程中应尽量排除各种干扰因素，尤其对那些因干扰而变形的特征，应多方分析、综合考虑，绝不可单靠某些表观现象妄下判断。
提示	临床诊断中，对脉动较弱的患者，不仅要抬高脉位，延长特征显示时间，更要准确地使用指力，做到采层无误，以免邻层特征混采。另外，对并发症造成的干扰，可根据患者临床表现提示对相应动点上呈现的伪特征逐一排除，以免以假乱真。		

六、 病案分析

刘某，女，46 岁，工人，2001 年 7 月初诊。患者自述：咳嗽、心悸、呼吸困难、疲乏、头痛、胸闷、失眠、动则气喘。经脉诊检查，患者脉搏呈现整体 A 型松散涩搏、A_2 点前点位深层浅层面动点性致密硬涩搏（$\rho = 53\%$，$v = 10\%$）、点位性泡状冲搏（$\rho = 69\%$，$v = 9\%$）、网状涩搏（$\rho = 38\%$，$v = 29\%$），考虑其特征的表现度，确定其一级特征为动点性致密硬涩搏和点位性泡状冲搏，二级特征为网状涩搏，上述特征组成脉形后，利用公式 J_1、J_2 及整体特征对该病的确诊概率经验值，得各脉形特征确诊概率分别为 $P_1 = 0.20$、$P_2 = 0.5384$、$P_3 =$

0.6893、$P_4 = 0.1595$，用公式 W_1 统合特征，得该患者脉形确诊率为 90.36%，结合临床症状，诊断为慢性肺源性心脏病右心功能代偿期，后经医院证实脉诊结论与患者病情实际完全吻合。

第四节　慢性胃炎

慢性胃炎是一种常见病，其发病率在胃病中居首位，年龄越大，发病率越高。目前认为慢性胃炎的实质是胃黏膜上皮遭受反复损害后，由于胃黏膜特异的再生能力以致黏膜发生改变，且最终导致不可逆的固有胃腺体萎缩，甚至消失。

慢性胃炎通常按其组织学变化和解剖部位加以分类，近年来还参酌免疫学的改变，将慢性胃炎简略分类：（1）浅表性胃炎，炎症仅及胃黏膜的表皮上层，包括糜烂、出血，须指明是弥漫性抑或局部性，后者要注明其胃内部位。（2）萎缩性胃炎，炎症已累及胃黏膜深处的腺体并引起萎缩，如伴有局部增生，称萎缩性胃炎伴过形成。

慢性胃炎病程迁延，大多无明显症状。部分有消化不良的表现，包括上腹饱胀不适且餐后明显、无规律性上腹隐痛、嗳气、反酸、呕吐等。有的患者可出现明显厌食和体重减轻，可伴有贫血。

一、脉诊检查

（一）脉形结构

1. 浅表性胃炎

（1）整体特征

a. 主特征

一级特征：弱搏、A 型网状涩搏。

二级特征：A 型亚数搏。

b. 副特征：中搏或沉搏。

（2）动点特征

a. 主特征

一级特征：左侧脉位 B_1 点前点位中层网状涩搏（$50\% \leqslant \rho < 60\%$，$10\% \leqslant v < 20\%$）、左侧脉位 B_1 点前点位中层致密软涩搏（$30\% \leqslant \rho < 40\%$，$20\% \leqslant v < 30\%$）。

二级特征：左侧脉位 B_1 点前点位中层表浅性断搏（$20\% \leqslant \rho < 30\%$，$30\% \leqslant v < 40\%$）。

b. 副特征：A_3 点搏幅降低。

2. 萎缩性胃炎

（1）整体特征

a. 主特征

一级特征：细弱搏、B 型滑搏。

二级特征：B 型亚数搏。

b. 副特征：中搏或浅搏。

（2）动点特征

a. 主特征

一级特征：左侧脉位 B_1 点前点位中层致密硬涩搏（$50\% \leqslant \rho < 60\%$，$10\% \leqslant v < 20\%$）、左侧脉位 B_1 点前点位中层致密软涩搏（$40\% \leqslant \rho < 50\%$，$20\% \leqslant v < 30\%$）。

二级特征：左侧脉位 B_1 点前点位中层断搏（$30\% \leqslant \rho < 40\%$，$20\% \leqslant v < 30\%$）

b. 副特征：A_3 点减弱。

（二）发生机理

慢性胃炎脉形的产生是由胃黏膜损害，进而萎缩，引起局部血液循环障碍所致。慢性胃炎是从浅表逐渐向深扩展至腺区，继之腺体有破坏和减少的过程。浅表性胃炎的炎症细胞浸润局限于胃小凹和黏膜固有层，造成其黏膜呈弥漫性或局限性充血、水肿，影响黏膜血液循环，而在脉搏上表现为左侧脉位 B_1 点前点位中层网状涩搏或（和）左侧脉位 B_1 点前点位中层致密软涩搏；长期慢性出血，可造成红细胞减少，血容量相对降低且脉道不充，而在脉搏上呈现弱搏；同时，由于红细胞减少，携氧能力降低，可造成组织缺氧，反射性地引起心率增快，脉搏呈现亚数搏。

随着病情的发展，炎症细胞向深处发展累及腺体区，使腺体破坏、萎缩、消失，黏膜变薄（即萎缩性胃炎），血液循环严重受阻，在脉搏上表现为左侧脉位 B_1 点前点位中层致密硬涩搏；由于炎症侵及黏膜下层血管，使之充血，血流不畅，而表现为左侧脉位 B_1 点前点位中层致密软涩搏。若局部胃黏膜（特别是胃窦部黏膜）因缺血而出现坏死性缺损，在脉搏上可表现为左侧脉位 B_1 点前点位中层表浅性断搏；萎缩性胃炎常伴有肠上皮化生，有时黏膜局部增生形成息肉，影响局部血液循环，在脉搏上表现为左侧脉位 B_1 点前点位中层点状软冲搏。由于胃黏膜长期萎缩，影响食物消化，造成营养不良性贫血，使血液黏滞度降低，而在脉搏上表现为 B 型滑搏；因贫血而反射性引起心率增快，而表现为 B 型亚数搏。

（三）脉形分析

1. 脉形确诊概率、误差系数及疾病预向度计算

（1）浅表性胃炎

a. 脉形确诊概率及确诊率计算

在该期脉形中，左侧脉位 B_1 点前点位中层网状涩搏（$50\% \leqslant \rho < 60\%$，$10\% \leqslant v < 20\%$）、左侧脉位 B_1 点前点位中层致密软涩搏（$30\% \leqslant \rho < 40\%$，$20\% \leqslant v < 30\%$）为一级特征，左侧脉位 B_1 点前点位中层表浅性断搏（$20\% \leqslant \rho < 30\%$，$30\% \leqslant v < 40\%$）为二级特征，将一级

特征的密度和离散系数依次代入公式 J_1，将二级特征的密度和离散系数代入公式 J_2，则可得动点各特征确诊概率分别为 P（M_{11}）= 0.5240、P（M_{12}）= 0.3122、P（M_{13}）= 0.1029；弱搏、A 型网状涩搏为整体一级特征，对浅表性胃炎的特征确诊概率分别为 P（M_{14}）= 0.10（经验值）、P（M_{15}）= 0.10（经验值）；A 型亚数搏为二级特征，对浅表性胃炎的特征确诊概率 P（M_{16}）= 0.05（经验值），将以上六个特征的确诊概率代入公式 W_1，得浅表性胃炎的脉形确诊概率 P（M_1）= 0.7740，即其脉形确诊率为 77.40%。

b. 误差系数计算

左侧脉位 B_1 点前点位中层网状涩搏（$50\% \leqslant \rho < 60\%$，$10\% \leqslant v < 20\%$）、左侧脉位 B_1 点前点位中层致密软涩搏（$30\% \leqslant \rho < 40\%$，$20\% \leqslant v < 30\%$）为动点一级特征，左侧脉位 B_1 点前点位中层表浅性断搏（$20\% \leqslant \rho < 30\%$，$30\% \leqslant v < 40\%$）为动点二级特征，将一级特征的密度值代入公式 E_1，将二级特征的密度值代入公式 E_2，即可得各脉形特征采集识别时的误差系数分别为 $\sigma_1 = 0.0744$、$\sigma_2 = 0.1250$、$\sigma_3 = 0.0799$，将 σ_1、σ_2、σ_3 代入公式 W_2，得采集该脉形时的误差系数 $\sigma = 0.2548$。

c. 疾病预向度计算

将该脉形中动点一级特征左侧脉位 B_1 点前点位中层网状涩搏（$50\% \leqslant \rho < 60\%$，$10\% \leqslant v < 20\%$）、左侧脉位 B_1 点前点位中层致密软涩搏（$30\% \leqslant \rho < 40\%$，$20\% \leqslant v < 30\%$），动点二级特征左侧脉位 B_1 点前点位中层表浅性断搏（$20\% \leqslant \rho < 30\%$，$30\% \leqslant v < 40\%$）的密度、离散系数，分别代入公式 L_1、L_2，得周程密度的类权值 JW（ρ）= 41.0% ∈（40%，60%），离散系数的类权值 JW（v）= 23.0% ∈（10%，20%）。

（2）萎缩性胃炎

a. 脉形确诊概率及确诊率计算

在该期脉形中，左侧脉位 B_1 点前点位中层致密硬涩搏（$50\% \leqslant \rho$

<60%，10%≤v<20%）、左侧脉位 B_1 点前点位中层致密软涩搏（40%≤ρ<50%，20%≤v<30%）为动点一级特征，左侧脉位 B_1 点前点位中层断搏（30%≤ρ<40%，20%≤v<30%）为动点二级特征，将一级特征的密度和离散系数代入公式 J_1，将二级特征的密度和离散系数代入公式 J_2，可得动点各特征确诊概率分别为 $P（M_{21}）$ = 0.5240、$P（M_{22}）$ = 0.3886、$P（M_{23}）$ = 0.1561；B 型滑搏、细弱搏为整体一级特征，对萎缩性胃炎的特征确诊概率分别为 $P（M_{24}）$ = 0.10、$P（M_{25}）$ = 0.10（经验值），B 型亚数搏为整体二级特征，对萎缩性胃炎的特征确诊概率 $P（M_{26}）$ = 0.05（经验值）。将以上特征的确诊概率代入公式 W_1，得萎缩性胃炎的脉形确诊概率 $P（M_2）$ = 0.8110，即其脉形确诊率为 81.10%。

b. 误差系数计算

左侧脉位 B_1 点前点位中层致密硬涩搏（50%≤ρ<60%，10%≤v<20%）、左侧脉位 B_1 点前点位中层致密软涩搏（40%≤ρ<50%，20%≤v<30%）为动点一级特征，左侧脉位 B_1 点前点位中层断搏（30%≤ρ<40%，20%≤v<30%）为动点二级特征，将一级特征的密度值代入公式 E_1，将二级特征的密度值代入公式 E_2，可得各脉形特征采集识别时的误差系数分别为 σ_1 = 0.0744、σ_2 = 0.0974、σ_3 = 0.0625，将 σ_1、σ_2、σ_3 代入公式 W_2，得采集该脉形时的误差系数 σ = 0.2168。

c. 疾病预向度计算

将该脉形中动点一级特征左侧脉位 B_1 点前点位中层致密硬涩搏（50%≤ρ<60%，10%≤v<20%）、左侧脉位 B_1 点前点位中层致密软涩搏（40%≤ρ<50%，20%≤v<30%），动点二级特征左侧脉位 B_1 点前点位中层断搏（30%≤ρ<40%，20%≤v<30%）的密度、离散系数，分别代入公式 L_1、L_2，得周程密度的类权值 $JW（\rho）$ = 47.0% ∈（40%，60%），离散系数的类权值 $JW（v）$ = 23.0% ∈

（20%，30%）。

2. 结论分析

（1）脉形指数

a. 浅表性胃炎脉形的确诊概率 $P(M) = 0.7740$，误差系数 $\sigma = 0.2548$，代入公式 W_3，得脉形指数 $Z = 0.7654$，即该脉形为二级标准脉形。结合该病的脉形结构及发生机理，说明浅表性胃炎的病理变化不典型，脉形特征表现度较高，采集识别脉形时误差较大。利用该脉形诊断疾病，诊断准确率较高。

b. 萎缩性胃炎脉形的确诊概率 $P(M) = 0.8110$，误差系数 $\sigma = 0.2168$，代入公式 W_3，得脉形指数 $Z = 0.8027$，即该脉形为一级标准脉形。结合该病的脉形结构及发生机理，说明萎缩性胃炎的病理变化相对典型，脉形特征表现度相对高，采集识别脉形时误差较浅表性胃炎小。利用该脉形诊断疾病，诊断准确率高。

（2）疾病预向度

a. 浅表性胃炎脉形的预向度的类权值 $JW(\rho) = 41.0\%$，$JW(v) = 23.0\%$，说明就诊的大部分病人病情较重，一般较平稳。

b. 萎缩性胃炎脉形的预向度的类权值 $JW(\rho) = 47.0\%$，$JW(v) = 23.0\%$，说明就诊的大部分病人病情较重，一般较平稳。

（四） 相似脉形鉴别

上述两种脉形中都有弱搏、亚数搏、左侧脉位 B_1 点前位中层致密软涩搏。二者的不同点主要表现在三个方面：（1）前者的亚数搏为 A型，后者多为 B 型；（2）整体特征前者多伴有细搏、网状涩搏，后者则多伴有 B 型滑搏；（3）动点特征前者多伴有左侧脉位 B_1 点前点位中层网状涩搏、B_1 点前点位中层表浅性断搏；而后者多伴有左侧脉位 B_1 点前点位中层致密硬涩搏、左侧脉位 B_1 点前点位中层点状断搏。

二、 辅助检查

（一） 胃肠 X 线钡餐检查

通过气钡双重对比造影，可很好地显示胃黏膜象。胃黏膜萎缩时可见胃皱襞平坦、减少。有人认为，根据胃窦黏膜呈钝锯齿状及胃窦部痉挛，可提示胃窦胃炎。少数胃窦胃炎的 X 线表现为胃窦或幽门前段呈向心性狭窄，并可有结节状充盈缺损，颇似胃癌。

（二） 胃镜检查及组织检查

这是最可靠的确诊方法。浅表性胃炎常以胃窦部为最明显，多为弥漫性，也可局限而分散，病变黏膜呈红、白相间或花斑状，有时见散在糜烂，黏液分泌增多，常有灰白色或黄白色渗出物，活检示浅表胃炎细胞浸润，腺体完整。

萎缩性胃炎者，其黏膜多呈苍白或灰白色，但也可呈红白相间，皱襞变细或平坦，黏膜外观薄而能透见其下紫蓝色血管纹。病变可以弥漫，也可以轻重不均匀而使黏膜外观高低不平，有些地方因上皮化生形成而使黏膜呈颗粒状或小结节状凸起。黏膜表面无炎性渗液，黏液分泌亦少。在我国，这种病变常见于胃窦，但在胃体也可见散在的病灶；少数病变以胃体为主者，胃窦仅见散在病灶。活检示典型的腺体减少伴不同程度的炎细胞浸润。

对活检标本应同时检测幽门螺旋杆菌。可先置一标本于含酚红的尿素液中作尿素酶试验，阳性者于 30—60 分钟内试液变成粉红色；另一标本置特殊的培养液中，在微氧环境下培养；再将标本制成切片，以 HE 或 Warthin—Starry 或 Giemsa 染色，切片上可见在黏液层中（贴邻上皮表面）有成堆形态微弯的杆菌，呈鱼贯状排列。切片结果与培养结果颇相吻合。

三、 脉形特征与辅助检查的对应关系

（一） X 线钡餐检查与脉形特征的对应关系

X 线气钡双重对比造影表现在胃窦或幽门前段呈向心性狭窄，并

可有结节状充盈缺损时，在脉搏上呈现左侧脉位 B_1 点前点位中层致密硬涩搏、左侧脉位 B_1 点前点位中层点状硬冲搏。

（二）　胃镜检查与脉形特征的对应关系

1. 胃镜示病变黏膜呈红白相间或花斑状，在脉搏上表现为左侧脉位 B_1 点前点位中层致密软涩搏；胃镜下所见的散在糜烂，黏液分泌增多，伴有灰白色或黄白色渗出物，在脉搏上表现为左侧脉位 B_1 点前点位中层网状涩搏。

2. 胃镜示病变黏膜呈苍白或灰白色，或呈现红白相间，皱襞变细或平坦，黏膜外观薄而能透见其下紫蓝色血管纹时，在脉搏上表现为左侧脉位 B_1 点前点位中层致密硬涩搏；若病变因轻重不均匀而使黏膜外观高低不平或有些地方因上皮化生形成，使黏膜呈颗粒状或小结节状凸起时，在脉搏上表现为左侧脉位 B_1 点前点位中层散在性点状冲搏。

四、　脉形诊断标准

287

（一）　诊断依据

1. 弱搏、A 型网状涩搏、A 型亚数搏、左侧脉位 B_1 点前点位中层网状涩搏（ $50\% \leqslant \rho < 60\%$ ， $10\% \leqslant v < 20\%$ ）、左侧脉位 B_1 点前点位中层致密软涩搏（ $30\% \leqslant \rho < 40\%$ ， $20\% \leqslant v < 30\%$ ）、左侧脉位 B_1 点前点位中层表浅性断搏（ $20\% \leqslant \rho < 30\%$ ， $30\% \leqslant v < 40\%$ ）。

2. 细弱搏、B 型滑搏、B 型亚数搏、左侧脉位 B_1 点前点位中层致密硬涩搏（ $50\% \leqslant \rho < 60\%$ ， $10\% \leqslant v < 20\%$ ）、左侧脉位 B_1 点前点位中层致密软涩搏（ $40\% \leqslant \rho < 50\%$ ， $20\% \leqslant v < 30\%$ ）或/和左侧脉位 B_1 点前点位中层点状断搏（ $30\% \leqslant \rho < 40\%$ ， $20\% \leqslant v < 30\%$ ）。

（二）　判定方法

具有相应临床症状，凡具备诊断依据第 1 条者，可诊断为慢性浅表性胃炎；具有相应临床症状，凡具备诊断依据第 2 条者，可诊断为慢性萎缩性胃炎。

五、 误诊分析

自 1979 年创立慢性胃炎脉形至今，累计诊断慢性胃炎患者 2502
例，其中脉诊结论与患者病情实际相吻合者 2289 例，约占诊断总人数
的 91.49%，即实际诊断准确率为 91.49%，基本符合其理论脉形确诊
率，不吻合者 213 例，约占总诊断人数的 8.51%，即其实际误诊率为
8.51%。在上述 213 例误诊病例中，因系统因素误诊者 189 例，约占
患者总人数的 7.55%，因随机因素误诊者 24 例，约占总诊断人数的
0.96%。由上述资料可以看出，此脉形特异性强，且脉形特征易采易
辨，故随机误诊率极低。随机误诊原因及分析如下。

随机误诊原因及分析

误诊人数	随机误诊比率	随机误诊原因	改进措施
14	58.33%	采集指力不当致特征变形或脱失。浅表性胃炎脉形的主要动点特征网状涩搏、致密软涩搏均属耐压力较差的特征，且因其整体脉动以弱搏为主，若不能掌握患者脉动规律，特征采集时指力变化过快过猛，常可致特征采集不全。	对于脉动弱、脉位深的患者，应先详细探查其脉动规律，待对其整体脉动规律完全掌握后，再确定相应指力采集特征，采集时要特别注意指力变化不宜过快过猛，以免特征发生暂变或脱失。并可适当变换患者脉位，如适当抬高患者脉位，此脉形中的主要特征清晰度会随之增强，在此基础上采集特征可避免失误。

误诊人数	随机误诊比率	随机误诊原因	改进措施
10	41.67%	患者脉动过弱、回落过快，使 B 组特征显示不清。萎缩性胃炎脉形整体特征为滑搏、细弱搏及 B 型亚数搏，而动点特征则以 B 组的致密硬涩搏、致密软涩搏为主，一方面其较弱的脉动不利于特征显现，另一方面 B 组为脉动回落组，持续时间最短，相应的 B 组特征显示时间亦短，且整体滑搏及亚数搏更加快了脉动回落速度，使其 B 组显示时间更短，特征稍纵即逝，如果诊脉时间过短或体察不细，很容易将 B 组特征漏采。	首先详查患者整体脉动，若发现整体滑搏，须将患者脉位稍抬高至心脏水平（腋间角约 50°），以辨别滑搏的真伪，此时若滑搏继续存在，方可确定滑搏为真特征；整体脉动采集完毕，再稍抬高其脉位至腋间角 55°—60°，在此基础上采集 B 组特征，可在一定程度上延长 B 动组的显示时间，以防止因脉搏回落过快而产生的特征漏采。
提示	在脉诊检查中，B_1 点为显示时间最短的动点，呈现于 B_1 点上的特征也因此而较难采集，尤其是当患者脉率过快时，B_1 点上的特征更是稍纵即逝。为提高这一动点特征的采集识别率，临床上需采用稍抬高脉位的方法，以相对减缓脉位血流。抬高患者脉位时，应注意以下两点：1. 腋间角不应超过 60°，否则脉位血流阻力过大，可产生伪涩搏；2. 抬高其脉位不能过快过猛，到达所需脉位后，需在此脉位停留 30 秒左右，待血流平稳后，再采集该动组特征，否则亦会产生伪涩搏		

六、 病案分析

（一） 典型病例及分析

周某，女，49 岁，工人，2007 年 9 月初诊。患者自述：上腹饱胀不适、嗳气、反酸、恶心、食欲不振、胃痛、两肋胀痛。经脉诊检查，患者脉搏呈现弱搏、整体 A 型网状涩搏、左侧脉位 B_1 点前点位中层网状涩搏（$\rho = 53\%$，$v = 11\%$）、左侧脉位 B_1 点前点位中层致密软涩搏（$\rho = 55\%$，$v = 25\%$）、左侧脉位 B_1 点前点位中层表浅性断搏（$\rho = 20\%$，$v = 30\%$）。根据该患者动点特征的密度和离散系数值大小，判断表现度较高的网状涩搏及致密软涩搏为一级特征，而表现度较低的表浅性断搏为其动点二级特征。将上述特征组成脉形后，计算各特征的确诊概率，根据经验值，整体弱搏的确诊概率为 $P_1 = 0.10$，整体 A 型网状涩搏的确诊概率为 $P_2 = 0.10$，将一级动点特征左侧脉位 B_1 点前点位中层网状涩搏、致密软涩搏的密度和离散系数值代入公式 J_1，则可得两动点特征的确诊概率为 $P_3 = 0.5319$、$P_4 = 0.4628$，将二级动点特征的密度和离散系数值代入公式 J_2，则可得该特征的确诊概率为 $P_5 = 0.0903$，再用公式 W_1 将各特征的确诊概率统合起来，即可得该患者脉形确诊率为 81.47%，其确诊率较高，且该患者脉形结构完全符合浅表性胃炎理论脉形，结合临床表现，诊断为浅表性胃炎。后经证实，脉诊结论与患者病情实际完全吻合。

（二） 误诊病例及分析

张某，女，47 岁，职员，2000 年 5 月初诊。患者自述：腹痛、嗳气、反酸、腹胀、腹泻。脉诊检查患者脉搏呈现整体细弱搏、左侧脉位 B_1 点前点位中层点状断搏（$\rho = 30\%$，$v = 30\%$）。所采集特征较少，组成的脉形不够完善，但考虑左侧脉位 B_1 点前点位中层点状断搏为胃黏膜缺损的典型特征，结合患者临床表现，诊断为胃溃疡。后经证实，脉诊结论与患者病情实际不符，随访该患者，重做了脉诊检查，发现初诊时由于诊脉时间过短，且其脉动细弱，左侧脉位 B_1 点前点位中层的致密硬涩搏、致密软涩搏均因显示不清而漏采，该患者脉动呈现的特征应为整体细弱搏、左侧脉位 B_1 点前点位中层致密硬涩搏（$\rho = 50\%$，$v = 10\%$）、左侧脉位 B_1 点前点位中层致密软涩搏（$\rho = 40\%$，$v = 30\%$）、左侧脉位 B_1 点前点位中层点状断搏（$\rho = 30\%$，$v = 30\%$）。根据该患者脉形中各特征的密度和离散系数大小，判断表现度较高的致密硬涩搏、致密软涩搏为其一级特征，表现度相对较低的点状断搏为其二级特征，根据经验值细弱搏确诊概率为 $P_1 = 0.10$，将两一级特征的密度和离散系数值代入公式 J_1，即得左侧脉位 B_1 点前点位中层致密硬涩搏的确诊概率 $P_2 = 0.5111$，致密软涩搏的确诊概率 $P_3 = 0.3291$，将二级特征的密度和离散系数值代入公式 J_2，即可得左侧脉位点状断搏的确诊概率 $P_4 = 0.1283$，再用公式 W_1 统合各特征的确诊概率，即得该患者脉动中各特征组成脉形后的确诊率为 74.27%，其脉形结构基本符合萎缩性胃炎理论脉形，结合临床表现，应诊断为慢性萎缩性胃炎。由上述资料可以看出，诊断疾病时，脉形特征应尽可能采集完善，若特征采集不全，只有一两个特征时，则仅能组成缺陷脉形，对疾病的诊断只有参考作用，不足以对疾病做出诊断。因此，临床上发现缺陷脉形时，应根据患者的临床表现综合考虑，必要时可配合其他辅助检查，以明确诊断。

第五节　消化性溃疡

　　消化性溃疡主要是指发生在胃和十二指肠球部的慢性溃疡。这些溃疡的形成均与胃酸和胃蛋白酶的消化作用有关，故称消化性溃疡。本病绝大多数（95％以上）位于胃和十二指肠，故又称胃、十二指肠溃疡。胃溃疡和十二指肠溃疡在发病情况、发病机理、临床表现和治疗等方面存在若干不同点，但这些差异是否足以把两者分为两种独立的疾病，尚有争论。鉴于两者有不少共性，诸如溃疡的形成均出自自身消化，基本病理类似，临床表现、并发症和治疗上亦多雷同点，因此归在一起论述。

消化性溃疡临床表现如下。

1. 上腹疼痛。有下列特点：（1）慢性疼痛病史，呈周期性发作，每次发作可持续数天或数周。发作一般与季节转变、过度疲劳、饮食失调有关。（2）无并发症的溃疡患者一般都有与饮食有关的节律性疼痛。（3）进食或内服碱性药物多可使疼痛缓解。（4）疼痛性质以饥饿样不适和烧灼痛为多见，亦可为胀痛、刺痛。（5）后壁穿透性溃疡的疼痛可放射至背部第7—12胸椎区或可同时伴有前面胸骨旁疼痛，广泛持续性疼痛提示患者高度敏感性或局限性穿孔伴有周围炎症。

2. 伴有恶心、呕吐、嗳气、反酸、便秘及消化不良症状。

3. 约10％的病人因大量上消化道出血或急性穿孔就诊而发现本病，并无上腹疼痛等典型溃疡病病史。

4. 根据疼痛的性质、部位和节律性以及体检，可初步判断溃疡部位。

（1）胃小弯溃疡：疼痛多发生于食后0.5—2h，持续1—2h自行缓解。疼痛的规律为进食→舒适→疼痛→舒适。压痛点局限于上腹部剑突下或稍偏左。

（2）幽门前庭溃疡：其规律与球部溃疡相似，疼痛于食后2—4h发生，可持续2—3h，饮食及碱性药物有显著止痛作用。疼痛常向左右上腹部及胸骨下放射，腹部压痛点在上腹部正中或稍偏右。幽门前庭溃疡易并发幽门梗阻和上消化道大量出血。

（3）十二指肠球部溃疡：疼痛多发于餐后2—4h，一直持续至下次进食后才缓解。其规律为进食→舒适→疼痛。患者常在夜间痛醒，并有较明显的反酸和烧心感。压痛点常固定于脐孔的右上方，有些患者压痛点在胆囊区，需注意和胆囊疾患区别。

一、 脉诊检查

（一） 脉形结构

1. 十二指肠球部溃疡

（1）整体特征

a. 主特征

一级特征：细弱搏、A 型滑搏。

二级特征：B 型亚数搏。

b. 副特征：中搏或沉搏。

（2）动点特征

a. 主特征

一级特征：左侧脉位 B_1 点后点位中层浅层面点位性断搏（$50\% \leqslant \rho < 60\%$，$10\% \leqslant v < 20\%$）、左侧脉位 B_1 点后点位中层浅层面致密软涩搏（$40\% \leqslant \rho < 50\%$，$20\% \leqslant v < 30\%$）。

二级特征：左侧脉位 B_1 点前点位中层浅层面点状致密硬涩搏（$30\% \leqslant \rho < 40\%$，$20\% \leqslant v < 30\%$）。

b. 副特征：A_3点减弱。

2. 胃溃疡

（1）整体特征

a. 主特征

一级特征：粗软搏、B 型滑搏。

二级特征：B 型亚数搏。

b. 副特征：中搏或浅搏。

（2）动点特征

a. 主特征

一级特征：左侧脉位 B_1 点前点位中层浅层面点状或点位性断搏（$50\% \leqslant \rho < 60\%$，$0 \leqslant v < 10\%$）、左侧脉位 B_1 点前点位中层浅层面致密软涩搏（$40\% \leqslant \rho < 50\%$，$10\% \leqslant v < 20\%$）。

b. 副特征：A_3 点减弱。

（二）发生机理

溃疡的发生与高级神经活动障碍有关，长期的精神紧张、情绪忧虑、过度疲劳，可使大脑皮层功能发生紊乱，不能很好地控制和调节自主神经系统，引起迷走神经兴奋性增高，使心缩力减弱，脉位下沉，脉率缓慢，脉搏上表现为沉迟搏；另外，精神紧张还可通过下丘脑—垂体—肾上腺皮质轴释放肾上腺皮质激素，使肾上腺素能神经兴奋，引起胃十二指肠黏膜下层血管痉挛，致使血流不畅，在脉搏上表现为左侧脉位 B_1 点前点位或后点位中层浅层面细涩搏。由于黏膜下层血流不畅，供血不足及防御能力降低，在胃酸及胃蛋白酶作用下，导致十二指肠黏膜充血、水肿，在脉搏上表现为左侧 B_1 点前点位或后点位中层浅层面致密软涩搏。随着病情的发展，黏膜破损逐步扩大加深形成溃疡，造成黏膜下层血管被侵蚀、穿破，在脉搏上表现为左侧脉位 B_1 点前点位或后点位中层浅层面断搏。若大血管破裂，发生大量出血，可因红细胞和血红蛋白的大量丢失，造成血液稀化，携氧能力降低。血液的稀化，在脉搏上呈现为 A 型或 B 型滑搏。携氧能力的降低，可反射性地引起心率增快，在脉搏上呈现为 B 型亚数搏。

十二指肠溃疡愈合时，周围黏膜炎症、水肿消退，边缘上皮细胞增生覆盖溃疡面，其下肉芽组织纤维化转变为瘢痕，瘢痕收缩使周围黏膜皱襞向其集中，导致局部血液循环出现严重障碍，在脉搏上表现为左侧 B_1 点后点位中层浅层面致密硬涩搏。

（三） 脉形分析

1. 脉形确诊概率、误差系数及疾病预向度计算

（1）十二指肠球部溃疡

a. 脉形确诊概率及确诊率计算

在该期脉形中，左侧脉位 B_1 点后点位中层浅层面点位性断搏（$50\% \leqslant \rho < 60\%$，$10\% \leqslant v < 20\%$）、左侧脉位 B_1 点后点位中层浅层面致密软涩搏（$40\% \leqslant \rho < 50\%$，$20\% \leqslant v < 30\%$）为动点一级特征，左侧脉位 B_1 点前点位中层浅层面点状致密硬涩搏（$30\% \leqslant \rho < 40\%$，$20\% \leqslant v < 30\%$）为二级特征，将一级特征的密度和离散系数值依次代入公式 J_1，将二级动点特征的密度和离散系数值代入公式 J_2，即可得各特征的确诊概率 $P（M_{11}）= 0.5240$、$P（M_{12}）= 0.3886$、$P（M_{13}）= 0.1561$；A 型滑搏、细弱搏为整体一级特征，对十二指肠球部溃疡的特征经验确诊概率 $P（M_{14}）= 0.10$、$P（M_{15}）= 0.10$，B 型亚数搏为整体二级特征，对十二指肠球部溃疡的特征确诊概率 $P（M_{16}）= 0.10$（经验值），即左侧脉位 B_1 点后点位中层浅层面点位性断搏、左侧脉位 B_1 点后点位中层浅层面致密软涩搏、左侧脉位 B_1 点前点位中层浅层面点状致密硬涩搏、细弱搏、B 型亚数搏、A 型滑搏确诊十二指肠球部溃疡的可能性各为 52.40%、38.86%、15.61%、10%、10%、10%，将六个特征的确诊概率代入公式 W_1，得十二指肠球部溃疡的脉形确诊概率 $P（M_1）= 0.8210$，即其脉形确诊率为 82.10%。

b. 误差系数计算

左侧脉位 B_1 点后点位中层浅层面点位性断搏（$50\% \leqslant \rho < 60\%$，$10\% \leqslant v < 20\%$）、左侧脉位 B_1 点后点位中层浅层面致密软涩搏（$40\% \leqslant \rho < 50\%$，$20\% \leqslant v < 30\%$）为动点一级特征，左侧脉位 B_1 点前点位中层浅层面点状致密硬涩搏（$30\% \leqslant \rho < 40\%$，$20\% \leqslant v < 30\%$）为动点二级特征，将一级特征的密度值分别代入公式 E_1，将二级特征的密

度值代入公式 E_2，可得各脉形特征采集识别时的误差系数分别为 σ_{11} = 0.0744、σ_{12} = 0.0974、σ_{13} = 0.0625，将 σ_{11}、σ_{12}、σ_{13} 代入公式 W_2，得采集该脉形时的误差系数 σ_1 = 0.2168。

c. 疾病预向度计算

将该脉形中动点一级特征左侧脉位 B_1 点后点位中层浅层面点位性断搏（$50\% \leqslant \rho < 60\%$，$10\% \leqslant v < 20\%$）、左侧脉位 B_1 点后点位中层浅层面致密软涩搏（$40\% \leqslant \rho < 50\%$，$20\% \leqslant v < 30\%$），动点二级特征左侧脉位 B_1 点前点位中层浅层面点状致密硬涩搏（$30\% \leqslant \rho < 40\%$，$20\% \leqslant v < 30\%$）的密度、离散系数，分别代入公式 L_1、L_2，得周程密度的类权值 $JW(\rho)$ = 47.0% $\in$（40%，60%），离散系数的类权值 $JW(v)$ = 21.0% $\in$（20%，30%）。

（2）胃溃疡

a. 脉形确诊概率及确诊率计算

在该期脉形中，左侧脉位 B_1 点前点位中层浅层面点状或点位性断搏（$50\% \leqslant \rho < 60\%$，$0 \leqslant v < 10\%$）、左侧脉位 B_1 点前点位中层浅层面致密软涩搏（$40\% \leqslant \rho < 50\%$，$10\% \leqslant v < 20\%$）为动点一级特征，将两一级特征的密度和离散系数依次代入公式 J_1，即可得两特征的确诊概率分别为 $P(M_{21})$ = 0.5924、$P(M_{22})$ = 0.4388；B 型滑搏、粗软搏为整体一级特征，对胃溃疡的特征经验确诊概率 $P(M_{23})$ = 0.20（经验值）、$P(M_{24})$ = 0.10（经验值），B 型亚数搏为整体二级特征，对胃溃疡的特征确诊概率 $P(M_{25})$ = 0.10（经验值），即左侧脉位 B_1 点前点位中层浅层面点状或点位性断搏、左侧脉位 B_1 点前点位中层浅层致密软涩搏、粗软搏、B 型滑搏、B 型亚数搏确诊胃溃疡的可能性各为 59.24%、43.88%、10%、20%、10%，将五个特征的确诊概率代入公式 W_1，得胃溃疡的脉形确诊概率 $P(M_2)$ = 0.8518，即其脉形确诊率为 85.18%。

b. 误差系数计算

左侧脉位 B_1 点前点位中层浅层面点状或点位性断搏（$50\% \leqslant \rho < 60\%$，$0 \leqslant v < 10\%$）、左侧脉位 B_1 点前点位中层浅层面致密软涩搏（$40\% \leqslant \rho < 50\%$，$10\% \leqslant v < 20\%$）为动点一级特征，将两特征的密度值分别代入公式 E_1，则得各脉形特征采集识别时的误差系数分别为 $\sigma_{21} = 0.0744$、$\sigma_{22} = 0.0974$，将 σ_{21}、σ_{22} 代入公式 W_2，得采集该脉形时的误差系数 $\sigma_2 = 0.1646$。

c. 疾病预向度计算

将该脉形中动点一级特征左侧脉位 B_1 点前点位中层浅层面点状或点位性断搏（$50\% \leqslant \rho < 60\%$，$0 \leqslant v < 10\%$）、左侧脉位 B_1 点前点位中层浅层面致密软涩搏（$40\% \leqslant \rho < 50\%$，$10\% \leqslant v < 20\%$）的密度、离散系数，分别代入公式 L_1、L_2，得周程密度的类权值 $JW(\rho) = 45.0\% \in (40\%, 60\%)$，离散系数的类权值 $JW(v) = 10.0\% \in (10\%, 20\%)$。

2. 结论分析

（1）脉形指数

a. 十二指肠球部溃疡脉形确诊概率 $P(M_1) = 0.8210$，误差系数 $\sigma_1 = 0.2168$，代入公式 W_3，得脉形指数 $Z = 0.8470$，即该脉形为一级标准脉形。这与十二指肠球部溃疡病理变化明显，特征表现度较高，采集识别时误差较小是相吻合的。

b. 胃溃疡脉形确诊概率 $P(M_2) = 0.8518$，误差系数 $\sigma_2 = 0.1646$，代入公式 W_3，得脉形指数 $Z = 0.8469$，为一级标准脉形。因胃溃疡的病理变化典型，脉形特征表现度高，但脉形特征数少，且其脉形动点特征居于 B_1 点前点位，较 B_1 点后点位易采集，故其脉形确诊概率虽较十二指肠球部溃疡脉形低，但采集识别时误差比其小。利用两者诊断疾病，诊断准确率高。

（2）疾病预向度

a. 十二指肠球部溃疡脉形：$JW(\rho) = 47.0\%$，$JW(v) = $

297

21.0%，说明就诊的大部分病人病情较重，且平稳。

b. 胃溃疡脉形：$JW(\rho)=45.0\%$，$JW(v)=10.0\%$，说明就诊病人大部分病情较重，且有发展趋势。

（四） 相似脉形鉴别

十二指肠球部溃疡脉形与胃溃疡脉形十分相似，都呈现 B 型亚数搏、滑搏、断搏和致密软涩搏。二者的区别主要在于：（1）前者所出现的滑搏多为 A 型，后者多为 B 型；（2）前者的动点特征呈现在左侧脉位 B_1 点后点位，而后者则呈现在前点位；（3）前者多伴有左侧脉位 B_1 点后点位致密硬涩搏，后者则多不伴有。

二、 辅助检查

（一） X 线钡餐检查

X 线钡餐检查阳性率可达 80%—90%，溃疡的直接征象是龛影，正面呈圆形或椭圆形，侧面呈漏斗形，边缘整齐平滑，黏膜皱襞向溃疡聚合呈放射状。间接征象主要是溃疡对侧的胃壁或十二指肠壁有痉挛性切迹、十二指肠球部激惹征和排空增快、十二指肠球部变形，黏膜皱襞粗乱，幽门梗阻时，胃影增大，蠕动加强和胃排空时间延长。

（二） 胃镜检查和黏膜活检

胃镜检查对消化性溃疡有确诊价值，甚至被认为胃镜检查后无须做 X 线检查。由于消化性溃疡胃镜检查仍有 5%—10% 被漏检，故一般认为这两种诊断手段能互相补充，不可偏废。胃镜下，溃疡多呈圆形或椭圆形，直径一般小于 2 cm，边缘完整无结节，底部平整有白色或灰白色苔；周围黏膜肿胀发红，有时可见皱襞向溃疡集中。镜下还可发现伴随溃疡的胃炎和十二指肠炎。与 X 线钡餐检查相比，胃镜对发现胃后壁溃疡和十二指肠溃疡更为可靠。胃镜检查时，应常规对溃疡边缘及毗邻黏膜做多处活检，此不仅可借以区别良恶性溃疡，还能检测幽门螺旋杆菌的有无，对治疗也有指导意义。

三、 脉形特征与 X 线征的对应关系

X 线钡餐检查显示胃部龛影时，脉形特征表现为左侧脉位 B_1 点前点位中层浅层面点状或点位性断搏；显示十二指肠球部龛影时，脉搏特征表现为左侧脉位 B_1 点后点位中层浅层面点状或点位性断搏；显示十二指肠及胃窦部均有龛影时，脉形特征表现为左侧脉位 B_1 点前点位和后点位中层浅层面点状或点位性断搏。

四、 脉形诊断标准

（一） 诊断依据

1. 细弱搏、A 型滑搏、B 型亚数搏、左侧脉位 B_1 点后点位中层浅层面点位性断搏（$50\% \leqslant \rho < 60\%$，$10\% \leqslant v < 20\%$）、左侧脉位 B_1 点后点位中层浅层面致密软涩搏（$40\% \leqslant \rho < 50\%$，$20\% \leqslant v < 30\%$）、左侧脉位 B_1 点前点位中层浅层面点状致密硬涩搏（$30\% \leqslant \rho < 40\%$，$20\% \leqslant v < 30\%$）。

299

2. 粗软搏、B 型滑搏、B 型亚数搏、左侧脉位 B_1 点前点位中层浅层面点状或点位性断搏（$50\% \leqslant \rho < 60\%$，$0 \leqslant v < 10\%$）、左侧脉位 B_1 点前点位中层浅层面致密软涩搏（$40\% \leqslant \rho < 50\%$，$10\% \leqslant v < 20\%$）。

（二） 判定标准

1. 结合临床表现，凡符合诊断依据第 1 条者，可诊断为慢性十二指肠球部溃疡。

2. 结合临床表现，凡符合诊断依据第 2 条者，可诊断为慢性胃溃疡。

五、 误诊分析

自 1983 年该脉形创立至今，累计诊断消化性溃疡患者 1766 例，

其中脉诊结论与患者病情实际完全吻合者1503例，约占患者总人数的85.11%，即实际诊断准确率为85.11%，接近于十二指肠球部溃疡脉形的理论确诊率，而大大低于胃溃疡脉形的理论确诊率，这与十二指肠球部溃疡发病率高，就诊患者多有关。脉诊结论与患者病情实际不相吻合者263例，约占患者总人数的14.89%，即实际误诊率为14.89%。在263例误诊病例中，因系统因素误诊者149例，约占总人数的8.44%，因随机因素误诊者114例，约占总人数的6.46%。上述资料表明，此脉形特异性较强，特征易采易辨，故随机误诊率较低。其随机误诊原因及分析如下。

随机误诊原因及分析

误诊人数	各随机误诊比率	随机误诊原因	改进措施
65	57.02%	患者脉搏滑数，B组回落过快，特征不宜采集。上述两种脉形的动点特征均集中于B_1点，B_1点是B组回落最快的动点，也是特征显示时间最短的部位，加之两脉形整体脉动均以滑数搏为主，使特征显示时间更短，稍纵即逝，极不易采集，若不用心体察，容易导致动点特征漏采。	首先详查患者整体脉动，若发现整体滑搏，须将患者脉位适当提高（腋间角约50°），以辨别滑搏的真伪，此时若滑搏继续存在，方可确定滑搏为真特征；整体脉动采集完毕，再稍抬高其脉位至腋间角55°—60°，在此基础上采集B组特征，可在一定程度上减缓B组回落速度，延长B组显示时间，以防止因脉搏回落过快而产生的特征漏采。

误诊人数	各随机误诊比率	随机误诊原因	改进措施
27	23.68%	特征定位错误致脉形识别有误。上述两种脉形中，对疾病诊断起决定作用的动点一级特征均为断搏及致密软涩搏，两特征在两脉形中所处的层位相同，表现度接近，但其所处点位不一，在十二指肠球部溃疡脉形中为左侧脉位 B_1 点后点位中层浅层面，在胃溃疡脉形中为左侧脉位 B_1 点前点位中层浅层面，两点位相距极近，加之 B_1 点又是显示时间最短的动点，若不熟练掌握 B 组特征采集技巧，常引起特征点位判断失误，从而导致两脉形的混淆。	采集 B 组特征时，应适当垫高脉枕，抬高脉位，以适当减缓脉位血流，防止点位判断不清。
22	19.30%	特征采集不全及相似脉形相互干扰，致脉形判断失误。	适当延长诊脉周程，适当抬高脉位，使涩搏及断搏显示时间相应延长，力求达到特征采集全面、识别准确的目的。
提示	从脉形结构看，这三种脉形之间均有相似之处，区分三者的要点在于对脉形中各特征表现度判断的正确与否。对于此类患者，除应延长诊脉周程、变换患者脉位以利特征显示外，还应熟练运用各种特征采集方法（如冲测法、随测法等）以防止各种特征漏采，从而达到正确判断各特征表现度、提高脉诊准确率的目的。		

六、 病案分析

（一） 典型病例及分析

李某，女，51 岁，农民，2015 年 2 月初诊。患者自述：上腹部胀痛，进食后疼痛加剧，时伴有黑便、恶心，偶见呕吐。经脉诊检查，患者脉搏呈现细弱搏、A 型滑搏、左侧脉位 B_1 点后点位中层浅层面点位性断搏（$\rho = 55\%$，$v = 15\%$）、左侧脉位 B_1 点后点位中层浅层面致密软涩搏（$\rho = 44\%$，$v = 21\%$）、左侧脉位 B_1 点前点位中层浅层面点状致密硬涩搏（$\rho = 30\%$，$v = 21\%$）。根据采集到的各动点特征表现度大小，判断表现度较高的左侧脉位 B_1 点后点位中层浅层面点位性断搏、致密软涩搏为一级特征，表现度较低的左侧脉位 B_1 点前点位中层浅层面点状致密硬涩搏为二级特征；细弱搏、A 型滑搏为整体一级特征。将上述各特征组成脉形，根据经验值可得，细弱搏的确诊概率为 $P_1 = 0.10$，A 型滑搏的确诊概率为 $P_2 = 0.10$，将动点一级特征的密度和离散系数分别代入公式 J_1，则可得两一级动点特征的确诊概率为 $P_3 = 0.5240$、$P_4 = 0.4488$，将动点二级特征的密度和离散系数代入公式 J_2，得该特征的确诊概率为 $P_5 = 0.1431$，再用公式 W_1 将各特征的确诊概率统合起来，得该脉形的确诊率为 81.79%，符合十二指肠球部溃疡理论脉形，故诊断为十二指肠球部溃疡。后经证实，脉诊结论与患者病情实际完全吻合。

（二） 误诊病例及分析

贾某，男，41 岁，职员，2017 年 5 月初诊。患者自述：上腹部刺痛，多在饭后 2h 内发作，嗳气、反酸，偶见黑便。经脉诊检查，患者脉搏呈现 B 型滑搏、左侧脉位 B_1 点后点位中层浅层面点状断搏（$\rho = 54\%$，$v = 10\%$）、左侧脉位 B_1 点后点位中层浅层面致密软涩搏（$\rho = 50\%$，$v = 20\%$）。考虑该患者脉搏中所呈现的动点特征表现度均较高，故判断两动点特征均为一级特征，将上述特征组成脉形后，根据经验值，得 B 型滑搏的确诊概率为 $P_1 = 0.20$，用公式 J_1 计算两动点特征的确诊概率，左侧脉位 B_1 点后点位中层浅层面点状断搏的确诊概率为 $P_2 = 0.5474$，左侧脉位 B_1 点后点位中层浅层面致密软涩搏的确诊概率为 $P_3 = 0.4534$，再用公式 W_1 将上述各特征的确诊概率统合起来，则可得该患者脉形的确诊率为 80.21%，符合十二指肠球部溃疡理论脉形，故诊断为十二指肠球部溃疡。后经证实，脉诊结论与患者病情实际不相吻合。随访患者重做脉诊检查，发现初诊时，由于该患者整体脉动为 B 型滑搏，使其脉动中处于回落组的 B_1 点显示时间相对缩短，采集该点位特征时，未能分清左侧脉位 B_1 点致密软涩搏的准确点位，误将 B_1 点前点位的特征判断为 B_1 点后点位，该患者的确切脉形特征应为 B 型滑搏、左侧脉位 B_1 点前点位中层浅层面点状断搏（$\rho = 54\%$，$v = 10\%$）、左侧脉位 B_1 点前点位中层浅层面致密软涩搏（$\rho = 50\%$，$v = 20\%$），据此诊断为胃溃疡。

第六节　溃疡性结肠炎

溃疡性结肠炎又称非特异性溃疡性结肠炎，是一种病因不明的直肠和结肠慢性炎性疾病。主要临床表现是腹泻、黏液性血便、腹痛和里急后重。病情轻重不等，多反复发作。

本病可发生于任何年龄，多见于青壮年，亦可见于儿童或中年，男女发病率无明显差别。本病在我国较欧美国家少见，且病情一般较轻。

溃疡性结肠炎的临床表现：起病多数缓慢，少数可急性起病。病程呈慢性经过，迁延数年至十余年，常有发作期与缓解期交替，或持续性逐渐加重，偶见急性爆发过程。精神刺激、劳累、饮食失调为本病的发作诱因。临床表现和病程长短、病变范围、病期早晚与有无并发症等有关。

1. 消化系统表现

（1）腹泻：一般均有腹泻，系因炎症刺激使肠蠕动增加及肠腔水、钠吸收障碍所致。腹泻程度轻重不一，轻者每日排便3—4次或腹泻与便秘交替出现。重者排便频繁，可每1—2h一次。粪质多呈糊状，混有黏液、脓血，也可只排黏液、脓血而无粪质，里急后重常见。

（2）腹痛：轻型病人或病变缓解期病人可无腹痛或仅有腹部不适。一般诉有轻度至中度腹痛，系左下腹或下腹的阵痛，亦可涉及全腹，有疼痛—便秘—便后缓解的规律。若并发中毒性巨结肠或炎症波及腹膜，有持续性剧烈腹痛。

（3）其他症状：常有腹胀，严重病例有食欲不振、恶心、呕吐。

2. 全身表现

发热较少见，急性期或急性发作期常有低度或中度发热，重症可见高热、心率加快等毒性症状。病程发展者可出现衰弱、消瘦、贫血、水与电解质平衡紊乱、肠道蛋白质丢失所致的低白蛋白血症及营养障碍等表现。

3. 肠外表现

部分病人有杵状指、关节炎、虹膜睫状体炎、葡萄膜炎、结节性红斑、坏疽性脓皮病、口腔黏膜溃疡、小胆管周围炎、硬化性胆管炎、血管炎、慢性活动性肝炎或脾肿大等。

按本病起病缓急与病情轻重，可分为下列三型。

（1）轻型：最多见。除消化系统症状外，无全身症状，病变局限于直肠与乙状结肠。

（2）重型：较少见。有发热、倦怠、消瘦、贫血等全身表现，病变广泛，常累及全结肠，并可伴有肠外表现。

（3）爆发型：最少见。起病急骤，消化系统及全身表现严重，有毒血症，易并发中毒性巨结肠，并可出现急性肠穿孔。

一、 脉诊检查

（一） 脉形结构

1. 轻型

（1）整体特征

a. 主特征

一级特征：弱搏、A 型滑搏。

b. 副特征：脉动居中。

（2）动点特征

a. 主特征

一级特征：B_2 点前点位中层浅层面多发性点状断搏（$40\% \leqslant \rho < 50\%$，$20\% \leqslant v < 30\%$）、$B_2$ 点前点位中层浅层面致密软涩搏（$40\% \leqslant \rho < 50\%$，$20\% \leqslant v < 30\%$）。

b. 副特征：A_1 点深层弱搏。

2. 重型

（1）整体特征

a. 主特征

一级特征：细微搏、B 型亚数搏或 A 型数搏。

b. 副特征：脉动居浅层或深层。

（2）动点特征

a. 主特征

一级特征：B_2 点前点位中层深层面点位性或动点性断搏（$60\% \leqslant \rho < 70\%$，$0 \leqslant v < 10\%$）、$B_2$ 点前点位中层深层面致密软涩搏（$50\% \leqslant \rho < 60\%$，$10\% \leqslant v < 20\%$）。

二级特征：B_2 点前点位中层深层面点位性泡状冲搏（$40\% \leqslant \rho < 50\%$，$20\% \leqslant v < 30\%$）。

b. 副特征：A_1 点深层抽搏、C_2 点显著缩短。

3. 爆发型

（1）整体特征

a. 主特征

一级特征：细微搏、A 型数搏。

二级特征：B 型紧搏。

b. 副特征：脉动居浅层或深层。

（2）动点特征

a. 主特征

一级特征：B_2 点前点位中层深层面动点性或单连性断搏（$60\% \leqslant \rho < 70\%$，$0 \leqslant v < 10\%$）、$B_2$ 点前点位中层深层面致密软涩搏（$60\% \leqslant \rho < 70\%$，$10\% \leqslant v < 20\%$）。

b. 副特征：A_1 点深层微搏、A_3 点弱搏、C_2 点显著缩短。

（二）发生机理

此脉形的产生与结肠黏膜炎性改变、溃疡形成有关。

在病变早期，结肠黏膜呈弥漫性炎症改变，黏膜充血、水肿，影响局部血流，而在脉搏上表现为 B_2 点前点位中层浅层面致密软涩搏。随着病情的发展，肠腺隐窝局部聚集大量中性粒细胞，即形成小的隐窝脓肿，压迫周围血管，在脉搏上表现为 B_2 点前点位中层深层面点位性泡状冲搏。当隐窝脓肿融合、破溃，黏膜随即出现广泛浅小的不规则的溃疡，使许多小血管因此破裂、断流，在脉搏上表现为 B_2 点前点位中层浅层面多发性点状断搏。

广泛浅小的溃疡形成后，可沿结肠纵轴发展，逐渐融合成不规则的大片溃疡。随着溃疡面的逐渐扩大和深入，更多血管破裂断流，而在脉搏上表现为 B_2 点前点位中层深层面点位性或动点性或单连性断搏；黏膜下层组织也随之产生炎性充血、水肿，而脉搏上表现为 B_2 点前点位中层深层面致密软涩搏。

结肠炎症在反复发作的慢性过程中，大量新生肉芽组织增生，形成炎性息肉，后者对周围组织构成的压力虽然很小，但对局部血流却造成了一定影响，从而在脉搏上表现为 B_2 点前点位中层深层面点位性软冲搏。

在病变早期，肠黏膜面呈弥漫性细颗粒状，组织变脆，触之易出血，或由于溃疡形成血管暴露受损，破裂出血。长期慢性出血，一方面可造成红细胞及血红蛋白的大量丢失，使血流流阻减小，在脉搏上表现为 A 型滑搏；另一方面，还可造成血容量减小，外周血管反射性变细，脉位下沉，脉动减弱，脉搏呈现弱搏或细微搏。因炎症刺激导致体温升高，心率增快，在脉搏上表现为亚数搏或数搏。另外，炎性细胞的浸润，致使肠壁平滑肌阵发性痉挛，产生疼痛，从而导致交感神经兴奋性增高，全身血管呈阵发性张力增高，血流时快时慢，在脉搏上表现为 B 型紧搏。

（三）　脉形分析

1. 脉形确诊概率、误差系数及疾病预向度计算

（1）轻型溃疡性结肠炎

a. 脉形确诊概率及确诊率计算

在该期脉形中，B_2 点前点位中层浅层面多发性点状断搏（$40\% \leqslant \rho < 50\%$，$20\% \leqslant v < 30\%$）、$B_2$ 点前点位中层浅层面致密软涩搏（$40\% \leqslant \rho < 50\%$，$20\% \leqslant v < 30\%$）为动点一级特征，将其密度和离散系数依次代入公式 J_1，得两特征的确诊概率分别为 $P(M_{11})$ = 0.3886、$P(M_{12})$ = 0.3886，弱搏对轻型溃疡性结肠炎的特征确诊概率 $P(M_{13})$ = 0.10（经验值），A 型滑搏对轻型溃疡性结肠炎的特征确诊概率 $P(M_{14})$ = 0.10（经验值），即 B_2 点前点位中层浅层面多发性点状断搏、B_2 点前点位中层浅层面致密软涩搏、弱搏、A 型滑搏确

诊轻型溃疡性结肠炎的可能性各为 38.86%、38.86%、10%、10%，将四个特征的确诊概率代入公式 W_1，得轻型溃疡性结肠炎的脉形确诊概率 $P(M_1) = 0.6972$，即其脉形确诊率为 69.72%。

b. 误差系数计算

B_2 点前点位中层浅层面多发性点状断搏（$40\% \leqslant \rho < 50\%$，$20\% \leqslant v < 30\%$）、$B_2$ 点前点位中层浅层面致密软涩搏（$40\% \leqslant \rho < 50\%$，$20\% \leqslant v < 30\%$）为动点一级特征，将其密度值分别代入公式 E_1，得各脉形特征采集识别时的误差系数分别为 $\sigma_{11} = 0.0974$、$\sigma_{12} = 0.0974$，将 σ_{11}、σ_{12} 代入公式 W_1，得采集该脉形时的误差系数 $\sigma_1 = 0.1853$。

c. 疾病预向度计算

将该脉形中动点一级特征 B_2 点前点位中层浅层面多发性点状断搏（$40\% \leqslant \rho < 50\%$，$20\% \leqslant v < 30\%$）、$B_2$ 点前点位中层浅层面致密软涩搏（$40\% \leqslant \rho < 50\%$，$20\% \leqslant v < 30\%$）的密度、离散系数，分别代入公式 L_1、L_2，得周程密度的类权值 $JW(\rho) = 45.0\% \in (40\%, 60\%)$，离散系数的类权值 $JW(v) = 25.0\% \in (20\%, 30\%)$。

（2）重型溃疡性结肠炎

a. 脉形确诊概率及确诊率计算

在该期脉形中，B_2 点前点位中层深层面点位性或动点性断搏（$60\% \leqslant \rho < 70\%$，$0 \leqslant v < 10\%$）、$B_2$ 点前点位中层深层面致密软涩搏（$50\% \leqslant \rho < 60\%$，$10\% \leqslant v < 20\%$）为动点一级特征，$B_2$ 点前点位中层深层面点位性泡状冲搏（$40\% \leqslant \rho < 50\%$，$20\% \leqslant v < 30\%$）为动点二级特征，将一级特征的密度和离散系数依次代入公式 J_1，将二级特征的密度和离散系数代入公式 J_2，则可得各动点特征的确诊概率分别为 $P(M_{21}) = 0.6880$、$P(M_{22}) = 0.5240$、$P(M_{23}) = 0.1943$；A 型数搏或 B 型亚数搏对重型溃疡型结肠炎的特征确诊概率 $P(M_{24}) = 0.25$（经验值），细微搏对重型溃疡型结肠炎的特征确诊概率 $P(M_{25}) = 0.20$（经验值），即 B_2 点前点位中层深层面点位性或动点性

断搏、B_2 点前点位中层深层面致密软涩搏、B_2 点前点位中层深层面点位性泡状冲搏、A 型数搏或 B 型亚数搏、细微搏确诊重型溃疡型结肠炎的可能性各为 68.80%、52.40%、19.43%、25%、20%，将五个特征的确诊概率代入公式 W_1，得重型溃疡型结肠炎的脉形确诊概率 P (M_2) = 0.9282，即其脉形确诊率为 92.82%。

b. 误差系数计算

B_2 点前点位中层深层面点位性或动点性断搏（$60\% \leqslant \rho < 70\%$，$0 \leqslant v < 10\%$）、$B_2$ 点前点位中层深层面致密软涩搏（$50\% \leqslant \rho < 60\%$，$10\% \leqslant v < 20\%$）为动点一级特征，$B_2$ 点前点位中层深层面点位性泡状冲搏（$40\% \leqslant \rho < 50\%$，$20\% \leqslant v < 30\%$）为动点二级特征，将一级特征的密度分别代入公式 E_1，将二级特征的密度代入公式 E_2，则可得各脉形特征采集识别时的误差系数分别为 σ_{21} = 0.0545、σ_{22} = 0.0744、σ_{23} = 0.0487，将 σ_{21}、σ_{22}、σ_{23} 代入公式 W_2，得采集该脉形时的误差系数 σ_2 = 0.1675。

c. 疾病预向度计算

将该脉形中动点一级特征 B_2 点前点位中层深层面点位性或动点性断搏（$60\% \leqslant \rho < 70\%$，$0 \leqslant v < 10\%$）、$B_2$ 点前点位中层深层面致密软涩搏（$50\% \leqslant \rho < 60\%$，$10\% \leqslant v < 20\%$），动点二级特征 B_2 点前点位中层深层面点位性泡状冲搏（$40\% \leqslant \rho < 50\%$，$20\% \leqslant v < 30\%$）的密度、离散系数分别代入公式 L_1、L_2，得周程密度的类权值 JW (ρ) = 57.0% $\in$（40%，60%），离散系数的类权值 JW (v) = 13.0% $\in$（10%，20%）。

（3）爆发型溃疡性结肠炎

a. 脉形确诊概率及确诊率计算

在该期脉形中，B_2 点前点位中层深层面动点性或单连性断搏（$60\% \leqslant \rho < 70\%$，$0 \leqslant v < 10\%$）、$B_2$ 点前点位中层深层面致密软涩搏（$60\% \leqslant \rho < 70\%$，$10\% \leqslant v < 20\%$）为动点一级特征，将其密度和离

散系数依次代入公式 J_1，得两特征的确诊概率为 $P(M_{31})=0.6880$、$P(M_{32})=0.6074$；细微搏、A 型数搏（一级特征）对爆发型溃疡性结肠炎的特征确诊概率 $P(M_{33})=0.20$（经验值）、$P(M_{34})=0.30$（经验值），B 型紧搏（二级特征）对爆发型溃疡性结肠炎的特征确诊概率 $P(M_{35})=0.1$（经验值），即 B_2 点前点位中层深层面动点性或单连性断搏、B_2 点前点位中层深层面致密软涩搏、细微搏、A 型数搏、B 型紧搏确诊爆发型溃疡性结肠炎的可能性各为 68.80%、60.74%、20%、30%、10%，将五个特征的确诊概率代入公式 W_1，得爆发型溃疡性结肠炎的脉形确诊概率 $P(M_3)=0.9383$，即其脉形确诊率为 93.83%。

b. 误差系数计算

B_2 点前点位中层深层面动点性或单连性断搏（$60\% \leqslant \rho < 70\%$，$0 \leqslant v < 10\%$）、$B_2$ 点前点位中层深层面致密软涩搏（$60\% \leqslant \rho < 70\%$，$10\% \leqslant v < 20\%$）为动点一级特征，将其密度分别代入公式 E_1、E_2，得各脉形特征采集识别时的误差系数分别为 $\sigma_{31}=0.0545$、$\sigma_{32}=0.0545$，将 σ_{31}、σ_{32} 代入公式 W_3，得采集该脉形时的误差系数 $\sigma_3=0.1060$。

c. 疾病预向度计算

将该脉形中动点一级特征 B_2 点前点位中层深层面动点性或单连性断搏（$60\% \leqslant \rho < 70\%$，$0 \leqslant v < 10\%$）、$B_2$ 点前点位中层深层面致密软涩搏（$60\% \leqslant \rho < 70\%$，$10\% \leqslant v < 20\%$）的密度、离散系数分别代入公式 L_1、L_2，得周程密度的类权值 $JW(\rho)=65.0\% \in (60\%, 100\%)$，离散系数的类权值 $JW(v)=10.0\% \in (10\%, 20\%)$。

2. **结论分析**

（1）脉形指数

a. 轻型溃疡性结肠炎脉形确诊概率 $P(M_1)=0.6972$，误差系数 $\sigma_1=0.1853$，代入公式 W_1，得脉形指数 $Z_1=0.7325$，为二级标准脉形。这与轻型溃疡性结肠炎病理变化不甚明显，特征表现度较低相吻合。

b. 重型溃疡性结肠炎脉形确诊概率 $P（M_2）=0.9282$，误差系数 $\sigma_2=0.1675$，代入公式 W_2，得脉形指数 $Z_3=0.8995$，为一级标准脉形。因其发病较急，病理损伤较重，脉形特征表现度较高，故其脉形确诊概率较轻型溃疡性结肠炎脉形高。

c. 爆发型溃疡性结肠炎脉形确诊概率 $P（M_3）=0.9383$，误差系数 $\sigma_3=0.1060$，代入公式 W_3，得脉形指数 $Z_3=0.9250$，为最佳脉形。因其发病急骤，且病理损伤严重，脉形特征表现度高，故其脉形确诊概率较轻型溃疡性结肠炎与重型溃疡性结肠炎脉形确诊概率都高。

（2）预向度的类权值

a. 轻型溃疡性结肠炎脉形：$JW（\rho）=45.0\%$，$JW（v）=25.0\%$，说明该型病情较重，且平稳。

b. 重型溃疡性结肠炎脉形：$JW（\rho）=57.0\%$，$JW（v）=13.0\%$，说明该型病情较重，且有发展趋势。

c. 爆发型溃疡性结肠炎脉形：$JW（\rho）=65.0\% \in（60\%，100\%）$，$JW（v）=10.0\% \in（10\%，20\%）$，说明该型病情重，且有发展趋势。

（四） 相似脉形鉴别

上述三种脉形的相同点是都具有断搏、致密软涩搏。三者的不同点主要表现在三个方面：（1）轻型溃疡性结肠炎脉形的整体特征多表现为弱搏、A 型滑搏，重型溃疡性结肠炎脉形的整体特征多表现为细微搏、B 型亚数搏或 A 型数搏，爆发型溃疡性结肠炎脉形的整体特征多表现为细微搏、A 型数搏。（2）轻型溃疡性结肠炎脉形的断搏多为点状，特征表现度低，且呈现在 B_2 点前点位中层浅层面；重型溃疡性结肠炎脉形与爆发型溃疡性结肠炎脉形的断搏，都呈现在 B_2 点前点位中层深层面，但前者多为点位性或动点性且特征表现度较高，后者多为动点或单连性且特征表现度高。（3）轻型溃疡性结肠炎与爆发型溃疡性结肠炎脉形多不伴有 B_2 点前点位中层深层面点位性泡状冲搏；而重型溃疡性结肠炎脉形多伴有 B_2 点前点位中层深层面点位性泡状冲搏。

二、 辅助检查

（一） 结肠镜检查

是一种有价值的诊断方法，直肠乙状结肠镜检查适用于病变局限在直肠与乙状结肠下段者，病变向上扩展时，纤维结肠镜检查有重要意义，可确定病变范围。镜检可见黏膜弥漫性充血、水肿，正常所见的黏膜下树枝状小血管模糊不清或消失，黏膜面呈颗粒状，脆性增加，轻触易出血。常有糜烂或浅小溃疡，附着黏液或脓性渗出物；重型病人的溃疡较大，呈多发性散在分布，可大片融合，边缘不规则。后期可见炎性息肉，黏膜较苍白，有萎缩斑点，肠壁僵直而乏膨胀性，结肠袋消失。对重型患者进行检查应慎防结肠穿孔。

（二） X 线钡剂灌肠检查

应用气钡双重对比造影，有利于观察黏膜形态。本病急性期因黏膜水肿而皱襞粗大紊乱；有溃疡和分泌物覆盖时，肠壁边缘可呈毛刺状或锯齿状。后期肠壁纤维组织增生，结肠袋消失，肠壁变硬，肠管缩短，肠腔变窄，可呈铅管状。有炎性息肉时，可见圆或卵圆形充盈缺损。重型或爆发型病人一般不易做钡剂灌肠检查，以免加重病情或诱发中毒性巨结肠。

三、 脉形特征与实验室检查的对应关系

（一） 与结肠镜检查的对应关系

结肠镜镜检见黏膜弥漫性充血、水肿，正常黏膜下所见树枝状小

312

血管变得模糊不清或消失，黏膜面呈颗粒状，脆性增加，触之易出血时，脉搏呈现 B_2 点前点位中层浅层面致密软涩搏。结肠镜镜检见黏膜面糜烂或浅小溃疡并附着黏液或脓性渗出物时，脉搏呈现 B_2 点前点位中层浅层面多发性点状断搏。镜检见溃疡较大呈多发性散在分布可大片融合，边缘不规则时，脉搏呈现 B_2 点前点位中层深层面点位性或动点性断搏。镜检见炎性息肉时，脉形表现为 B_2 点前点位中层深层面点位性软冲搏。

（二） 与 X 线钡剂灌肠检查的对应关系

X 线气钡双重造影见黏膜水肿而皱襞粗大紊乱时，脉形呈现为 B_2 点前点位中层深层面致密软涩搏；造影见有溃疡和分泌物覆盖，肠壁边缘呈毛刺状或锯齿状时，脉形呈现 B_2 点前点位中层浅层面致密软涩搏和断搏；造影见有炎性息肉，可见圆或卵圆形充盈缺损时，脉形呈现 B_2 点前点位中层深层面点位性软冲搏、致密软涩搏。

四、 脉形诊断标准

（一） 诊断依据

1. 弱搏、A 型滑搏、脉动居中、B_2 点前点位中层浅层面多发性点状断搏（$40\% \leqslant \rho < 50\%$，$20\% \leqslant v < 30\%$）、$B_2$ 点前点位中层浅层面致密软涩搏（$40\% \leqslant \rho < 50\%$，$20\% \leqslant v < 30\%$）、$A_1$ 点深层弱搏。

2. 细微搏、B 型亚数搏或 A 型数搏、脉动居浅层或深层、B_2 点前点位中层深层面点位性或动点性断搏（$60\% \leqslant \rho < 70\%$，$0 \leqslant v < 10\%$）、$B_2$ 点前点位中层深层面致密软涩搏（$50\% \leqslant \rho < 60\%$，$10\% \leqslant v < 20\%$）、$B_2$ 点前点位中层深层面点位性泡状冲搏（$40\% \leqslant \rho < 50\%$，$20\% \leqslant v < 30\%$）、$A_1$ 点深层抽搏、C_2 点显著缩短。

3. 细微搏、A 型数搏、B 型紧搏、脉动居浅层或深层、B_2 点前点位中层深层面动点性或单连性断搏（$60\% \leqslant \rho < 70\%$，$0 \leqslant v < 10\%$）、

B_2点前点位中层深层面致密软涩搏（$60\% \leqslant \rho < 70\%$，$10\% \leqslant v < 20\%$）、$A_1$点深层微搏、$A_3$点弱搏、$C_2$点显著缩短。

（二） 判定标准

1. 结合临床表现，凡符合诊断依据第 1 条者，可以诊断为轻型溃疡性结肠炎。

2. 结合临床表现，凡符合诊断依据第 2 条者，可以诊断为重型溃疡性结肠炎。

3. 结合临床表现，凡符合诊断依据第 3 条者，可以诊断为爆发型溃疡性结肠炎。

五、 误诊分析

自 1979 年溃疡性结肠炎脉形创立至今，用此脉形累计诊断溃疡性结肠炎患者 853 例，其中脉诊检查与患者病情实际完全吻合者 773 例，约占患者总人数的 90.62%，即实际诊断准确率为 90.62%，与溃疡性结肠炎的理论脉形相比，高于轻型结肠炎而低于重型及爆发型的理论确诊率，这与轻型患者自觉症状轻，就诊患者少有关。脉诊结论与患者病情实际不相吻合者 80 例，约占患者总人数的 9.38%，即其实际误诊率为 9.38%。在上述 80 例误诊患者中，因系统因素而误诊者 30 例，约占患者总人数的 3.52%，其他 50 例为随机误诊病例，约占患者总人数的 5.86%。由上述资料可以看出，此脉形特异性强，特征易采集，故随机误诊病例也较少。随机误诊原因及分析如下。

随机误诊原因及分析

误诊人数	随机误诊比率	随机误诊原因	改进措施
27	54.00%	指力不当,致此脉形的主要特征点状断搏漏采、致密软涩搏脱失。轻型溃疡性结肠炎脉形的整体特征为弱搏,采集中层动点特征时,需适当加大指力,但指力过大时,则可导致耐压力较差的主要动点特征致密软涩搏脱失,并使密度较小的点状断搏漏采。	临床上对脉动过弱的病人,应采用重指力感知,这种重指力的确定应因人而异,对体壮脉强的患者用力宜重,体虚脉弱的患者用力宜轻,重是相对的,宜才是绝对的,不论哪一种特征,只有指力适宜,才能做到采集与识别准确无误。
23	46.00%	脉率过快,脉形中的主要动点特征漏采。此脉形以滑搏和数搏为主,其动点特征均集中于脉动回落组的 B_2 点前点位中层,该点位显示时间较短,而该脉形中的整体滑搏与数搏又在一定程度上加快了脉搏回落的速度,使其 B 组特征稍纵即逝,如不用心体察,很容易将该动组特征漏采。	先对其整体脉动用心感知,如整体脉动以滑搏及数搏为主,采集其 B 组特征时,应适当抬高患者脉位至腋间角 55°左右,以适当减缓脉搏回落速度,适当延长特征显示时间,以利特征采集。
提示	疾病不同,特征所处层位不一,层位的确定有赖于指力的巧妙运用。有些疾病呈现的脉动较弱,特征显示不清,需用不同的指力加以分辨,若使用指力不当,不仅可以造成相邻层位特征的混采,亦可造成某些较弱特征的脱失,故临床上除应熟练掌握诊脉方法外,还应学会巧妙运指,方能对疾病做出准确判断。		

六、 病案分析

（一） 典型病例及分析

元某，女，49 岁，工人，2012 年 7 月初诊。患者自述：偶见便血，有时亦见便秘、腹痛、腹泻、腹胀。经脉诊检查，患者脉搏呈现弱搏、A 型滑搏、B_2 点前点位中层深层面多发性点状断搏（$\rho = 46\%$，$v = 23\%$）、B_2 点前点位中层深层面致密软涩搏（$\rho = 47\%$，$v = 21\%$）。在患者脉动所现的特征中，弱搏与 A 型滑搏为表现度较高的整体特征，故判断为整体一级特征，点状断搏与致密软涩搏为表现度较高的动点特征，且两动点特征同处 B_2 点前点位中层，故判断两特征均为动点一级特征，将上述各特征组成脉形后，计算各特征的确诊概率，根据经验值可得，弱搏的确诊概率为 $P_1 = 0.10$，A 型滑搏的确诊概率为 $P_2 = 0.10$，将两动点一级特征的密度与离散系数代入公式 J_1，即可得 B_2 点前点位中层深层面多发性点状断搏的确诊概率 $P_3 = 0.4062$，致密软涩搏的确诊概率 $P_4 = 0.4242$，再用公式 W_1 将上述各特征的确诊概率统合起来，即可得其脉形的确诊率为 72.31%，确诊率相对较高，且脉形结构基本符合溃疡性结肠炎理论脉形，并结合临床症状，诊断为溃疡性结肠炎。后经证实，脉诊结论与患者病情实际相吻合。

（二） 误诊病例及分析

李某，男，31 岁，教师，2010 年 9 月初诊。患者自述：大便不爽、里急后重、腹痛、腹泻。经脉诊检查，患者脉搏呈现弱搏、A 型滑搏、B_2 点前点位中层深层面致密软涩搏（$\rho = 61\%$，$v = 16\%$）、B_2 点前点位中层深层面致密硬涩搏（$\rho = 25\%$，$v = 31\%$）。该患者脉动中所现特征的表现度整体特征的弱搏、A 型滑搏均较高，故两特征均为整体一级特征，两动点特征表现度相近且同属 B_2 点前点位中层深层面，故判断两动点特征均为动点一级特征，将上述特征组成脉形后，计算各特征的确诊概率，根据经验值，弱搏的确诊概率为 $P_1 = 0.10$，

A 型滑搏的确诊概率为 $P_2 = 0.10$，将两动点特征的密度和离散系数代入公式 J_1，即可得两特征的确诊概率为 $P_3 = 0.5672$、$P_4 = 0.2165$，再用公式 W_1 将各特征的确诊概率统合起来，即可得其脉形的确诊率为 72.53%，确诊率偏低，但因采集到的脉形结构基本符合慢性肠炎的理论脉形，且各特征的表现度已达诊断标准值，故诊断为慢性肠炎。后经证实，脉诊结论与患者病情实际不相吻合。在随访患者脉诊复查中发现，初诊时由于脉位过高使该患者 B_2 点前点位中层深层面应现的点状断搏漏采，初诊采集到的致密软涩搏亦因脉位过高而表现度增大，复诊所采脉形为弱搏、A 型滑搏、B_2 点前点位中层深层面致密软涩搏（$\rho = 47\%$，$v = 19\%$）、B_2 点前点位中层深层面多发性断搏（$\rho = 43\%$，$v = 21\%$）、B_2 点前点位中层深层面致密硬涩搏（$\rho = 20\%$，$v = 35\%$）。复诊脉形中以多发性断搏、致密软涩搏表现度较高，故两者为动点一级特征，而表现度低的致密硬涩搏为动点二级特征，计算各特征的确诊概率，弱搏的确诊概率为 $P_1 = 0.10$，A 型滑搏的确诊概率为 $P_2 = 0.10$，B_2 点前点位中层深层面多发性断搏的确诊概率为 $P_3 = 0.3924$，致密软涩搏的确诊概率为 $P_4 = 0.4347$，二级动点特征致密硬涩搏的确诊概率为 $P_5 = 0.0850$，统合各特征的确诊概率，即可得复诊脉形的确诊率为 74.54%，且其脉形结构完全符合轻型溃疡性结肠炎的理论脉形，故应诊断为轻型溃疡性结肠炎。

第七节　慢性肾盂肾炎

目前认为，急性肾盂肾炎病程超过半年，同时伴有下列之一者，可诊断为慢性肾盂肾炎：①在静脉肾盂造影片上可见肾盂肾盏变形、缩窄；②肾外形凹凸不平，且两肾大小不等；③肾小管功能有持续性损害。

慢性肾盂肾炎的临床表现多不典型，常复杂多样，重者急性发病时临床表现为典型的急性肾盂肾炎，可有明显全身感染症状，轻者可无明显全身表现，仅有肾、尿路症状及尿液改变，也有无自觉症状、仅有尿检异常者。常见的有下列五型。

（1）复发型：常多次急性发作，发病时可有全身感染症状、尿路局部表现及尿液变化等，类似急性肾盂肾炎。

（2）低热型：以长期低热为主要表现，可伴有乏力、腰酸、食欲不振、体重减轻等。

（3）血尿型：可以血尿为主要表现，呈镜下或肉眼血尿，发病时伴腰痛、腰酸和尿路刺激症状。

（4）隐匿型：无任何全身或局部症状，仅有尿液变化，尿菌培养可阳性，又称无症状性菌尿。

（5）高血压型：在病程中出现高血压，偶可发展为急进性高压血，常伴有贫血，但无明显蛋白尿和水肿等。

复发是肾盂肾炎的临床特点，再次发作可以是原病复发或是重新感染，两者性质不同，且处理与预后各异，必须区分。复发是指肾盂肾炎未治愈，只是病情暂时缓解，在某些因素促发下，潜伏的细菌又引起炎症而发病；重新感染则是原病已愈，细菌已灭，而由新的致病菌入侵所致。

一、 脉诊检查

（一） 脉形结构

1. 整体特征

（1）主特征

一级特征：A 型网状涩搏、A 型或 B 型亚数搏。

（2）副特征：脉动居中层或深层。

2. 动点特征

（1）主特征

一级特征：B_2点前点位深层浅层面点位性致密软涩搏（$40\% \leqslant \rho < 50\%$，$10\% \leqslant v < 20\%$）、$B_2$点前点位深层 B 型或 A 型滑涩搏（$50\% \leqslant \rho < 60\%$，$10\% \leqslant v < 20\%$）。

二级特征：B_2点前点位深层点状致密硬涩搏（$30\% \leqslant \rho < 40\%$，$10\% \leqslant v < 20\%$）。

（2）副特征：A_3点搏幅降低或减弱。

（二）脉形发生机理

慢性肾盂肾炎患者，肾盂炎性充血、水肿，阻碍局部血流，在脉搏上表现为 B_2点前点位深层浅层面点位性致密软涩搏；因肾盂、肾盏和乳头部均有瘢痕形成，并因瘢痕收缩而造成肾盂肾盏变形、狭窄，对局部形成点状阻力点，而在脉搏上表现为 B_2点前点位深层浅层面点位性致密硬涩搏；随着炎症的发展，肾小管上皮细胞萎缩、退化，肾小球周围也有不同程度的纤维增生，由于肾实质内炎性病灶和纤维组织的增生，使肾皮质和髓质内血流受到较强的阻力，而在脉搏上表现为 B_2点前点位深层深层面点状致密硬涩搏。B_2点前点位深层 C 型滑涩搏的产生可能与肾性贫血有关。

（三）脉形分析

1. 脉形确诊概率、误差系数及疾病预向度计算

（1）脉形确诊概率及确诊率

在该期脉形中，B_2点前点位深层浅层面点位性致密软涩搏（$40\% \leqslant \rho < 50\%$，$10\% \leqslant v < 20\%$）、$B_2$点前点位深层 B 型或 A 型滑涩搏（$50\% \leqslant \rho < 60\%$，$10\% \leqslant v < 20\%$）为动点一级特征，$B_2$点前点位深层点状致密硬涩搏（$30\% \leqslant \rho < 40\%$，$10\% \leqslant v < 20\%$）为动点二级特征，将一级特征的密度和离散系数依次代入公式 J_1，将二级特征的密

度和离散系数代入公式 J_2，即可得各特征的确诊概率分别为 $P（M_1）$ $=0.4388$、$P（M_2）=0.5240$、$P（M_3）=0.1756$，A 型网状涩搏对慢性肾盂肾炎的特征确诊概率 $P（M_4）=0.10$（经验值），A 型或 B 型亚数搏对急性肾盂肾炎的特征确诊概率 $P（M_5）=0.15$（经验值），即 B_2 点前点位深层浅层面点位性致密软涩搏、B_2 点前点位深层 B 型或 A 型滑涩搏、B_2 点前点位深层点状致密硬涩搏、A 型网状涩搏、A 型或 B 型亚数搏确诊慢性肾盂肾炎的可能性各为 43.88%、52.40%、17.56%、10%、15%，将五个特征的确诊概率代入公式 W_1，得慢性肾盂肾炎的脉形确诊概率 $P（M）=0.8315$，即其脉形确诊率为 83.15%。

（2）误差系数计算

将该脉形中动点一级特征 B_2 点前点位深层浅层面点位性致密软涩搏（$40\% \leqslant \rho < 50\%$）、$B_2$ 点前点位深层 B 型或 A 型滑涩搏（$50\% \leqslant \rho < 60\%$）的密度值代入公式 E_1，将动点二级特征 B_2 点前点位深层点状致密硬涩搏（$30\% \leqslant \rho < 40\%$）的密度值代入公式 E_2，得采集识别各特征的误差系数分别为 $\sigma_1 = 0.0974$、$\sigma_2 = 0.0744$、$\sigma_3 = 0.0625$，把 σ_1、σ_2、σ_3 代入公式 W_2，得采集该脉形时的误差系数 $\sigma = 0.2168$。

（3）疾病预向度计算

将该脉形中动点一级特征 B_2 点前点位深层浅层面点位性致密软涩搏（$40\% \leqslant \rho < 50\%$，$10\% \leqslant v < 20\%$）、$B_2$ 点前点位深层 B 型或 A 型滑涩搏（$50\% \leqslant \rho < 60\%$，$10\% \leqslant v < 20\%$），动点二级特征 B_2 点前点位深层点状致密硬涩搏（$30\% \leqslant \rho < 40\%$，$10\% \leqslant v < 20\%$）的密度、离散系数值，分别代入公式 L_1、L_2，得周程密度的类权值 $JW（\rho）=47.0\% \in$（40%，60%），离散系数的类权值 $JW（v）=15.0\% \in$（10%，20%）。

2. 结论分析

（1）脉形指数

慢性肾盂肾炎脉形的确诊概率 $P（M）=0.8315$，误差系数 $\sigma =$

0.2168，代入公式 W_3，得该脉形的脉形指数 $Z=0.8170$，为一级标准脉形。慢性肾盂肾炎多为急性肾盂肾炎迁延而来，病理损害明显，特征表现度较高，因而其脉形确诊概率及脉形确诊率较高，采集识别时误差较大。用该脉形诊断疾病，诊断准确率高。

（2）疾病预向度

该病预向度 $JW(\rho)=47.0\%$，$JW(v)=15.0\%$，说明急性肾盂肾炎病情较重，有发展趋势，应积极治疗。

二、 脉形诊断标准

（一） 诊断依据

A 型网状涩搏、A 型或 B 型亚数搏、B_2 点前点位深层浅层面点位性致密软涩搏（$40\% \leqslant \rho < 50\%$，$10\% \leqslant v < 20\%$）、$B_2$ 点前点位深层 B 型或 A 型滑涩搏（$50\% \leqslant \rho < 60\%$，$10\% \leqslant v < 20\%$）、$B_2$ 点前点位深层点状致密硬涩搏（$30\% \leqslant \rho < 40\%$，$10\% \leqslant v < 20\%$）、$A_3$ 点搏幅降低或减弱。

（二） 判定方法

结合病史与临床表现，具备上述条件者，即可诊断为慢性肾盂肾炎。

三、 误诊分析

自 1976 年慢性肾盂肾炎脉形创立至今，用该脉形累计诊断慢性肾盂肾炎患者 1762 例，其中脉诊结论与患者病情实际完全吻合者 1411 例，约占总人数的 80.08%，即实际诊断准确率为 80.08%，基本与该脉形的理论确诊率相符合；不吻合者 351 例，约占总人数的 19.92%，即实际误诊率为 19.92%。在误诊的 351 例患者中，因系统因素而误诊者 216 例，约占诊断总人数的 12.26%，因随机因素误诊者 135 例，约占诊断总人数的 7.66%。由上述资料可以看出，此脉形特异性较高，随机误诊率相对较低。随机误诊原因及分析如下。

随机误诊原因及分析

误诊人数	随机误诊比率	随机误诊原因	改进措施
51	37.78%	运指不当，三指指力不均，使邻层特征混采。此脉形的主要动点特征均位于 B_2 点前点位深层浅层面，宜用重指力感知。采集特征时，若三指用力不均，三指指腹所处层位不一，会造成邻层特征混采而误诊。	采集深层特征时，三指指腹应处于同一层位或层面，并应严格注意三指采集特征的一致性，以免邻层特征混采；用随测法的加压法采集 B 组特征时，更应注意加压速度应与 B 组回落速度相一致，以免特征变形和漏采。
84	62.22%	因脉位不当，造成滑涩搏某一脉应的脱失而误诊。	
提示		本章节所论述的涩滑搏及滑涩搏分别为肾小球肾炎及肾盂肾炎的特异性诊断特征。在临床脉诊应用中，应多注意两者之间的区别，并熟知各种类型的涩滑搏、滑涩搏的判定方法。	

四、 病案分析

（一） 典型病例及分析

白某，女，35 岁，教师，2015 年 9 月初诊。患者自述：尿频、尿急、尿痛、晨起眼睑浮肿、下肢浮肿。经脉诊检查，患者脉搏呈现 A 型亚数搏、A 型网状涩搏、B_2 点前点位深层浅层面致密软涩搏（$\rho = 43\%$，$v = 22\%$）、B_2 点前点位深层 B 型滑涩搏（$\rho = 50\%$，$v = 20\%$）、B_2 点前点位深层点状致密硬涩搏（$\rho = 34\%$，$v = 12\%$）。根据所现动点特征的表现度，判定表现度较高的 B_2 点前点位深层浅层面致密软涩搏、B_2 点前点位深层 B 型滑涩搏为动点一级特征，而表现度较低的 B_2 点前点位深层点状致密硬涩搏为动点二级特征；A 型亚数搏及 A 型网状涩搏为整体一级特征。根据经验值得 A 型亚数搏的确诊概率 $P_1 = 0.10$，A 型网状涩搏的确诊概率 $P_2 = 0.10$。将两动点特征的密度和离散系数代入公式 J_1，得两一级特征的确诊概率分别为 $P_3 = 0.3775$、$P_4 = 0.4534$，将动点二级特征的密度和离散系数代入公式 J_2，得该特征的确诊概率为 $P_5 = 0.1722$，再用公式 W_1 将上述各特征的确诊概率统合起来，得该患者所现脉形的确诊率为 77.19%，且因其脉形结构完全符合此理论脉形，结合临床表现，诊断为慢性肾盂肾炎。后经证实，脉诊结论与患者病情实际相吻合。

（二） 误诊病例及分析

周某，男，31 岁，教师，1996 年 8 月初诊。患者自述：腹痛、腰骶部酸痛、尿频、尿痛、尿急。经脉诊检查，患者脉搏呈现 B 型亚数搏、A 型网状涩搏、B_2 点前点位深层浅层面致密软涩搏（$\rho = 40\%$，$v = 20\%$）、B_2 点前点位深层 A 型滑涩搏（$\rho = 24\%$，$v = 30\%$）。在上述采集的患者脉搏特征中，B 型亚数搏及 A 型网状涩搏均为整体一级特征，B_2 点前点位深层浅层面致密软涩搏、B_2 点前点位深层 A 型滑涩搏均为动点一级特征。组成脉形后，根据整体特征的确诊概率的经验值可得 B 型亚数搏的确诊概率 $P_1 = 0.20$，A 型网状涩搏的确诊概率 $P_2 = 0.10$。将两动点一级特征的密度和离散系数代入公式 J_1，得两动点一级特征的确诊概率分别为 $P_3 = 0.3727$、$P_4 = 0.2116$，再用公式 W_1 将各特征的确诊概率统合起来，得该脉形的确诊率为 64.39%，且脉形结构符合此理论脉形，故诊断为慢性肾盂肾炎。后经证实，脉诊结论与患者病情实际不相吻合，随访患者脉诊复查时所采集的脉形与初诊所采集脉形有较大的差别。复诊脉形为 B 型亚数搏、B_2 点后点位浅层致密软涩搏（$\rho = 34\%$，$v = 20\%$），脉动中所现特征较为简单，动点所对应的病变为膀胱炎的典型病理改变，初诊时误诊原因是患者袖口过紧造成脉位血流减少，脉动减弱、脉位下沉，应现特征随之下移，将浅层特征误认为深层特征，故应诊断为膀胱炎。

第八节 缺铁性贫血

所谓缺铁性贫血是指由于各种原因引起体内用以制造血红蛋白（Hb）的贮存铁被耗尽而产生的贫血。其特点是骨髓、肝、脾及其他器官组织中缺乏贮存铁，血清铁饱和度降低，外周血中 Hb 及红细胞压积（HCT）低于正常，典型病例出现小细胞低色素性贫血。缺铁性贫血是一组综合征，并非独立的疾病，是常见的营养缺乏症，多见于婴幼儿、青少年及育龄妇女。

贫血症状的轻重与贫血发生的缓急、进展速度及贫血程度有很大关系。贫血较轻，隐匿期常无明显症状。贫血的常见症状有乏力、气急、心悸、眼花、耳鸣、头晕等。女性患者易烦躁及头痛；老年人严重贫血可致心绞痛及心力衰竭；婴幼儿缺铁易发生呼吸道及消化道感染。另外，也可有舌烧感，舌质光、红，口角发炎，食欲不振，吞咽困难，便秘，异食癖等症状。严重贫血者出现指（趾）甲扁平、脆薄易裂、反甲、无光泽，皮肤干燥、发皱和萎缩，头发干燥易脱落，少数出现肝、脾肿大。

一、 脉诊检查

（一） 脉形结构

1. 整体特征

（1）主特征

一级特征：A 型亚数搏、B 型滑搏。

二级特征：弱搏。

（2）副特征：脉动居深层或浅层。

2. 动点特征

（1）主特征

一级特征：A_1 点深层抖搏或颤搏（$50\% \leqslant \rho < 60\%$，$10\% \leqslant v <$ 20%）、A_1 点深层 B 型滑搏（$50\% \leqslant \rho < 60\%$，$0 \leqslant v < 10\%$）。

二级特征：左侧 B_1 点前点位中层深层面致密硬涩搏（$40\% \leqslant \rho <$ 50%，$10\% \leqslant v < 20\%$）。

（2）副特征

A_3 点增强或减弱、C_2 点缩短。

（二） 脉形发生机理

缺铁性贫血脉形的产生与体内贮存铁缺乏、血红素产生不足有关。由于饮食中缺乏足够的铁或食物结构不合理导致铁吸收和利用减少，或因消化道慢性出血、月经过多等引起过度失铁，或因胃肠吸收障碍而致体内贮存铁缺乏，血红素合成不足，导致外周血中红细胞数目减少，血液黏滞度降低，在脉搏上呈现 B 型滑搏；因血液黏滞度降低，射血阻力减小，射血速度加快，在脉搏上表现为 A_1 点深层 B 型滑搏。随着贫血的加重，胃肠黏膜因缺血、缺氧逐渐萎缩，致使局部血流受阻，在脉搏上表现为左侧 B_1 点前点位中层深层面致密硬涩搏；另因心肌缺氧、收缩无力，心搏出量减少，为了维持正常的心输血量，心脏强力收缩，而在脉搏上表现为 A_1 点深层抖搏或颤搏。循环血量减少（因失血过多），反射性引起心率增快，在脉搏上表现为 A 型亚数搏、A_1 点早现。

（三） 脉形分析

1. 脉形确诊概率、误差系数及疾病预向度计算

（1）确诊概率及确诊率

在该期脉形中，A_1 点深层抖搏或颤搏（$50\% \leqslant \rho < 60\%$，$10\% \leqslant v$

<20%)、A_1点深层 B 型滑搏（$50\% \leqslant \rho < 60\%$，$0 \leqslant v < 10\%$）为动点一级特征，左侧 B_1点前点位中层深层面致密硬涩搏（$40\% \leqslant \rho < 50\%$，$10\% \leqslant v < 20\%$）为动点二级特征，将一级特征的密度和离散系数依次代入公式 J_1，将二级特征的密度和离散系数代入公式 J_2，得各特征的确诊概率分别为 $P（M_1）= 0.5240$、$P（M_2）= 0.5924$、$P（M_3）= 0.2194$；A 型亚数搏、B 型滑搏为整体一级特征，对缺铁性贫血的经验特征确诊概率 $P（M_4）= 0.10$、$P（M_5）= 0.20$；弱搏为整体二级特征，对缺铁性贫血的经验特征确诊率 $P（M_6）= 0.05$，即 A_1点深层抖搏或颤搏、A_1点深层 B 型滑搏、左侧 B_1点前点位中层深层面致密硬涩搏、A 型亚数搏、B 型滑搏、弱搏确诊缺铁性贫血的可能性分别为 52.40%、59.24%、21.94%、10%、20%、5%，将六个特征的确诊概率代入公式 W_1，得缺铁性贫血的脉形确诊概率 $P（M）= 0.8964$，即其脉形确诊率为 89.64%。

（2）误差系数

将该脉形中动点一级特征 A_1点深层抖搏或颤搏（$50\% \leqslant \rho < 60\%$）、$A_1$点深层 B 型滑搏（$50\% \leqslant \rho < 60\%$）的密度值分别代入公式 E_1，将动点二级特征左侧 B_1点前点位中层深层面致密硬涩搏（$40\% \leqslant \rho < 50\%$）的密度值代入公式 E_2，得各脉形特征采集识别时的误差系数 $\sigma_1 = 0.0744$、$\sigma_2 = 0.0744$、$\sigma_3 = 0.0487$，将 σ_1、σ_2、σ_3代入公式 W_2 得采集该脉形时的误差系数 $\sigma = 0.2236$。

（3）疾病预向度

将该脉形中动点一级特征 A_1点深层抖搏或颤搏（$50\% \leqslant \rho < 60\%$，$10\% \leqslant v < 20\%$）、$A_1$点深层 B 型滑搏（$50\% \leqslant \rho < 60\%$，$0 \leqslant v < 10\%$），二级特征左侧 B_1点前点位中层深层面致密硬涩搏（$40\% \leqslant \rho < 50\%$，$10\% \leqslant v < 20\%$）的密度、离散系数，分别代入公式 L_1、L_2，得周程密度的类权值 $JW（\rho）= 53.0\% \in （40\%，60\%）$，离散系数的类权值 $JW（v）= 11.0\% \in （10\%，20\%）$。

2. 结论分析

（1）缺铁性贫血脉形确诊概率 $P(M) = 0.8964$，误差系数 $\sigma = 0.2236$，将以上两数值代入公式 W_3，得该脉形的脉形指数 $Z = 0.8604$，为一级标准脉形。大部分就诊病人血细胞或血红蛋白数量较少，脉形特征表现度较高，脉形确诊率较高，采集识别时误差相对较小。用该脉形诊断疾病，诊断准确率高。

（2）该病预向度的类权值 $JW(\rho) = 53.0\%$，$JW(v) = 11.0\%$，说明就诊的大部分病人病情较重，且有发展趋势，应积极治疗。

二、 辅助检查

（一） 贫血形态检查

1. 周围血象检查　血红蛋白降低，网织红细胞正常或略升高。红细胞体积较小，直径多数为 $6.2—6.7\mu m$，大小不等，中心淡染区扩大。MCV（平均红细胞体积）、MCHC（平均红细胞血红蛋白浓度）、MCH（平均红细胞血红蛋白含量）值均降低，MCH 敏感度降低。红细胞分布宽度（RDW）对鉴别诊断有意义，铁剂治疗后骨髓可染铁与 RDW 同步恢复，故可作为铁贮备指标，正常值为 $13.5 \pm 1.5\%$，若大于 15% 可诊断为缺铁性贫血。

2. 骨髓检查　红细胞系统增生活跃，以中晚幼红细胞增多，核分裂细胞多见。多数幼红细胞体积小，胞浆量减少，核成熟早于浆成熟。部分晚幼红细胞胞浆可呈现多染性，晚幼红细胞胞核畸形率较高。成熟红细胞形态与血涂片相似。粒细胞、巨核细胞形态无显著改变。由于小细胞低色素性贫血又可见于多种疾病，故必须结合铁染色综合判断。

（二） 铁代谢检查

1. 血清铁（SI）$< 500\mu g/L$，总铁结合力（TIBC）$> 4500\mu g/L$，

转铁蛋白饱和度（TS）＜15%，三项指标的诊断符合率以 SI 和 TIBC 阳性率最高，但影响因素较多。

2. 血浆铁转蛋白（TF）在缺铁时可升高，但结果不稳定。血浆转铁蛋白受体（TFR）是存在于网织红细胞的幼红细胞膜上的糖蛋白。TF 必须通过 TFR 才能把铁转递给幼红细胞，正常值 $25.3 \pm 8.2\mu g/mL$，缺铁时 TFR 值升高。

（三） 缺铁性红细胞检查

1. 红细胞原卟啉（FEP） 当幼红细胞合成血红素所需铁供给不足时，FEP、锌卟啉值升高，正常值 $155—557\mu g/L$，为较灵敏指标。

2. FEP/Hb 比值 正常值 $1.67—2.6\mu g/mL$，大于 $2.6\mu g/mL$ 时有诊断价值。

三、 脉形特征

血红蛋白降低，在脉搏上表现为滑搏。

四、 脉形诊断标准

（一） 诊断依据

1. A 型亚数搏、B 型滑搏、A_1 点深层抖搏（$50\% \leqslant \rho < 60\%$，$10\% \leqslant v < 20\%$）、$A_1$ 点深层 B 型滑搏（$50\% \leqslant \rho < 60\%$，$0 \leqslant v < 10\%$）。

2. A 型亚数搏、B 型滑搏、A_1 点颤搏（$50\% \leqslant \rho < 60\%$，$10\% \leqslant v < 20\%$）、$A_1$ 点深层 B 型滑搏（$50\% \leqslant \rho < 60\%$，$0 \leqslant v < 10\%$）、左侧 B_1 点前点位中层深层面致密硬涩搏（$40\% \leqslant \rho < 50\%$，$10\% \leqslant v < 20\%$）。

（二） 判定方法

根据临床表现，具备诊断依据条件之一者即诊断为缺铁性贫血。

五、 误诊分析

自 1977 年缺铁性贫血脉形创立至今，累计诊断缺铁性贫血患者 1256 例，其中脉诊结论与患者病情实际完全吻合者 1063 例，约占患者总人数的 84.63%，即此脉形的临床实际脉诊确诊率为 84.63%，略低于该脉形的理论确诊率；不吻合者 193 例，约占患者总人数的 15.37%，即其实际误诊率为 15.37%。在 193 例误诊患者中因系统因素误诊者 117 例，约占患者总人数的 9.32%，因随机因素误诊者 76 例，约占患者总人数的 6.05%，即该脉形的随机误诊率为 6.05%。由上述资料可以看出，此脉形特异性较强，随机误诊率较低。随机误诊原因及分析如下。

随机误诊原因及分析

误诊人数	随机误诊比率	随机误诊原因	改进措施
35	46.05%	脉位不当，致脉形主要特征不显或采集不全。此脉形整体及动点特征均以滑搏为主，且大部分患者脉动较弱，采集其脉形特征时，脉位的高低对其特征的显现影响较大；脉位过高时（腋间角超过55°），滑搏显示率降低或消失，脉位过低时（腋间角低于45°）又可使滑搏的表现度增强，易与其他脉形混淆。	使用正常脉位对整体脉动详细探查，脉位控制在45°—50°，脉位抬高至腋间角在50°—55°，特征仍无改变者，可作为诊断指标。

误诊人数	随机误诊比率	随机误诊原因	改进措施
23	30.26%	其他疾病干扰，降低了滑搏的表现度，致脉形判断失误。此脉形特征主要以各类滑搏为主，若患者同时患有各类心脏病时，心缩无力，全身血流缓慢，致使滑搏显示率降低，以致误诊。	脉诊诊断该病时，应使用正常脉位或稍高脉位（腋间角在 50°—55°），若患者脉搏既出现滑搏，又兼有涩搏，应使用血流冲击试验予以分辨。大血流冲击下，若涩搏表现度显著降低或消失，滑搏无明显改变，即可确定患者所患疾病主要以贫血为主。
14	18.42%	诊脉周程过短，特征采集不全，大多数贫血患者脉率较快，诊脉时其点位特征的显示时间均较正常明显缩短，若诊脉时间短或医生注意力不集中，很容易造成特征采集不全。	延长诊脉周程，反复对比感知，并在临床实践中注意指腹灵敏度的训练。
4	5.27%	患者情绪紧张，其血管紧张度亦随之增加，脉形中的滑搏被抵消。	诊脉前嘱患者保持情绪稳定，以防因情绪波动干扰脉诊。

误诊人数	随机误诊比率	随机误诊原因	改进措施
提示		1. 脉诊应根据疾病实际，选择适当脉位，以避免因脉位不当而造成特征的变形或脱失。2. 脉诊时不仅要对患者应现特征全面采集，还应对采集的特征认真分析归纳并按照特征表现度的高低，筛选特征组成脉形，以避免次要疾病的特征干扰诊断。3. 初诊患者常有情绪紧张和恐惧感，情绪紧张和恐惧感常干扰脉动，影响特征采集，故诊脉时，应适当延长周程，增加采集时间，尽可能全面地采集特征，以免特征漏采而误诊。	

六、 病案分析

（一） 典型病例及分析

钱某，女，19 岁，学生，2019 年 3 月初诊。患者自述：头晕目眩、失眠、乏力、不思饮食。经脉诊检查，患者脉搏呈现弱搏、B 型滑搏、A_1 点颤搏（$\rho = 53\%$，$v = 14\%$）、A_1 点深层 B 型滑搏（$\rho = 60\%$，$v = 7\%$）、左侧脉位 B_1 点前点位中层深层面致密硬涩搏（$\rho = 31\%$，$v = 24\%$）。根据该患者所现特征的表现度，判定 A_1 点颤搏及 A_1 点深层 B 型滑搏为动点一级特征，左侧脉位 B_1 点前点位中层深层面致密硬涩搏为动点二级特征，将上述特征组成脉形后，计算各动点特征的确诊概率，利用公式 J_1，得 A_1 点颤搏的脉形确诊概率 $P_1 = 0.5132$，A_1 点深层 B 型滑搏的确诊概率 $P_2 = 0.6239$，利用公式 J_2，得左侧脉位 B_1 点前点位中层深层面致密硬涩搏的脉形特征确诊概率 $P_3 = 0.1421$；整体特征的确诊概率根据经验值可得，弱搏的确诊概率为 $P_4 = 0.10$，B 型滑搏的确诊概率为 $P_5 = 0.20$。用公式 W_1 将上述各特征的确诊概率统合起来，则得该患者的脉形确诊率为 88.69%，脉形结构完全符合此理论脉形，结合患者临床症状与体征，诊断为缺铁性贫血，后经证实脉诊结论与患者病情实际完全吻合。

（二） 误诊病例及分析

高某，男，15 岁，学生，1981 年 7 月初诊。患者自述：失眠多梦、腰腿酸软、易疲乏、心悸。经脉诊检查，患者脉搏呈现 B 型亚数搏、A_1 点深层 B 型滑搏（$\rho = 60\%$，$v = 10\%$）、A_1 点深层抖搏（$\rho = 60\%$，$v = 15\%$），其中 B 型亚数搏为整体一级特征，A_1 点深层 B 型滑搏、A_1 点深层抖搏为动点一级特征，上述特征组成脉形后，计算各动点特征的确诊概率，利用公式 J_1 得 A_1 点深层 B 型滑搏、A_1 点深层抖搏的脉形特征确诊概率分别为 $P_1 = 0.6012$、$P_2 = 0.5659$；整体特征的确诊概率根据经验值，得 B 型亚数搏为 $P_3 = 0.20$。将上述特征的确诊概率代入公式 W_1，得该患者的脉形确诊概率 $P = 0.8615$，脉形结构基本符合溶血性贫血脉形，故诊断为溶血性贫血，后经证实脉诊结论与患者病情不符。随访患者详细询问初诊情况，患者自述情绪紧张、恐惧。因情绪紧张、恐惧，致使脉率增快，脉管紧张度增高，整体滑搏不显。待情绪稳定后，再次诊脉脉搏呈现 A 型亚数搏、B 型滑搏、A_1 点深层抖搏（$\rho = 66\%$，$v = 7\%$）、A_1 点深层 B 型滑搏（$\rho = 61\%$，$v = 11\%$）。上述特征组成脉形后，计算各动点特征的确诊概率，利用公式 J_1 得 A_1 点深层抖搏的确诊概率为 $P_1 = 0.6794$，A_1 点深层 B 型滑搏的确诊概率为 $P_2 = 0.6027$；整体特征的确诊概率根据经验值，得 A 型亚数搏的确诊概率为 $P_3 = 0.10$，B 型滑搏的确诊概率为 $P_4 = 0.20$。用公式 W_1 统合上述特征的确诊概率，得该患者的脉形确诊率为 90.82%，脉形结构与缺铁性贫血脉形相符，故应诊断为缺铁性贫血。后经证实，复诊结论与病情实际相符合。

第九节　慢性心力衰竭

　　心力衰竭是指在有适量静脉回流的情况下，心脏排出的血液不足以维持组织代谢需要的一种病理状态，临床上以心排血量不足、组织血流量减少、肺循环或体循环静脉淤血为特征。各种心血管疾病由于心脏长时间负荷过重、心肌病损及收缩力减弱，都可导致心力衰竭。

　　慢性心力衰竭是临床上常见的综合征，其发病率高，死亡率亦高。根据弗雷明汉（美国马萨诸塞州东部城镇）地区的资料，心衰的发病率随年龄的增大而增加，男性高于女性。在 45 岁以上的人群中，按年龄校正的年发病率，男性为 72‰，女性为 47‰。在美国，心衰患者约占成人人口的 1.5%，每年约有一百万人因心力衰竭住院，且心力衰竭是心血管病死亡的主要原因。充血性心力衰竭患者的平均存活时间男性为 17 年，女性为 32 年，5 年存活率男性为 23%，女性为 38%。在我国，引发心衰的病因仍以心瓣膜病居首，其次为高血压和冠状动脉粥样硬化性心脏病。

　　按心力衰竭的发生过程，可分为慢性心力衰竭和急性心力衰竭；根据其临床症状可分为左心、右心和全心衰竭，以左心衰竭最常见，亦最重要。绝大多数的充血性心力衰竭均以左心衰竭开始，右心衰竭多继发于左心衰竭，较少单独出现，后者可见于肺动脉瓣狭窄、房间隔缺损等。全心衰竭又称双侧心力衰竭，临床上亦很常见。

一、　慢性左心衰竭

　　左心衰竭主要表现为肺循环淤血和心排血量降低的综合征。

333

（1）肺循环淤血为主的症状：①呼吸困难，最先发生于体力活动时，休息即缓解。因体力活动时回心血量增加，左房压升高，肺淤血加重。患者为了减轻呼吸困难常采取半坐位或坐位。病人常于夜间入睡一二小时后突感胸闷、气急而被迫坐起（阵发性呼吸困难），有时伴有咳嗽、咯粉红色泡沫痰。②咳嗽、咳痰和咯血。咳嗽是较早发生的症状，常发生在夜间，坐位或立位时咳嗽可减轻或停止。痰通常为浆液性，呈白色泡沫。有时痰中带血丝，或咯粉红色泡沫痰。（2）心排血量降低为主的症状：如疲乏、头昏失眠、尿少、苍白、紫绀、心动快速、血压下降等。

（一） 脉诊检查

1. 脉形结构

（1）整体特征

a. 主特征

一级特征：弱搏或细弱搏、A 型松散涩搏、A 型或 B 型亚数搏或 B 型亚迟搏。

二级特征：A 型或 B 型或 C 型或 D 型交替搏。

b. 副特征：脉动居浅层或中层或深层。

（2）动点特征

a. 主特征

一级特征：A_1 点深层 A 型交替搏（$30\% \leqslant \rho < 40\%$，$20\% \leqslant v < 30\%$）或 B 型交替搏（$40\% \leqslant \rho < 50\%$，$20\% \leqslant v < 30\%$）或 C 型交替搏（$50\% \leqslant \rho < 60\%$，$10\% \leqslant v < 20\%$）或 D 型交替搏（$60\% \leqslant \rho < 70\%$，$0 \leqslant v < 10\%$）、$A_1$ 点深层抖搏（$20\% \leqslant \rho < 40\%$，$20\% \leqslant v < 40\%$）或 A_1 点深层颤搏（$40\% \leqslant \rho < 70\%$，$0 \leqslant v < 20\%$）。

二级特征：A_2 点前点位深层点状 A 型松散涩搏（$40\% \leqslant \rho < 50\%$，$20\% \leqslant v < 30\%$）或 B 型松散涩搏（$40\% \leqslant \rho < 50\%$，$10\% \leqslant v < 20\%$）或点位性 B 型松散涩搏（$40\% \leqslant \rho < 50\%$，$10\% \leqslant v < 20\%$）或动点性

B 型松散涩搏（$40\% \leqslant \rho < 50\%$，$10\% \leqslant v < 20\%$）或点位性 C 型松散涩搏（$60\% \leqslant \rho < 70\%$，$0 \leqslant v < 10\%$）、$A_3$ 点深层点位性空搏（$40\% \leqslant \rho < 50\%$，$20\% \leqslant v < 30\%$）。

b. 副特征：A_1 点搏幅降低或 A_3 点减弱、C_2 点缩短或延长。

根据临床症状及心脏本身的病变情况，又可把心功能分为四级。其脉形分别如下。

A. **心功能 I 级**

（1）整体特征

a. 主特征

一级特征：弱搏。

二级特征：A 型交替搏。

b. 副特征：脉动居中层或深层。

（2）动点特征

a. 主特征

一级特征：A_1 点深层 A 型交替搏（$30\% \leqslant \rho < 40\%$，$20\% \leqslant v < 30\%$）、$A_1$ 点深层抖搏（$20\% \leqslant \rho < 30\%$，$30\% \leqslant v < 40\%$）。

二级特征：A_2 点前点位深层点状 A 型松散涩搏（$40\% \leqslant \rho < 50\%$，$20\% \leqslant v < 30\%$）。

b. 副特征：A_1 点搏幅降低。

B. **心功能 II 级**

（1）整体特征

a. 主特征

一级特征：弱搏、A 型松散涩搏。

二级特征：B 型交替搏。

b. 副特征：脉动居深层。

（2）动点特征

a. 主特征

一级特征：A_1点深层 B 型交替搏（$40\% \leqslant \rho < 50\%$，$20\% \leqslant v < 30\%$）、$A_1$点深层抖搏（$30\% \leqslant \rho < 40\%$，$20\% \leqslant v < 30\%$）。

二级特征：A_2点前点位深层点位性 B 型松散涩搏（$40\% \leqslant \rho < 50\%$，$10\% \leqslant v < 20\%$）。

b. 副特征：A_3点减弱。

C. **心功能Ⅲ级**

（1）整体特征

a. 主特征

一级特征：弱搏、A 型亚数搏或 B 型亚数搏、B 型松散涩搏。

二级特征：C 型交替搏。

b. 副特征：脉动居深层或浅层。

（2）动点特征

a. 主特征

一级特征：A_1点深层 C 型交替搏（$50\% \leqslant \rho < 60\%$，$10\% \leqslant v < 20\%$）、$A_1$点深层颤搏（$40\% \leqslant \rho < 50\%$，$10\% \leqslant v < 20\%$）。

二级特征：A_2点前点位深层点位性或动点性 B 型松散涩搏（$40\% \leqslant \rho < 50\%$，$10\% \leqslant v < 20\%$）。

b. 副特征：A_3点减弱、C_2点缩短。

D. **心功能Ⅳ级**

（1）整体特征

a. 主特征

一级特征：细弱搏、B 型亚数搏或 B 型亚迟搏、C 型松散涩搏。

二级特征：D 型交替搏。

b. 副特征：脉动居深层。

（2）动点特征

a. 主特征

一级特征：A_1点深层 D 型交替搏（$60\% \leqslant \rho < 70\%$，$0 \leqslant v <$

10%）、A_1点深层颤搏（$60\% \leqslant \rho < 70\%$，$0 \leqslant v < 10\%$）。

　　二级特征：A_2点前点位深层点位性 C 型松散涩搏（$60\% \leqslant \rho < 70\%$，$0 \leqslant v < 10\%$）、$A_3$点深层点位性空搏（$40\% \leqslant \rho < 50\%$，$20\% \leqslant v < 30\%$）。

　　b. 副特征：C_2点缩短或延长。

2. 脉形发生机理

　　心肌细胞结构的破坏或能量代谢障碍发展到一定程度，均可使心肌收缩力极度减弱，导致心力衰竭。心力衰竭（左心衰竭）时，心输出量不足，脉管不能正常充盈，致使脉位下沉，搏动减弱。若心肌收缩力继续减弱，心搏出量进一步减少，收缩末期室内残留血量增加，反射性引起外周小血管收缩，心脏后负荷加重，A_1点深层即可出现抖搏或颤搏。同时，心搏出量减少，左室内残留血量的增加，又可引起肺静脉回流受阻，在脉搏上表现为 A_2点前位深层松散涩搏。另因部分心肌细胞的变性，其有效不应期延长，每次参与收缩的心肌细胞数量不等，部分细胞参与收缩时，心缩力明显减弱，全部细胞参与收缩时，心缩力相对增强，这种强弱交替的心缩力变化，在脉动 A_1点呈现交替搏。

3. 脉形分析

　　（1）脉形确诊概率及疾病预向度的类权值计算

　　a. 心功能 I 级

　　在该脉形中，A_1点深层 A 型交替搏（$30\% \leqslant \rho < 40\%$，$20\% \leqslant v < 30\%$）、$A_1$点深层抖搏（$20\% \leqslant \rho < 30\%$，$30\% \leqslant v < 40\%$）为动点一级特征，将其密度和离散系数依次代入公式 J_1，得两特征对该脉形的确诊概率分别为 $P（M_{111}）= 0.3122$、$P（M_{112}）= 0.2058$，A_2点前点位深层点状 A 型松散涩搏（$40\% \leqslant \rho < 50\%$，$20\% \leqslant v < 30\%$）为动点二级特征，将其密度和离散系数代入公式 J_2，得其对该脉形的确诊概率为 $P（M_{113}）= 0.1943$。根据经验值，整体一级特征弱搏对该脉形的确诊概率为 $P（M_{114}）= 0.10$，整体二级特征 A 型交替搏对该脉形

的确诊概率为 $P(M_{115})=0.10$，即 A_1 点深层 A 型交替搏、抖搏、A_2 点前点位深层点状 A 型松散涩搏、整体弱搏及整体 A 型交替搏对确诊慢性左心衰竭心功能 I 级的可能性各为 31.22%、20.58%、19.43%、10%、10%，将上述特征的确诊概率代入公式 W_1，得该脉形的确诊概率为 $P(M_{11})=0.6435$，即其脉形确诊率为 64.35%。

根据此脉形动点特征的密度值，用公式 E_1、E_2 可计算得出该脉形中各特征的误差系数，即将一级动点特征 A_1 点深层 A 型交替搏、A_1 点深层抖搏的密度值代入公式 E_1，则得 A_1 点深层 A 型交替搏的误差系数 $\sigma_{111}=0.1250$，A_1 点深层抖搏的误差系数 $\sigma_{112}=0.1598$，将二级动点特征密度值代入公式 E_2，则可得 A_2 点前点位深层点状 A 型松散涩搏的误差系数 $\sigma_{113}=0.0487$，用公式 W_2 将上述各特征的误差系数统合起来，即可得此脉形误差系数为 $\sigma_{11}=0.3006$。

根据此脉形动点特征的密度和离散系数，用公式 L_1、L_2 分别计算该脉形周程密度的类权值 $JW(\rho)=42\%\in(40\%，60\%)$，离散系数的类权值 $JW(v)=34\%\in(30\%，40\%)$，表征该期疾病病情较重，但有向愈趋势。

b. 心功能 II 级

在该脉形中，A_1 点深层 B 型交替搏（$40\%\leqslant\rho<50\%$，$20\%\leqslant v<30\%$）、抖搏（$30\%\leqslant\rho<40\%$，$20\%\leqslant v<30\%$）均为动点一级特征，将其密度和离散系数依次代入公式 J_1，得两特征对该脉形的确诊概率分别为 $P(M_{121})=0.3886$、$P(M_{122})=0.3122$，A_2 点前点位深层点位性 B 型松散涩搏（$40\%\leqslant\rho<50\%$，$10\%\leqslant v<20\%$）为动点二级特征，将其密度和离散系数代入公式 J_2，得其对该脉形的确诊概率为 $P(M_{123})=0.2194$，根据经验值，整体一级特征弱搏、A 型松散涩搏对该脉形的确诊概率分别为 $P(M_{124})=0.10$、$P(M_{125})=0.10$，整体二级特征 B 型交替搏对该脉形的确诊概率 $P(M_{126})=0.10$，即 A_1 点深层 B 型交替搏、抖搏、A_2 点前点位深层点位性 B 型松散涩搏、弱

搏、整体 A 型松散涩搏、整体 B 型交替搏对慢性左心衰竭心功能 Ⅱ 级确诊的可能性各为 38.86%、31.22%、21.94%、10%、10%、10%，用公式 W_1 统合该脉形的特征，得其确诊概率为 $P（M_{12}）= 0.7607$，即此脉形的确诊率为 76.07%。

根据此脉形动点特征的密度值，用公式 E_1、E_2 可计算得出该理论脉形中各特征的误差系数，即将一级动点特征 A_1 点深层 B 型交替搏、A_1 点深层抖搏的密度值代入公式 E_1，则得 A_1 点深层 B 型交替搏的误差系数 $\sigma_{121} = 0.0974$，A_1 点深层抖搏的误差系数 $\sigma_{122} = 0.1250$，将二级动点特征密度值代入公式 J_2，则可得 A_2 点前点位深层点位性 B 型松散涩搏的误差系数 $\sigma_{123} = 0.0487$，用公式 W_2 将上述各特征的误差系数统合起来，即可得此脉形误差系数为 $\sigma_{12} = 0.2487$。

根据此脉形动点特征的密度和离散系数，用公式 L_1、L_2 分别计算得该脉形周程密度的类权值 $JW（\rho）= 50\% \in （40\%，60\%）$，离散系数的类权值 $JW（v）= 26\% \in （20\%，30\%）$，表征该期疾病病情较重但较平稳。

339

c. 心功能 Ⅲ 级

在此脉形中，A_1 点深层 C 型交替搏（$50\% \leqslant \rho < 60\%$，$10\% \leqslant v < 20\%$）、$A_1$ 点深层颤搏（$40\% \leqslant \rho < 50\%$，$10\% \leqslant v < 20\%$）均为动点一级特征，将其密度和离散系数分别代入公式 J_1，得两特征对该脉形的确诊概率分别为 $P（M_{131}）= 0.5240$、$P（M_{132}）= 0.4388$，A_2 点前点位深层点位性或动点性 B 型松散涩搏（$40\% \leqslant v < 50\%$，$10\% \leqslant \rho < 20\%$）为动点二级特征，将其密度和离散系数代入公式 J_2，得其对该脉形的确诊概率 $P（M_{133}）= 0.2194$，根据经验值，整体一级特征弱搏对脉形的确诊概率为 $P（M_{134}）= 0.20$，A 型亚数搏或 B 型亚数搏对脉形的确诊概率为 $P（M_{135}）= 0.15$，B 型松散涩搏对脉形的确诊概率为 $P（M_{136}）= 0.20$，整体二级特征 C 型交替搏对脉形的确诊概率为 $P（M_{137}）= 0.15$，将该脉形中各特征的确诊概率用公式 W_1 统合

起来，得此脉形的确诊概率 P（M_{13}）$= 0.8795$，即其脉形确诊率为 87.95%。

根据此脉形动点特征的密度值，用公式 E_1、E_2 可计算得出该理论脉形中各特征的误差系数，即将一级动点特征 A_1 点深层 C 型交替搏、A_1 点深层颤搏的密度值代入公式 E_1，则得 A_1 点深层 C 型交替搏的误差系数 $\sigma_{131} = 0.0744$，A_1 点深层颤搏的误差系数为 $\sigma_{132} = 0.0974$，将二级动点特征密度值代入公式 E_2，则可得 A_2 点前点位深层点位性或动点性 B 型松散涩搏的误差系数 $\sigma_{133} = 0.0487$，用公式 W_2 将上述各特征的误差系数统合起来，即可得此脉形的误差系数为 $\sigma_{13} = 0.2052$。

根据此脉形动点特征的密度和离散系数，分别将其密度代入公式 L_1，离散系数代入公式 L_2，得此脉形周程密度的类权值 JW（ρ）$= 58\% \in$（40%，60%），离散系数的类权值 JW（v）$= 18\% \in$（20%，30%），表征疾病较重，且有发展趋势。

340

d. 心功能 IV 级

在此脉形中，A_1 点深层 D 型交替搏（$60\% \leqslant \rho < 70\%$，$0 \leqslant v < 10\%$）、$A_1$ 点深层颤搏（$60\% \leqslant \rho < 70\%$，$0 \leqslant v < 10\%$）均为一级特征，将其密度和离散系数分别代入公式 J_1，得两特征对该脉形的确诊概率为 P（M_{141}）$= 0.6880$、P（M_{142}）$= 0.6880$，A_2 点前点位深层点位性 C 型松散涩搏（$60\% \leqslant \rho < 70\%$，$0 \leqslant v < 10\%$）、$A_3$ 点深层点位性空搏（$40\% \leqslant \rho < 50\%$，$20\% \leqslant v < 30\%$）均为二级特征，将其密度和离散系数分别代入公式 J_2，得两个二级特征对该脉形的确诊概率为 P（M_{143}）$= 0.3440$、P（M_{144}）$= 0.1943$，根据经验值得整体一级特征细弱搏的脉形确诊概率为 P（M_{145}）$= 0.10$，B 型亚数搏或 B 型亚迟搏的脉形确诊概率为 P（M_{146}）$= 0.20$，整体 C 型松散涩搏的脉形确诊概率为 P（M_{147}）$= 0.30$，整体二级特征 D 型交替搏的脉形确诊概率为 P（M_{148}）$= 0.20$，将此脉形各特征的确诊概率用公式 W_1 统合起来，得其脉形确诊概率 P（M_{14}）$= 0.9792$，即此脉形确诊率

为 97.92%。

　　根据此脉形动点特征的密度值，用公式 E_1、E_2 可计算得出该理论脉形中各特征的误差系数，即将一级动点特征 A_1 点深层 D 型交替搏、A_1 点深层颤搏的密度值代入公式 E_1，则得 A_1 点深层 D 型交替搏的误差系数 $\sigma_{141}=0.0545$，A_1 点深层颤搏的误差系数为 $\sigma_{142}=0.0545$，将二级动点特征的密度值代入公式 E_2，则可得 A_2 点前点位深层点位性 C 型松散涩搏的误差系数 $\sigma_{143}=0.0272$，A_3 点深层点位性空搏的误差系数为 $\sigma_{144}=0.0487$，再用公式 W_2 统合上述各特征的误差系数，即可得此脉形的误差系数为 $\sigma_{14}=0.1727$。

　　根据脉形动点特征的密度和离散系数，分别将其密度代入公式 L_1、离散系数代入公式 L_2，得脉形周程密度的类权值 $JW(\rho)=80\%$ $\in(60\%，100\%)$，离散系数的类权值 $JW(v)=13.33\%\in(10\%，20\%)$，表征该期疾病病情重，且仍有发展趋势。

　　（2）结论分析

　　通过对慢性左心衰竭各期确诊概率的分析可以看出，发生慢性左心衰竭时，随心功能的逐渐降低，患者脉搏上所呈现的特征表现度逐渐增强，其脉形确诊概率越来越高。心功能 Ⅰ 级时，其确诊率为 64.35%，且因其特征表现度较低，故脉形误差系数高为 0.3006；心功能 Ⅱ 级时，其确诊率为 76.07%，因表现度有所提高，故脉形误差系数降低至 0.2487；心功能 Ⅲ 级时，其脉形确诊率为 87.95%，脉形误差系数为 0.2052；发展到心功能 Ⅳ 级，其脉形确诊率升高到 97.92%，脉形误差系数降低至 0.1727。综合各期脉形确诊率及误差系数两方面的因素对脉形进行评价，则可得脉形各期的脉形指数分别为 $Z_1=0.6603$，尚属标准三级脉形，$Z_2=0.7579$，即脉形发展为标准二级脉形，$Z_3=0.8541$，即心功能 Ⅲ 级时的脉形为标准一级脉形，$Z_4=0.9336$，即属于最佳脉形。

　　通过对此脉形各期疾病预向度类权值的分析可以发现，慢性左心衰竭各期病情均较严重，不同的是心功能Ⅰ级时，其疾病仍有向愈趋势，心功能Ⅱ级时，其疾病发展较平稳，而心功能Ⅲ级和Ⅳ级时，则疾病有发展趋势。

（二） X线检查

胸部 X 线检查，对左心衰竭的诊断颇有帮助。主要表现为肺淤血或肺水肿。由于心衰的程度不同，肺淤血的程度亦不相同。左心衰竭的初期阶段可出现轻度肺淤血，中期可出现中度肺淤血，左心衰竭晚期可出现重度肺淤血或肺水肿。

（三） 脉形特征与 X 线征的对应关系

1. 轻度肺淤血在脉搏上表现为 A_2 点前点位深层点状 A 型松散涩搏。

2. 中度肺淤血在脉搏上表现为 A_2 点前点位深层点状 B 型松散涩搏。

3. 重度肺淤血在脉搏上表现为 A_2 点前点位深层点位性 C 型松散涩搏。

4. 重度肺水肿在脉搏上表现为 A_2 点前点位深层致密软涩搏。

（四） 脉形诊断标准

1. 诊断依据

（1）弱搏、A 型交替搏、脉动居中层或深层，A_1 点深层 A 型交替搏（$30\% \leqslant \rho < 40\%$，$20\% \leqslant v < 30\%$）、$A_1$ 点深层抖搏（$20\% \leqslant \rho < 30\%$，$30\% \leqslant v < 40\%$）、$A_2$ 点前点位深层点状 A 型松散涩搏（$40\% \leqslant \rho < 50\%$，$20\% \leqslant v < 30\%$）、$A_1$ 点搏幅降低。

（2）弱搏、A 型松散涩搏、B 型交替搏、脉动居深层，A_1 点深层 B 型交替搏（$40\% \leqslant \rho < 50\%$，$20\% \leqslant v < 30\%$）、$A_1$ 点深层抖搏（$30\% \leqslant \rho < 40\%$，$20\% \leqslant v < 30\%$）、$A_2$ 点前点位深层点位性 B 型松散涩搏（$40\% \leqslant \rho < 50\%$，$10\% \leqslant v < 20\%$）、$A_3$ 点减弱。

（3）弱搏、A 型亚数搏或 B 型亚数搏、B 型松散涩搏、C 型交替搏、脉动居深层或浅层、A_1 点深层 C 型交替搏（$50\% \leqslant \rho < 60\%$，$10\% \leqslant v < 20\%$）、$A_1$ 点深层颤搏（$40\% \leqslant \rho < 50\%$，$10\% \leqslant v < 20\%$）、$A_2$ 点前点位深层点位性或动点性 B 型松散涩搏（$40\% \leqslant \rho < 50\%$，$10\% \leqslant v < 20\%$）、$A_3$ 点减弱、C_2 点缩短。

（4）细弱搏、B 型亚数搏或 B 型亚迟搏、C 型松散涩搏、D 型交替搏、脉动居深层、A_1 点深层 D 型交替搏（$60\% \leqslant \rho < 70\%$，$0 \leqslant v < 10\%$）、$A_1$ 点深层颤搏（$60\% \leqslant \rho < 70\%$，$0 \leqslant v < 10\%$）、$A_2$ 点前点位深层点位性 C 型松散涩搏（$60\% \leqslant \rho < 70\%$，$0 \leqslant v < 10\%$）、$A_3$ 点深层点位性空搏（$40\% \leqslant \rho < 50\%$，$20\% \leqslant v < 30\%$）、$C_2$ 点缩短或延长。

2. 判断方法

（1）结合临床表现，凡具备诊断依据第（1）条者，可诊断为左心衰竭，心功能 I 级。

（2）结合临床表现，凡具备诊断依据第（2）条者，可诊断为左心衰竭，心功能 II 级。

（3）结合临床表现，凡具备诊断依据第（3）条者，可诊断为左心衰竭，心功能 III 级。

（4）结合临床表现，凡具备诊断依据第（4）条者，可诊断为左心衰竭，心功能 IV 级。

（五）误诊分析

自 1979 年慢性左心衰竭脉形创立至今，先后累计诊断慢性左心衰竭患者 4087 例，其中脉诊结论与患者病情实际相吻合者 3295 例，约占总人数的 80.62%，即实际诊断准确率为 80.62%，不吻合者 792 例，约占总人数的 19.38%，即实际误诊率为 19.38%。在上述误诊的 792 例患者中，因系统因素误诊者 332 例，约占患者总人数的 8.12%，其他 460 例为随机误诊病例，约占患者总人数的 11.26%。上述统计资料说明此脉形的特异性较差，且特征的采集与识别有一定的难度，误诊率较高。随机误诊原因及分析如下。

随机误诊原因及分析

误诊人数	随机误诊比率	随机误诊原因	改进措施
268	58.26%	患者脉动弱，特征分辨率低。一般而言，慢性心衰患者病程较长，往往导致体质虚弱，脉管充盈不佳，脉位陷于深层，使许多特征隐匿，不易采集；此外，肥胖患者脉位深，脉动不易显现，给特征采集与识别造成困难。	久病体虚所致者，应合理使用指力，先用轻、中、重、超重四种指力找出最强脉动所在层次，再在最强脉动所在层次运用相应指力，对脉动全面感知，并对所现特征反复对比分析，确定典型特征，以利诊断；因肥胖引起脉位深、脉动弱者，应适当加大指力，并适当延长诊脉周程，避免因采集时间过短而导致的各周期特征采样误差。
192	41.74%	药物影响。此脉形的主要特征为交替搏与颤搏，如果患者诊脉前服用了洋地黄等强心药物，则可能会降低交替搏与颤搏的表现度，从而导致错误的诊断。	诊脉前详细了解患者服药史，嘱患者诊脉前 6 小时禁服各类药物。
提示	不同体质的患者脉位深浅不一，其最强脉动所处位置亦有较大的不同，脉位浅者，采集特征时，所用指力应适当减轻，而脉位深者，所用指力应适当加重，如何针对不同的个体，运用最恰当的指力，既是准确采集特征的关键，又是临床脉诊中必须掌握的环节，提高这一技巧的最佳途径是不断从实践中摸索，并不断总结经验。		

（六） 病案分析

1. 典型病例分析

周某，男，55岁，机关干部，2014年5月初诊。患者自述：心慌气短、呼吸困难、头晕乏力、食欲不振、胸微痛、上背部胀痛。脉诊检查，患者脉搏呈现微搏、整体B型松散涩搏、A_1点深层B型交替搏（$\rho = 43\%$，$v = 19\%$）、A_2点前点位深层点位性B型松散涩搏（$\rho = 46\%$，$v = 12\%$）、A_1点深层抖搏（$\rho = 35\%$，$v = 21\%$）。按照该患者脉搏动点上所采集特征的表现度，判断其A_1点深层B型交替搏、A_2点前点位深层点位性B型松散涩搏为一级特征，A_1点深层抖搏为二级特征，将上述特征组成脉形后，将动点一级特征的密度和离散系数代入公式J_1，将动点二级特征的密度和离散系数代入公式J_2，整体特征根据经验值可得各特征的确诊概率分别为微搏确诊概率$P_1 = 0.20$，整体B型松散涩搏确诊概率$P_2 = 0.20$，A_1点深层B型交替搏确诊概率$P_3 = 0.4020$，A_2点前点位深层点位性B型松散涩搏确诊概率$P_4 = 0.4635$，A_1点深层抖搏确诊概率$P_5 = 0.1638$，将上述五个特征的确诊概率用公式W_1统合起来，得该脉形确诊率为82.86%，符合慢性左心衰竭心功能Ⅱ级的理论脉形，故诊断为慢性左心功能衰竭。后经证实，脉诊结论与患者病情实际完全吻合。

2. 误诊病例分析

于某，女，63岁，教师，2001年5月初诊。患者自述：胸闷、咳嗽、咳痰、痰中带血、阵发性呼吸困难，并伴有自汗、乏力、头晕、耳鸣、心悸、四肢无力。脉诊检查，患者脉搏呈现微搏、B型亚数搏（脉率96次/分）、A_1点深层A型交替搏（$\rho = 24\%$，$v = 32\%$）、A_2点前点位深层点状A型松散涩搏（$\rho = 46\%$，$v = 12\%$）。按照该患者脉搏呈现的动点特征表现度，判断A_1点深层A型交替搏、A_2点前点位深层点状A型松散涩搏为一级特征，上述特征组成脉形后，将动点一级特征的密度和离散系数代入公式J_1，整体特征根据经验值可得各脉形特征的确诊概率分别为微搏确诊概率 $P_1 = 0.20$，B 型亚数搏确诊概率 $P_2 = 0.20$，A_1 点深层 A 型交替搏确诊概率 $P_3 = 0.2064$，A_2 点前点位深层点状 A 型松散涩搏确诊概率 $P_4 = 0.4635$，将上述四特征的确诊概率用公式 W_1 统合起来，得脉形确诊率为 72.75%。虽然该患者脉形确诊率较低，但基本符合慢性左心衰竭心功能 Ⅰ 级的理论脉形，故诊断为慢性左心功能衰竭。后经证实，脉诊结论与患者病情实际不相吻合。脉诊复查时发现，误诊原因系特征采集有误。患者初诊时，因活动后未经休息且情绪不稳，加之其脉位深、脉动弱，两方面的因素造成其脉率不稳，脉动中出现假性交替搏，另因其脉动弱而快，而且特征均陷于深层，这就更加大了特征采集的难度，采集特征所用指力很难把握，初诊时正是由于指力过大，造成了 A_2 点前点位深层致密软涩搏消失、A_2 点前点位深层浅层面动点性致密硬涩搏因窜层而漏采，患者脉动所现特征应为微搏、B 型亚数搏、A_2 点前点位深层浅层面动点性致密硬涩搏（$\rho = 52\%$，$v = 10\%$）、A_2 点前点位深层致密软涩搏（$\rho = 45\%$，$v = 12\%$），将上述特征组成脉形后，完全符合慢性肺心病的理论脉形，利用公式 J_1 及整体特征对该病确诊概率的经验值，得各脉形特征的确诊概率分别为 $P_1 = 0.20$、$P_2 = 0.20$、$P_3 = 0.5293$、$P_4 = 0.4545$，将四个特征的概率值用公式 W_1 统合起来，得该患者脉形确诊率为 83.57%，结合临床表现应诊断为慢性肺源性心脏病。

二、 慢性右心衰竭

右心衰竭主要表现为体循环静脉过度充盈，压力增高，各脏器淤血、水肿及由此产生的各种以体循环淤血为主的综合征。

（1）症状：由于各脏器慢性持续性淤血、水肿，患者可有食欲不振、恶心、呕吐、体重增加、腹胀、腹痛和尿少、夜尿等。

（2）体征：①颈静脉充盈或怒张。当患者半卧位或坐位时可见到充盈的颈外静脉，其程度和体静脉压升高的程度呈正相关。当压迫患者肝或上腹部时，由于静脉回流增加，可见到颈静脉充盈加剧或怒张，称肝颈返流征阳性。②肝肿胀和压痛。常发生于皮下水肿之前。急性肝淤血者，肝质地较软，压痛明显，还可出现轻度黄疸和血清转氨酶升高。长期右心衰竭，肝脏慢性持续性淤血，肝细胞缺氧坏死，可发展成心源性肝硬化。此时肝质地较硬，压痛和肝颈静脉返流征反不明显，常伴有黄疸、腹水和慢性肝功能损害。③水肿。心力衰竭的水肿主要是由水钠潴留和静脉淤血而毛细血管压增高所致。前者决定水肿的程度，后者决定水肿的部位。水肿多呈对称、凹陷性。④胸水、腹水。右心或全心衰竭时，均可出现胸水，以双侧胸水多见。如为单侧，多位于右侧。单侧性左胸水提示肺栓塞的可能。心力衰竭好转后，胸水一般可吸收，但叶间积液可持续存在。腹水多发生在病程晚期，多半与心源性肝硬化有关。但如患者有三尖瓣关闭不全，腹水亦可较早出现，且较皮下水肿为明显。

（一） 脉诊检查

1. 脉形结构

（1） 整体特征

a. 主特征

一级特征：弱搏或微搏、B 型亚数搏或 A 型数搏。

二级特征：A 型或 B 型或 C 型松散涩搏 （或 A 型或 B 型或 C 型网状涩搏）。

b. 副特征：脉动居深层或底层。

（2） 动点特征

a. 主特征

一级特征：A_1 点和 A_2 点前点位深层点位性 A 型松散涩搏 （$30\% \leqslant \rho < 50\%$，$10\% \leqslant v < 30\%$） 或动点性 B 型松散涩搏 （$50\% \leqslant \rho < 60\%$，$10\% \leqslant v < 20\%$） 或动点性或单连性或双连性 C 型松散涩搏 （$60\% \leqslant \rho < 70\%$，$0 \leqslant v < 10\%$）、右侧脉位 B_1 点前点位深层浅层面点

位性 A 型松散涩搏或 A 型网状涩搏（$30\% \leqslant \rho < 40\%$，$20\% \leqslant v < 30\%$）或动点性 B 型松散涩搏或 B 型网状涩搏（$50\% \leqslant \rho < 60\%$，$10\% \leqslant v < 20\%$）或动点性 C 型松散涩搏或 C 型网状涩搏（$60\% \leqslant \rho < 70\%$，$0 \leqslant v < 10\%$）。

二级特征：右侧脉位 B_1 点前点位深层点位性软冲搏（$40\% \leqslant \rho < 50\%$，$10\% \leqslant v < 20\%$）。

三级特征：A_1 点浅层泡状冲搏（$20\% \leqslant \rho < 30\%$，$20\% \leqslant v < 30\%$）。

b. 副特征：A_3 点搏幅降低、搏动减弱、C_2 点缩短或 A_3 点深层动点性空搏。

根据临床表现及心脏本身的功能状态，心功能可分为四级，其脉形结构分别如下。

A. **心功能 I 级**

（1）整体特征

a. 主特征

一级特征：弱搏或微搏、B 型亚数搏。

二级特征：A 型松散涩搏或 A 型网状涩搏。

b. 副特征：脉动居深层。

（2）动点特征

a. 主特征

一级特征：A_1 点和 A_2 点前点位深层点位性 A 型松散涩搏（$30\% \leqslant \rho < 40\%$，$20\% \leqslant v < 30\%$）、右侧脉位 B_1 点前点位深层浅层面点位性 A 型松散涩搏或 A 型网状涩搏（$30\% \leqslant \rho < 40\%$，$20\% \leqslant v < 30\%$）。

b. 副特征：A_3 点搏幅降低、C_2 点缩短。

B. **心功能 II 级**

（1）整体特征

a. 主特征

一级特征：弱搏或微搏、B型亚数搏。

二级特征：A型网状涩搏或A型松散涩搏。

b. 副特征：脉动居深层。

（2）动点特征

a. 主特征

一级特征：A_1点和A_2点前点位深层点位性A型松散涩搏（40%$\leq \rho <$50%，10%$\leq v <$20%）、右侧脉位B_1点前点位深层浅层面点位性A型松散涩搏或A型网状涩搏（30%$\leq \rho <$40%，20%$\leq v <$30%）。

b. 副特征：A_3点搏幅降低、C_2点缩短。

C. **心功能Ⅲ级**

（1）整体特征

a. 主特征

一级特征：弱搏或微搏、B型亚数搏。

二级特征：B型松散涩搏或B型网状涩搏。

b. 副特征：脉动居深层或底层。

（2）动点特征

a. 主特征

一级特征：A_1点和A_2点前点位深层动点性B型松散涩搏（50%$\leq \rho <$60%，10%$\leq v <$20%）、右侧脉位B_1点前点位深层浅层面动点性B型松散涩搏或B型网状涩搏（50%$\leq \rho <$60%，10%$\leq v <$20%）。

b. 副特征：A_3点搏幅显著降低、搏动减弱，C_2点显著缩短。

D. **心功能Ⅳ级**

（1）整体特征

a. 主特征

一级特征：微搏、A型数搏。

二级特征：C型松散涩搏或C型网状涩搏。

b. 副特征：脉动居底层。

（2）动点特征

a. 主特征

一级特征：A_1点和A_2点前点位深层动点性或单连性或双连性 C 型松散涩搏（$60\% \leqslant \rho < 70\%$，$0 \leqslant v < 10\%$）、右侧脉位 B_1点前点位深层浅层面动点性 C 型松散涩搏或 C 型网状涩搏（$60\% \leqslant \rho < 70\%$，$0 \leqslant v < 10\%$）。

二级特征：右侧脉位 B_1点前点位深层点位性软冲搏（$40\% \leqslant \rho < 50\%$，$10\% \leqslant v < 20\%$）。

三级特征：A_1点浅层泡状冲搏（$20\% \leqslant \rho < 30\%$，$20\% \leqslant v < 30\%$）。

b. 副特征：A_3点深层动点性空搏。

2. 脉形发生机理

右心衰竭脉形的产生是心搏出量过少和体静脉淤血的结果。右心衰竭时，腔静脉回流受阻，回心血量减少，致使左心充盈不足，搏出量减少，脉管不能正常充盈，造成脉位下沉、搏动减弱。搏出量减少既可反射性引起心率增快，在脉搏上表现为亚数搏或数搏，又可造成脑动脉血流不足，从而在脉动的 A_3点深层形成动点性空搏。因体静脉淤血，静脉血压增高，血流速度减慢，加之长期缺氧，刺激骨髓制造红细胞，而红细胞生成和释放的增多，可使血液黏滞性增高，在整体脉动上呈现为松散涩搏或网状涩搏。由于肺血管阻力增大和右心收缩力减弱，导致肺循环障碍，在脉搏上表现为 A_1点和 A_2点前点位深层松散涩搏；腔静脉回流受阻，又可导致肝脏淤血，影响肝脏的血液循环，在脉搏上表现为右侧脉位 B_1点前点位深层浅层面松散涩搏或网状涩搏；肝淤血严重时，可造成肝肿大，在脉搏上表现为右侧脉位 B_1点前点位深层点位性软冲搏。右心衰竭特别严重时，还可造成胸腔积液，压迫周围组织，在脉搏上表现为 A_1点浅层液冲搏。

3. 脉形分析

（1）脉形确诊概率及疾病预向度的计算

a. 心功能Ⅰ级

在此脉形中，其整体一级特征为弱搏或微搏、B型亚数搏，根据经验值，两特征对脉形的确诊概率分别为 P（M_{211}）$= 0.15$、P（M_{212}）$= 0.20$，整体二级特征 A 型松散涩搏或 A 型网状涩搏对该脉形的确诊概率 P（M_{213}）$= 0.10$。该脉形的动点特征 A_1 点和 A_2 点前点位深层点位性 A 型松散涩搏（$30\% \leqslant \rho < 40\%$，$20\% \leqslant v < 30\%$）、右侧脉位 B_1 点前点位深层浅层面点位性 A 型松散涩搏或 A 型网状涩搏（$30\% \leqslant \rho < 40\%$，$20\% \leqslant v < 30\%$）均为一级特征。将其密度和离散系数分别代入公式 J_1，得两特征对该脉形的确诊概率分别为 P（M_{214}）$= 0.3122$、P（M_{215}）$= 0.3122$，即弱搏或微搏、B型亚数搏、A 型松散涩搏或 A 型网状涩搏、A_1 点或 A_2 点前点位深层点位性 A 型松散涩搏、右侧脉位 B_1 点前点位深层浅层面点位性 A 型松散涩搏或 A 型网状涩搏对此脉形确诊疾病的可能性分别为 15%、20%、10%、31.22%、31.22%，用公式 W_1 将脉形的各特征确诊概率统合起来，得其脉形确诊率为 71.05%。

根据脉形动点特征的密度值，用公式 E_1 可计算出特征采集识别时的误差系数，即将两动点一级特征的密度值代入公式 E_1，可得 A_1 点和 A_2 点前点位深层点位性 A 型松散涩搏的特征误差系数 $\sigma_{211} = 0.1250$，右侧脉位 B_1 点前点位深层浅层面点位性 A 型松散涩搏或 A 型网状涩搏的误差系数 $\sigma_{212} = 0.1250$，再用公式 W_2 统合上述各特征的采集误差系数，得该脉形的误差系数 $\sigma_{21} = 0.2344$。

根据此脉形动点特征的密度和离散系数的值可以计算出其动点特征周程密度的类权值为 JW（ρ）$= 35\% \in$（30%，40%）（用公式 L_1），其离散系数的类权值 JW（v）$= 25\% \in$（20%，30%）（用公式 L_2），表征该期病情较轻且平稳。

b. 心功能Ⅱ级

在该脉形中，整体一级特征为弱搏或微搏、B型亚数搏，根据经验值两特征对该脉形的确诊概率分别为 $P（M_{221}）$ =0.15、$P（M_{222}）$ =0.20，A 型网状涩搏或 A 型松散涩搏为其二级特征，对该脉形的确诊概率为 $P（M_{223}）$ =0.10。其动点特征 A_1 点和 A_2 点前点位深层点位性 A 型松散涩搏（40% ≤ρ < 50%，10% ≤v < 20%）、右侧脉位 B_1 点前点位深层浅层面点位性 A 型松散涩搏或 A 型网状涩搏（30% ≤ρ < 40%，20% ≤v < 30%）均为一级特征。将上述两特征的密度和离散系数代入公式 J_1，得其对该脉形的确诊概率分别为 $P（M_{224}）$ =0.4388、$P（M_{225}）$ =0.3122，即该脉形中的弱搏或微搏、B 型亚数搏、A 型网状涩搏或 A 型松散涩搏、A_1 点和 A_2 点前点位深层点位性 A 型松散涩搏、右侧脉位 B_1 点前点位深层浅层面点位性 A 型松散涩搏或 A 型网状涩搏对脉形确诊的可能性各为 15%、20%、10%、43.88%、31.22%，将各特征的确诊概率用公式 W_1 统合起来，即得该脉形的脉形确诊率为 76.38%。

352 　　根据脉形动点特征的密度值，用公式 E_1 可计算出特征采集识别时的误差系数，即将两一级特征的密度值代入公式 E_1，则可得 A_1 点和 A_2 点前点位深层点位性 A 型松散涩搏的误差系数 σ_{221} =0.0974，右侧脉位 B_1 点前点位深层浅层面点位性 A 型松散涩搏或 A 型网状涩搏的误差系数 σ_{222} =0.1250，再用公式 W_2 统合上述各特征的采集误差系数，得该脉形的误差系数 σ_{22} =0.2102。

　　将此脉形动点特征的密度和离散系数分别代入公式 L_1、L_2，可计算得该脉形周程密度的类权值 $JW（\rho）$ =40% ∈（40%，60%），离散系数的类权值 $JW（v）$ =20% ∈（20%，30%），表征该期疾病病情较轻且平稳。

　　c. 心功能Ⅲ级

　　在该脉形中，弱搏或微搏、B 型亚数搏均为其整体一级特征，根据经验值可得，两特征对该脉形的确诊概率分别为 $P（M_{231}）$ =0.15、$P（M_{232}）$ =0.20，B 型网状涩搏或 B 型松散涩搏为其整体二级特征，对该脉形的确诊概率为 $P(M_{233}) = 0.10$。A_1 点和 A_2 点前点位深层动点性 B 型松散涩搏（$50\% \leqslant \rho < 60\%$，$10 \leqslant \%v < 20\%$）、右侧脉位 B_1 点前点位深层浅层面动点性 B 型网状涩搏（$50\% \leqslant \rho < 60\%$，$10\% \leqslant v < 20\%$）均为动点一级特征。将两特征的密度和离散系数分别代入公式 J_1，得两者对该脉形的确诊概率为 $P(M_{234}) = 0.5240$、$P(M_{235}) = 0.5240$，即该脉形中弱搏或微搏、B 型亚数搏、整体 B 型网状涩搏或 B 型松散涩搏、A_1 点和 A_2 点前点位深层动点性 B 型松散涩搏、右侧脉位 B_1 点前点位深层浅层面动点性 B 型网状涩搏对确诊该期疾病的可能性各为 15%、20%、10%、52.40%、52.40%。将各特征的确诊概率用公式 W_1 统合起来，即得该脉形的确诊率为 86.13%。

根据该脉形动点特征的密度值，用公式 E_1 可计算出特征采集识别时的误差系数，即将两一级特征的密度值代入公式 E_1，可得 A_1 点和 A_2 点前点位深层动点性 B 型松散涩搏的特征误差系数 $\sigma_{231} = 0.0744$，右侧脉位 B_1 点前点位深层浅层面动点性 B 型网状涩搏的误差系数 $\sigma_{232} = 0.0744$，再用公式 W_2 统合上述各特征的采集误差系数，可得该脉形的误差系数 $\sigma_{23} = 0.1433$。

将此脉形动点特征的密度和离散系数分别代入公式 L_1、L_2，可得该脉形周程密度的类权值为 $JW(\rho) = 55\% \in (40\%, 60\%)$，离散系数的类权值 $JW(v) = 15\% \in (10\%, 20\%)$，表征该期疾病病情较重且有发展趋势。

d. 心功能 IV 级

在该期脉形中，整体一级特征为微搏、A 型数搏，根据经验值两特征对脉形的确诊概率分别为 $P(M_{241}) = 0.20$、$P(M_{242}) = 0.30$，整体二级特征为 C 型松散涩搏或 C 型网状涩搏，其脉形确诊率为 $P(M_{243}) = 0.15$。A_1 点和 A_2 点前点位深层动点性或单连性或双连性 C 型松散涩搏（$60\% \leqslant \rho < 70\%$，$0 \leqslant v < 10\%$）、右侧脉位 B_1 点前点位深层浅层面动点性 C 型松散涩搏或 C 型网状涩搏（$60\% \leqslant \rho < 70\%$，$0 \leqslant$

$v < 10\%$）均为该脉形的动点一级特征，将两特征的密度和离散系数分别代入公式 J_1，得两者的确诊概率为 P（M_{244}）＝0.6880。P（M_{245}）＝0.6880。右侧脉位 B_1 点前点位深层点位性软冲搏（$40\% \leqslant \rho < 50\%$，$10 \leqslant \% v < 20\%$）为动点二级特征，将其密度和离散系数代入公式 J_2，得其确诊概率 P（M_{246}）＝0.2194。A_1 点浅层泡状冲搏（$20\% \leqslant \rho < 30\%$，$20\% \leqslant v < 30\%$）为动点三级特征，将其密度和离散系数代入公式 J_3，得其确诊概率 P（M_{247}）＝0.0776。该脉形中微搏、A 型数搏、C 型松散涩搏或 C 型网状涩搏、A_1 点和 A_2 点前点位深层动点性或单连或双连性 C 型松散涩搏、右侧脉位 B_1 点前点位深层浅层面动点性 C 型松散涩搏或 C 型网状涩搏、右侧脉位 B_1 点前点位深层点位性软冲搏、A_1 点浅层泡状冲搏对慢性右心功能衰竭心功能 Ⅳ 级确诊的可能性各为 20%、30%、15%、68.80%、68.80%、21.94%、7.76%，将各特征对脉形的确诊概率用公式 W_1 统合起来，即可得该脉形的脉形确诊率为 95.73%。

根据脉形动点特征的密度值，用公式 E_1、E_2 及 E_3 可计算出特征采集识别时的误差系数，即将两一级特征的密度值代入公式 E_1，得 A_1 点和 A_2 点前点位深层动点性或单连性或双连性 C 型松散涩搏的误差系数 $\sigma_{241} = 0.0545$，右侧脉位 B_1 点前点位深层浅层面动点性 C 型松散涩搏或 C 型网状涩搏的误差系数 $\sigma_{242} = 0.0545$，将二级特征的密度值代入公式 E_2，得二级特征 B_1 点前点位深层点位性软冲搏的误差系数 $\sigma_{243} = 0.0487$，将三级特征的密度值代入公式 E_3，则又可得 A_1 点浅层泡状冲搏的误差系数为 $\sigma_{244} = 0.0533$，再用公式 W_2 统合上述各特征的采集误差系数，则可得此脉形的误差系数 $\sigma_{24} = 0.1949$。

根据该脉形动点特征的密度和离散系数，用公式 L_1、L_2 可分别计算出该期疾病周程密度的类权值 JW（ρ）＝70.67% $\in$（60%，100%），离散系数的类权值 JW（v）＝17.67% $\in$（10%，20%），表征该期疾病病情重，且病情仍有发展趋势。

（2）结论分析

通过对慢性右心功能衰竭各期脉形确诊率的分析可以看出，随患者心功能的逐渐降低，其脉形中各特征的表现度逐渐增强，对诊断各期疾病所贡献的概率值也随之升高，而脉形采集与识别的脉形误差系数随各期特征表现度的变化，基本上呈下降趋势。心功能Ⅰ级时脉形的确诊率为71.05%，脉形误差系数为0.2344；心功能Ⅱ级时脉形确诊率上升到76.38%，脉形误差系数则下降至0.2102；心功能Ⅲ级时，脉形确诊率为86.13%，脉形误差系数为0.1433；心功能Ⅳ级时脉形确诊率继续升高至95.73%，脉形误差系数则为0.1949。综合各脉形两方面的因素评价各期慢性右心衰竭脉形，用公式W_3可计算出各期脉形的脉形指数，心功能Ⅰ级脉形指数$Z_{21} = 0.7629$，为标准二级脉形；心功能Ⅱ级脉形指数$Z_{22} = 0.8638$，为标准一级脉形；心功能Ⅲ级脉形指数$Z_{23} = 0.8860$，为标准一级脉形；心功能Ⅳ级脉形指数$Z_{24} = 0.9274$，为最佳脉形。

通过对此脉形各期疾病预向度的分析可以看出，慢性右心衰竭各期亦有较大的改变，心功能Ⅰ级时，其病情较轻且呈平稳状态，心功能Ⅱ级时，其病情仍属较轻，呈发展趋势，心功能Ⅲ级时，则病情转为较重，有发展趋势，心功能Ⅳ级时，患者病情重且继续呈发展趋势。

4. 相似脉形鉴别

慢性左心衰竭脉形和慢性右心衰竭脉形的共同特点是两者的整体特征均有脉位下沉、脉动减弱，且都有整体的网状涩搏或松散涩搏。其区别主要表现为三个方面：（1）慢性左心衰竭脉形的涩搏仅限于A_2点前点位，而慢性右心衰竭脉形的涩搏既可见于A_2点前点位，又可见于B_1点前点位，病情严重者，亦可见于B_1、B_2点；（2）慢性左心衰竭脉形多见抖颤搏，而慢性右心衰竭脉形多不出现抖颤搏；（3）慢性左心衰竭脉形中常见有各种交替搏，而慢性右心衰竭脉形（单纯性右心衰竭）中一般不出现交替搏。

（二） 脉诊检查与病理变化的对应关系

1. 胃肠道淤血

胃肠道长期淤血，脉形改变主要为脉位下沉、左侧脉位 B_1 点前点位中层、B_1 点后点位中层、B_2 点前点位中层网状涩搏或松散涩搏或致密软涩搏。

2. 肝脾肿大

淤血引起肝肿大时，脉搏上主要表现为右侧脉位 B_1 点前点位深层点位性软冲搏；脾肿大时，脉搏呈现左侧脉位 B_1 点前点位深层点位性软冲搏；肝脾同时肿大时，则脉搏表现为双侧脉位 B_1 点前点位深层点位性软冲搏。若长期肝淤血，导致肝细胞性黄疸时，脉搏呈现整体迟涩搏。如肝脏淤血久治不愈，引起心源性肝硬变，在脉搏上表现为右侧脉位 B_1 点前点位深层点位性致密硬涩搏。

3. 肾脏淤血

肾脏淤血引起肾小球滤过率降低及抗利尿激素、醛固酮分泌增加，导致尿少、夜尿、水肿等。该期病人的脉形改变主要为脉位上浮或下沉，脉率增快或减慢，有时亦可出现超迟搏，A_1 点减弱，A_3 点增强或减弱，B_2 点前点位深层点位性滑涩搏。因该病所致的水肿最先出现于下肢，故水肿初期松散涩搏或致密软涩搏多见于 B_3 点深层，后随水肿的进一步向上发展，涩搏可逐渐由 B_3 点底层移至 B_3 点深层，甚至中层；亦可随病情发展，上述特征出现逆向延伸。

（三） 脉形诊断标准

1. 诊断依据

（1）弱搏或微搏、B 型亚数搏、A 型松散涩搏或 A 型网状涩搏、脉动居深层、A_1 点和 A_2 点前点位深层点位性 A 型松散涩搏（$30\% \leqslant \rho < 40\%$，$20\% \leqslant v < 30\%$）、右侧脉位 B_1 点前点位深层浅层面点位性 A 型松散涩搏或 A 型网状涩搏（$30\% \leqslant \rho < 40\%$，$20\% \leqslant v < 30\%$）、$A_3$ 点搏幅降低、C_2 点缩短。

（2）弱搏或微搏、B 型亚数搏、A 型网状涩搏或 A 型松散涩搏、脉动居深层、A_1 点和 A_2 点前点位深层点位性 A 型松散涩搏（$40\% \leqslant \rho < 50\%$，$10\% \leqslant v < 20\%$）、右侧脉位 B_1 点前点位深层浅层面点位性 A 型松散涩搏或 A 型网状涩搏（$30\% \leqslant \rho < 40\%$，$20\% \leqslant v < 30\%$）、$A_3$ 点搏幅降低、C_2 点缩短。

（3）弱搏或微搏、B 型亚数搏、B 型松散涩搏或 B 型网状涩搏、脉动居深层或底层、A_1 点和 A_2 点前点位深层动点性 B 型松散涩搏（$50\% \leqslant \rho < 60\%$，$10\% \leqslant v < 20\%$）、右侧脉位 B_1 点前点位深层浅层面动点性 B 型松散涩搏或 B 型网状涩搏（$50\% \leqslant \rho < 60\%$，$10\% \leqslant v < 20\%$）、$A_3$ 点搏幅显著降低、搏动减弱、C_2 点显著缩短。

（4）微搏、A 型数搏、C 型松散涩搏或 C 型网状涩搏、脉动居底层、A_1 点和 A_2 点前点位深层动点性或单连性或双连性 C 型松散涩搏（$60\% \leqslant \rho < 70\%$，$0 \leqslant v < 10\%$）、右侧脉位 B_1 点前点位深层浅层面动点性 C 型松散涩搏或 C 型网状涩搏（$60\% \leqslant \rho < 70\%$，$0 \leqslant v < 10\%$）、右侧脉位 B_1 点前点位深层点位性软冲搏（$40\% \leqslant \rho < 50\%$，$10\% \leqslant v < 20\%$）、$A_1$ 点浅层泡状冲搏（$20\% \leqslant \rho < 30\%$，$20\% \leqslant v < 30\%$）、$A_3$ 点深层动点性空搏。

2. 判定方法

（1）结合临床表现，凡具备诊断依据第（1）条者，可诊断为右心衰竭，心功能 I 级。

（2）结合临床表现，凡具备诊断依据第（2）条者，可诊断为右心衰竭，心功能 II 级。

（3）结合临床表现，凡具备诊断依据第（3）条者，可诊断为右心衰竭，心功能 III 级。

（4）结合临床表现，凡具备诊断依据第（4）条者，可诊断为右心衰竭，心功能 IV 级。

（四）误诊分析

自 1980 年慢性右心衰竭脉形创立至今，累计诊断慢性右心衰竭患者 2158 例，其中脉诊结论与患者病情实际相吻合者 1641 例，约占患者总人数的 76.04%，即实际诊断准确率为 76.04%；不吻合者 517 例，约占总人数的 23.96%，即实际误诊率为 23.96%。此结果较该脉形的理论确诊率有明显的差异，原因是该脉形的采集与识别有一定的难度，随机误诊人数较多。在上述 517 例误诊病例中，因系统因素误诊者 264 例，其他 253 例系随机误诊病例，误诊原因及分析如下。

随机误诊原因及分析

误诊人数	随机误诊比率	随机误诊原因	改进措施
156	61.66%	患者脉动弱，特征显示不够清晰，致关键特征漏采。本脉形整体以弱搏、微搏、数搏、亚数搏为主，且其动点特征分散，跨越 A、B 两组，加之对诊断起决定作用的一级特征均位于 A 组或 B 组脉动的深层脉位，在这种既弱且快的脉动中能够运用恰当指力，使特征采集既全又准，殊非易事。稍不注意就会使特征采集不全。	延长诊脉周程，以便详细了解患者脉动规律，并变换指力确定特征所现层位及层面，再根据特征所居层位，用相应指力逐一采集，以免遗漏。
97	38.34%	慢性右心衰竭患者因其肺动脉压力增高，右室肌收缩无力，致肺静脉血流缓慢，常可造成 A_2 点出现表现度较高的假性涩搏，如不对其真伪加以分辨，就会错误引导诊断方向。	反复使用血流冲击试验，明辨其特征的真伪，以达到去伪存真的目的。
提示		特征是构成脉形的要素，是诊断疾病的基础。脉形是否完善，主要取决于特征的采集与识别，若特征采集不全或特征识别有误，均不能构成完善的脉形。因此，如何全面采集特征与正确识别特征便是脉诊准确诊断疾病的关键。	

（五） 病案分析

1. 典型病例分析

陈某，男，57 岁，工人，2007 年 5 月初诊。患者自述：两下肢浮肿、右上腹胀闷疼痛、不思饮食、消化不良、全身乏力、便溏。脉诊检查，患者脉搏呈现弱搏、B 型亚数搏（脉率 96 次/分）、整体 B 型松散涩搏、A_1 点和 A_2 点前点位深层动点性 B 型松散涩搏（$\rho = 53\%$，$v = 12\%$）、右侧脉位 B_1 点前点位深层浅层面动点性 B 型松散涩搏（$\rho = 60\%$，$v = 13\%$）、A_2 点搏幅显著降低、搏动减弱、C_2 点显著缩短。根据该患者脉搏特征的表现度，判断其动点上的松散涩搏均为一级特征，用公式 J_1 计算其确诊概率，得动点特征 A_1 点和 A_2 点深层动点性 B 型松散涩搏的确诊概率 $P_1 = 0.5256$，B_1 点前点位深层浅层面动点性 B 型松散涩搏确诊概率 $P_2 = 0.5797$，弱搏的经验确诊概率 $P_3 = 0.20$，B 型亚数搏的经验确诊概率 $P_4 = 0.20$，整体 B 型松散涩搏的经验确诊概率 $P_5 = 0.10$，用公式 W_1 统合上述各特征的确诊概率，得脉形确诊率为 88.52%。结合临床表现，诊断为慢性右心衰竭心功能Ⅲ级。后经证实，脉诊结论与患者病情完全吻合。

2. 误诊病例分析

曲某，女，59 岁，干部，2006 年 3 月初诊。患者自述：上腹部胀痛、两下肢浮肿、食欲不振、头晕目眩、耳鸣。经脉诊检查，患者脉搏呈现弱搏、B 型亚数搏、A_2 点前点位动点性致密硬涩搏（$\rho = 41\%$，$v = 18\%$）、A_2 点前点位浅层致密软涩搏（$\rho = 49\%$，$v = 13\%$）。因所采集到的各特征中弱搏及 B 型亚数搏为整体一级特征。A_2 点前点位致密硬涩搏及致密软涩搏的表现度均较高且位于同一点位，故判断两动点特征为动点一级特征。将上述特征组成脉形，并计算各特征的确诊概率，根据经验值，弱搏确诊概率 $P_1 = 0.10$，B 型亚数搏确诊概率 $P_2 = 0.20$，将两动点一级特征的密度和离散系数代入公式 J_1，即得致密硬涩搏确诊概率 $P_3 = 0.3901$，致密软涩搏确诊概率 $P_4 = 0.4844$，用

公式 W_1 统合各特征对脉形的确诊概率，可得该患者脉形的确诊率为 77.36%，脉形可作为诊断的依据，且考虑患者脉形符合慢性肺心病失代偿期的理论脉形，故诊断为慢性肺心病失代偿期。后经证实，脉诊结论与患者病情实际不符。脉诊复查发现，初诊时因随测法用指不当（减压法减压过快，加压法加压过慢）致使 A_1 点及右侧 B_1 点应现特征脱失、A_2 点松散涩搏变形，从而导致误诊。患者脉搏所呈现脉形应为弱搏、B 型亚数搏、A_1 点和 A_2 点前点位深层松散涩搏（$\rho = 61\%$，$v = 15\%$）、右侧 B_1 点前点位深层点位性松散涩搏（$\rho = 69\%$，$v = 9\%$）。计算各特征确诊概率，根据经验值可得弱搏 $P_1 = 0.10$，B 型亚数搏 $P_2 = 0.20$，A_1 和 A_2 点松散涩搏及右侧 B_1 点松散涩搏为表现度较高且相近的特征，故判断两特征均为动点一级特征，将两者的密度和离散系数分别代入公式 J_1，可得两特征的确诊概率分别为 $P_3 = 0.5742$、$P_4 = 0.6893$，用公式 W_1 统合各特征确诊率，得脉形确诊率为 90.47%，且复诊脉形结构符合慢性右心衰竭理论脉形，故应诊断为慢性右心衰竭。

三、 全心衰竭

全心衰竭时左、右心衰竭的临床表现同时存在。由于有右心衰竭存在，右心排血量减少，因此阵发性夜间呼吸困难等肺淤血表现反而减轻。扩张性心肌病患者表现为左、右心室同时衰竭，肺淤血征常不明显，这时左心衰竭的主要表现为心尖部舒张期奔马律和脉压减小。

（一） 脉诊检查

1. 脉形结构

（1）整体特征

a. 主特征

一级特征：微搏、A 型或 B 型迟搏。

二级特征：A 型或 B 型脱搏（病情特别严重时，亦可呈现 C 型脱搏）。

b. 副特征：脉动居深层或底层。

（2）动点特征

a. 主特征

一级特征：A_1 点深层 C 型交替搏（$60\% \leqslant \rho < 70\%$，$0 \leqslant v < 10\%$）、$A_2$ 点前点位深层动点性 C 型松散涩搏或 C 型网状涩搏（$70\% \leqslant \rho < 80\%$，$0 \leqslant v < 10\%$）。

二级特征：右侧脉位 B_1 点前点位深层 C 型松散涩搏（$70\% \leqslant \rho < 80\%$，$10\% \leqslant v < 20\%$）。

三级特征：左侧脉位 B_1 点前点位深层动点性软冲搏（$50\% \leqslant \rho < 60\%$，$10\% \leqslant v < 20\%$）

b. 副特征：无。

2. 脉形发生机理

见左心衰竭和右心衰竭的脉形发生机理条。

3. 脉形分析

（1）脉形确诊概率及疾病预向度的计算

a. 确诊率及确诊概率

在该脉形中，A_1 点深层 C 型交替搏（$60\% \leqslant \rho < 70\%$，$0 \leqslant v < 10\%$）、$A_2$ 点前点位深层动点性 C 型松散涩搏或 C 型网状涩搏（$70\% \leqslant \rho < 80\%$，$0 \leqslant v < 10\%$）均为动点一级特征，将两特征的密度和离散系数依次代入公式 J_1，得其对脉形的确诊概率分别为 $P（M_{31}）= 0.6880$、$P（M_{32}）= 0.7821$。右侧脉位 B_1 点前点位深层 C 型松散涩搏（$70\% \leqslant \rho < 80\%$，$10\% \leqslant v < 20\%$）为动点二级特征，将其密度和离散系数代入公式 J_2，得其对脉形的确诊概率 $P（M_{33}）= 0.3446$。左侧脉位 B_1 点前点位深层动点性软冲搏（$50\% \leqslant \rho < 60\%$，$10\% \leqslant v < 20\%$）为动点三级特征，将其密度和离散系数代入公式 J_3，得其对脉形的确诊概率 $P（M_{34}）= 0.1747$。该脉形整体一级特征为微搏和 A 型或 B 型迟搏，根据经验值，其对脉形的确诊概率分别为 $P（M_{35}）= 0.20$、$P（M_{36}）= 0.35$，其整体二级特征脱搏对脉形的

确诊概率 P（M_{37}）=0.10。此脉形中，A_1 点深层 C 型交替搏、A_2 点前点位深层动点性 C 型松散涩搏或 C 型网状涩搏、右侧脉位 B_1 点前点位深层 C 型松散涩搏、左侧脉位 B_1 点前点位深层动点性软冲搏、整体微搏、A 型或 B 型迟搏、脱搏对确诊慢性全心衰竭的可能性分别为 68.80%、78.21%、34.46%、17.47%、20%、35%、10%。用公式 W_1 将各特征的确诊概率统合起来，则得该脉形的确诊率为 97.58%。

b. 脉形误差系数

根据此脉形动点特征的密度值，用公式 E_1、E_2 及 E_3 可计算出特征采集识别时的误差系数，即将两一级特征的密度值代入公式 E_1，得 A_1 点深层 C 型交替搏的误差系数 $\sigma_{31}=0.0545$，A_2 点前点位深层动点性 C 型松散涩搏或 C 型网状涩搏的误差系数 $\sigma_{32}=0.0369$，将二级特征的密度值代入公式 E_2，则可得二级特征右侧脉位 B_1 点前点位深层 C 型松散涩搏的误差系数 $\sigma_{33}=0.0185$，将三级特征的密度值代入公式 E_3，则可得左侧脉位 B_1 点前点位深层动点性软冲搏的误差系数为 $\sigma_{34}=0.0248$，再用公式 W_2 统合上述各特征的采集误差系数，则可得该脉形的误差系数 $\sigma_3=0.1284$。

c. 疾病预向度

该脉形的动点特征较多，且表现度较高，将动点特征的密度代入公式 L_1，得其周程密度的类权值 JW（ρ）=95.40% $\in$（60%，100%），将动点特征的离散系数代入公式 L_2，得离散系数的类权值 JW（v）=10.61% $\in$（10%，20%），表征慢性全心衰竭疾病重，且有发展趋势。

（2）结论分析

通过对该脉形确诊率及脉形误差系数的计算可以看出，慢性全心衰竭的脉形特征表现度均较高，其脉形确诊率高达 97.58%，而脉形误差系数较低，为 0.1284。综合两方面的因素评价该脉形，用公式 W_3 统合，则得该脉形的脉形指数为 0.9456，即此脉形为最佳脉形。

全心衰竭脉形的周程密度类权值为 95.40%，离散系数的类权值为 10.61%，说明其疾病病情重，而且有发展的趋势。从临床实践中看，慢性全心衰竭病情发展快，不易控制，且预后不佳。

4. 相似脉形鉴别

参见左心衰竭和右心衰竭的相似脉形鉴别条。

（二） 脉形诊断标准

1. 诊断依据

（1）微搏、A 型或 B 型迟搏、脱搏、脉动居深层或底层、A_1 点深层 C 型交替搏（$60\% \leqslant \rho < 70\%$，$0 \leqslant v < 10\%$）、$A_2$ 点前点位深层动点性 C 型松散涩搏或 C 型网状涩搏（$70\% \leqslant \rho < 80\%$，$0 \leqslant v < 10\%$）、右侧脉位 B_1 点前点位深层 C 型松散涩搏（$70\% \leqslant \rho < 80\%$，$0 \leqslant v < 10\%$）。

（2）微搏、A 型或 B 型迟搏、脱搏、脉动居深层或底层、A_1 点深层 C 型交替搏（$60\% \leqslant \rho < 70\%$，$0 \leqslant v < 10\%$）、$A_2$ 点前点位深层动点性 C 型松散涩搏或 C 型网状涩搏（$70\% \leqslant \rho < 80\%$，$0 \leqslant v < 10\%$）、左侧脉位 B_1 点前点位深层动点性软冲搏（$50\% \leqslant \rho < 60\%$，$10\% \leqslant v < 20\%$）。

2. 判定方法

结合临床表现，具备诊断依据任何一条者均可诊断为全心衰竭。

（三） 误诊分析

自 1980 年全心衰竭脉形创立至今，用该脉形累计诊断慢性全心衰竭患者 1313 例，其中脉诊结论与患者病情实际相吻合者 1080 例，约占诊断总人数的 82.25%，即实际诊断准确率为 82.25%，不吻合者 233 例，约占诊断总人数的 17.75%，即实际误诊率为 17.76%。从上述数据可以看出，该脉形在实际应用中特异性相对较差，其实际诊断准确率远远低于该脉形的确诊率，原因在于，临床应用中，其随机误诊率较高，脉形特征不易采集且不易识别。在误诊的 233 例患者中，因系统因素误诊者 20 例，其他 213 例为随机误诊病例，随机误诊原因及分析如下。

随机误诊原因及分析

误诊人数	随机误诊比率	随机误诊原因	改进措施
94	44.13%	患者病情重，脉动弱，脉位深，且特征均位于运指力度不易掌握的深层脉位，不易采集，更不易分辨。	适当延长诊脉周程，仔细分辨最强脉动所处位置，并分清脉动的层位、层面及点位，要特别注意指力运用恰当，防止特征漏采。
86	40.38%	该脉形信息量大，分布面广，其特征几乎贯穿于脉动的每一环节，加之全心功能衰竭患者心脏功能低下，血液不能正常循环，脉动所携信息真假难辨，稍不注意便可造成误诊。	根据特征出现的顺序，逐一提取代表信息，并熟练运用血流冲击试验等方法一一滤除伪特征，确定典型特征，依照诊断特征的特异性强弱进行排序，以正确判断患者的真正脉形。
33	15.49%	该脉形涩搏种类不一，且聚集于 A、B 两组，不但使原发特征和继发特征难以分辨，而且极易使表现度相对较低的 B_1 点动点性软冲搏漏采，从而给判断患者典型脉形带来困难。	详细了解患者病史及临床症状、体征，若怀疑其有全心衰竭的可能，应首先对脉动所现冲搏进行血流冲击试验，待冲搏确定后，按照各动点涩搏出现的先后顺序，再在血流冲击下一一分辨，以确定各种涩搏的真正表现度，从而正确判断原发特征与继发特征。

提示	全心衰竭脉形是临床上较难掌握的脉形之一。临床脉诊中，特征采集的准确与否，一方面在于患者脉动是否明晰，另一方面在于特征的表现度是否稳定，此脉形的特征之所以难采难辨，正是因为该脉形在这两方面均不利于诊断。要想掌握好此类脉形，应从两方面着手，一是要布指准确、指力准确、采集方法准确，二是要切实掌握如何从各特征的表现度上准确判断其原发与继发特征。

（四）病案分析

1. 典型病例分析

朱某，女，57岁，职员，1998年11月初诊。患者自述：头晕、乏力、全身浮肿、胸闷、咳嗽、咯血、上腹部胀痛、不得卧、心慌气短、四肢无力、不思饮食。经脉诊检查，患者脉搏呈现微搏、B型迟搏、A_1点深层 C型交替搏（$\rho=58\%$，$v=6\%$）、A_2点前点位深层动点性 C型网状涩搏（$\rho=80\%$，$v=4\%$）、右侧脉位 B_1点前点位深层 C型松散涩搏（$\rho=71\%$，$v=11\%$）、左侧脉位 B_1点前点位深层动点性软冲搏（$\rho=51\%$，$v=16\%$）。考虑其动点 A组特征表现度高，且将上述各特征组成脉形后，符合慢性全心衰竭的理论脉形，故判定该患者脉形的一级特征为 A_1点深层 C型交替搏、A_2点前点位深层动点性 C型网状涩搏，二级特征为 B_1点前点位深层 C型松散涩搏，三级特征为 B_1点前点位深层动点性软冲搏，用公式 J_1、J_2、J_3 分别计算各特征的确诊概率，得 A_1点深层 C型交替搏确诊概率 $P_1=0.6131$，A_2点前点位深层动点性 C型网状涩搏确诊概率 $P_2=0.8404$，B_1点前点位深层 C型松散涩搏确诊概率 $P_3=0.3449$，B_1点前点位深层动点性软冲搏确诊概率 $P_4=0.1614$。另外，该脉形整体特征微搏确诊概率 $P_5=0.20$，B型迟搏确诊概率 $P_6=0.20$。用公式 W_1 统合各特征的确诊概率得其脉形确诊率为97.83%，确诊率高，可作为确诊疾病的依据，且因其脉形典型，并结合临床症状，诊断为全心衰竭。后经证实，脉诊结论与患者实际病情完全吻合。

2. 误诊病例分析

高某，男，67 岁，职员，2010 年 1 月初诊。患者自述：上腹部胀闷疼痛、食欲不振、恶心、胸闷、心悸、阵发性呼吸困难，夜间尤甚，且伴有下肢浮肿、腰背酸痛、肝轻度肿大、肺动脉高压。经脉诊检查，患者脉搏呈现微搏、B 型亚数搏（脉率 90 次/分）、A_2 点前点位动点性 C 型松散涩搏（$\rho=72\%$，$v=7\%$）、右侧脉位 B_1 点前点位深层动点性 B 型松散涩搏（$\rho=67\%$，$v=15\%$），上述各特征组成脉形后，基本符合慢性右心衰竭心功能 Ⅲ 级的理论脉形。用公式 J_1 计算其动点特征的确诊概率，得 A_2 点前点位 C 型松散涩搏的确诊概率 $P_1=0.7343$，B_1 点前点位深层动点性 B 型松散涩搏的确诊概率 $P_2=0.6238$，另根据对微搏和 B 型亚数搏确诊概率的经验值，得微搏确诊概率 $P_3=0.20$，B 型亚数搏确诊概率 $P_4=0.20$。用公式 W_1 统合上述各特征，得该患者脉形确诊率为 93.60%，故将该患者诊断为慢性右心衰竭。后经证实，脉诊结论与患者病情不符。随即对该患者重做了脉诊检查，并对初诊时患者情况做了详细了解，发现初诊时，患者情绪紧张，其脉率增快，脉搏呈现亚数搏，加之患者脉动弱、脉位下沉，两方面的因素导致了其 A_1 点深层交替搏和左侧脉位 B_1 点深层动点性软冲搏显示不清而误诊，患者实际应现特征为微搏、A_1 点深层 C 型交替搏（$\rho=56\%$，$v=11\%$）、A_2 点前点位深层动点性 C 型松散涩搏（$\rho=72\%$，$v=7\%$）、右侧脉位 B_1 点前点位深层 C 型松散涩搏（$\rho=60\%$，$v=10\%$）、左侧脉位 B_1 点前点位深层松散涩搏（$\rho=59\%$，$v=11\%$）。对所采集到的特征分析归纳，其整体微搏表现度高为整体一级特征，且其动点所现特征均符合全心衰竭的理论脉形特征，故判断 A_1 点深层 C 型交替搏、A_2 点前点位深层动点性 C 型松散涩搏为动点一级特征，右侧脉位 B_1 点前点位深层 C 型松散涩搏为其动点二级特征，左侧脉位 B_1 点前点位深层松散涩搏为其三级动点特征。将上述各特征组成脉形后，计算各特征的确诊概率，得微搏为 $P_1 = 0.20$，将两动点一级特征的密度和离散系数代入公式 J_1，得两特征的确诊概率分别为 $P_2 = 0.5586$、$P_3 = 0.7343$，将动点二级特征的密度和离散系数代入公式 J_2，得其确诊概率为 $P_4 = 0.3006$，将动点三级特征的密度和离散系数代入公式 J_3，得其确诊概率为 $P_5 = 0.1950$，再用公式 W_1 统合各特征的确诊概率，得其脉形确诊率为 94.72%，其脉形确诊率高，即可作为确诊疾病的依据，且因复诊脉形符合全心衰竭理论脉形，故可确诊为慢性全心衰竭。由以上论述可以看出，临床实践中，有一些看似微不足道的小问题也会导致严重失误，诊断时应慎之又慎。

第十节 原发性支气管肺癌

原发性支气管肺癌（简称肺癌），是最常见的肺部原发性恶性肿瘤，是一种严重威胁人类健康和生命的疾病。半个世纪以来，世界各国肺癌的发病率和死亡率逐渐上升，发达国家尤为显著。本病发病人群多在 40 岁以上发病，发病年龄高峰在 60—79 岁，男女患病比率为 2.3:1。种族、家属史与吸烟对肺癌的发病均有影响。我国肿瘤死亡回顾调查表明，肺癌占男性常见恶性肿瘤的第四位，占女性常见恶性肿瘤的第五位。全国许多大城市和工矿区近几十年来肺癌的发病率也在上升，个别大城市的肺癌死亡率已跃居各种恶性肿瘤死亡率的首位。

根据解剖学部位，通常将肺癌分为中央型肺癌与周围型肺癌，前者是指发生在段支气管以上至主支气管的癌肿，约占 3/4，以鳞状上皮细胞癌和小细胞未分化癌较多见；后者是指发生在段支气管以下的肿瘤，约占1/4，以腺癌较为多见。按细胞分化程度和形态特征，肺癌可分为鳞状上皮细胞癌、小细胞未分化癌、大细胞未分化癌和腺癌。

肺癌的临床表现与其部位、大小、类型、发展的阶段、有无并发症或转移有密切关系。5%—15%的患者在发现肺癌时无症状。肺癌主要症状包括以下几方面。

1. 由原发肿瘤引起的症状

（1）咳嗽 常见的早期症状，肿瘤在气管内可有刺激性干咳或少量黏液痰。肺泡癌可有大量黏液痰。肿瘤引起远端支气管狭窄，咳嗽加重，多为持续性，且呈高音调金属音，是一种特征性的阻塞性咳嗽。当有继发感染时，痰量增加，且呈黏液脓性。

（2）咯血 癌肿组织血管丰富，常引起咯血。以中央型肺癌多见，多为痰中带血或间断血痰，常不易引起患者重视而延误早期诊断。如侵蚀大血管，可引起大咯血。

（3）喘鸣 由于肿瘤引起支气管部分阻塞，约有2%的患者，可引起局限性喘鸣音。

（4）胸闷、气急 肿瘤引起支气管狭窄，特别是中央型肺癌，或肿瘤转移到肺门淋巴结，肿大的淋巴结压迫主支气管或隆突，或转移至脑膜，发生大量胸腔积液，或转移至心包发生心包积液，或有膈麻痹、上腔静脉阻塞以及肺部广泛受累，均可影响肺功能，发生胸闷、气急。如果原有慢性阻塞性肺病，或合并有自发性气胸，胸闷、气急更为严重。

（5）体重下降 消瘦为肿瘤的常见症状之一。肿瘤发展到晚期，由于肿瘤毒素和消耗的原因，并有感染、疼痛所致的食欲减退，可表现为消瘦或恶液质。

（6）发热 一般肿瘤可因坏死引起发热，多数发热的原因是肿瘤引起的继发性肺炎，抗生素药物治疗疗效不佳。

2. 肿瘤局部扩展引起的症状

（1）胸痛　约有30％的肿瘤直接侵犯胸膜、肋骨和胸壁，可引起不同程度的胸痛。若肿瘤位于胸膜附近时，则产生不规则的钝痛或隐痛，疼痛在呼吸、咳嗽时加重。肋骨、脊柱受侵犯时，则有压痛点，而与呼吸、咳嗽无关。肿瘤压迫肋间神经，胸痛可累及其分布区。

（2）呼吸困难　肿瘤压迫大气道，可出现吸气性呼吸困难。

（3）咽下困难　癌肿侵犯或压迫食管可引起咽下困难，尚可引起支气管食管瘘，导致肺部感染。

（4）声音嘶哑　癌肿直接压迫或转移致纵隔淋巴结肿大后压迫喉返神经（多见左侧），可发生声音嘶哑。

（5）上腔静脉阻塞综合征　癌肿侵犯纵隔，压迫上腔静脉时，上腔静脉回流受阻，产生头面部、颈部和上肢水肿以及胸前部淤血和静脉曲张，可引起头痛和头昏或眩晕。

（6）Horner综合征　位于肺尖部的肺癌称上沟癌，可压迫颈部交感神经，引起病侧眼睑下垂、瞳孔缩小、眼球内陷，同侧额部与胸壁无汗或少汗。也常有肿瘤压迫臂丛神经造成以腋下为主、向上肢内侧放射的烧灼样疼痛，在夜间尤甚。

3. 由癌肿远处转移引起的症状

（1）肺癌转移至脑、中枢神经系统时，可发生头痛、呕吐、眩晕、复视、共济失调、脑神经麻痹，一侧肢体无力甚至半身不遂等神经系统症状。

（2）肺癌转移至骨骼，特别是肋骨、脊椎骨、骨盆时，则有局部疼痛和压痛。

（3）肺癌转移至肝时，可有厌食、肝区疼痛、肝肿大、黄疸和腹水等。

（4）肺癌转移至淋巴结，锁骨上淋巴结常是肺癌转移的部位，可以毫无症状，病人自己发现而来就诊。典型的多位于前斜角肌区，固定而坚硬，逐渐增大、增多，可以融合。淋巴结大小不一定反映病程的早晚。多无痛感。皮下转移时可触及皮下结节。

4. 癌肿作用于其他系统引起的肺外表现

包括内分泌、神经肌肉、结缔组织、血液系统和血管的异常改变，又称副癌综合征。有下列几种表现。

（1）肥大性肺性骨关节病，常见于肺癌，也见于胸膜局限性间皮瘤和肺转移瘤（胸腺、子宫、前列腺的转移），大多侵犯上下肢长骨远端，发生杵状指（趾）和肥大性骨关节病。前者具有发生快、指端疼痛、甲床周围环绕红晕的特点。两者常同时存在，多见于鳞癌。切除肺癌后，症状可减轻或消失，肿瘤复发又可出现。

（2）分泌促性腺激素，引起男性乳房发育，常伴有肥大骨关节病。

（3）分泌促肾上腺皮质激素样物，可引起库欣综合征，表现为肌力减弱、浮肿、高血压、尿糖增高等。

（4）分泌抗利尿激素，引起稀释性低钠血症，表现为食欲不佳、恶心、呕吐、乏力、嗜睡、定向障碍等水中毒症状，称抗利尿激素分泌不当综合征。

（5）神经肌肉综合征，包括小脑皮质变性、脊髓小脑变性、周围神经病变、重症肌无力和肌病等。发生原因不明确。这些症状与肿瘤的部位和有无转移无关。它可以发生于肿瘤出现前数年，也可作为一症状与肿瘤同时发生；手术切除肿瘤后尚可发生，或原有的症状无改变。可发生于各型肺癌，但多见于小细胞未分化癌。

（6）高血钙症，肺癌可因转移而致骨骼破坏，或由异生性甲状旁腺样激素引起。高血钙可与呕吐、恶心、嗜睡、烦渴、多尿和精神紊乱等症状同时发生，多见于鳞癌。肺癌手术切除后，血钙可恢复正常，肿瘤复发又可引起血钙增高。

此外在燕麦细胞癌和腺癌中还可见到因 5 - 羟色胺分泌过多所造

成的类癌综合征，表现为哮鸣样支气管痉挛、阵发性心动过速、水样腹泻、皮肤潮红等。还可有黑色棘皮症及皮肌炎、掌跖皮肤过度角化症、硬皮症，以及栓塞性静脉炎、非细菌性栓塞性心内膜炎、血小板减少性紫癜、毛细血管病性渗血性贫血等肺外表现。

一、 脉诊检查

（一） 脉形结构

按照1989年国际抗癌联盟的分期方法，可将原发性肺癌分为隐癌、0期、Ⅰ期、Ⅱ期、Ⅲ期、Ⅳ期。因隐癌与0期脉形特征不显或无脉形特征，脉诊检查不易诊出，故仅介绍Ⅰ、Ⅱ、Ⅲ、Ⅳ四期的脉形结构。

1. 肺癌Ⅰ期

（1）整体特征

a. 主特征

一级特征：低黏滞性涩搏、A型亚数搏。

b. 副特征：脉动居于中层。

（2）动点特征

a. 主特征

一级特征：A_2点前点位深层低黏滞性涩搏（$40\% \leqslant \rho < 50\%$，$20\% \leqslant v < 30\%$）、$A_2$点前点位深层点位性硬冲搏（$40\% \leqslant \rho < 50\%$，$10\% \leqslant v < 20\%$）。

二级特征：A_2点前点位深层致密软涩搏（$30\% \leqslant \rho < 40\%$，$20\% \leqslant v < 30\%$）。

b. 副特征：A_2点减弱。

2. 肺癌Ⅱ期

（1）整体特征

a. 主特征

一级特征：中黏滞性涩搏、B 型亚数搏。

二级特征：弱搏

b. 副特征：脉动居于中层或深层。

（2）动点特征

a. 主特征

一级特征：A_2 点前点位深层中黏滞性涩搏（$40\% \leqslant \rho < 50\%$，$10\% \leqslant v < 20\%$）、$A_2$ 点前点位深层动点性或单连性硬冲搏（$40\% \leqslant \rho < 50\%$，$10\% \leqslant v < 20\%$）。

二级特征：A_2 点前点位深层致密软涩搏（$30\% \leqslant \rho < 40\%$，$20\% \leqslant v < 30\%$）。

b. 副特征：A_2 点减弱。

3. 肺癌Ⅲ期

（1）整体特征

a. 主特征

一级特征：高黏滞性涩搏、B 型亚数搏或 A 型数搏。

二级特征：弱搏或微搏。

b. 副特征：脉动居于深层。

（2）动点特征

a. 主特征

一级特征：A_2 点前点位深层高黏滞性涩搏（$50\% \leqslant \rho < 60\%$，$10\% \leqslant v < 20\%$）、$A_2$ 点前点位深层单连性或双连性硬冲搏（$50\% \leqslant \rho < 60\%$，$10\% \leqslant v < 20\%$）。

二级特征：A_2 点前点位深层致密软涩搏（$40\% \leqslant \rho < 50\%$，$10\% \leqslant v < 20\%$）。

b. 副特征：A_2 点减弱。

4. 肺癌Ⅳ期

（1）整体特征

a. 主特征

一级特征：超高黏滞性涩搏、A 型数搏。

二级特征：微搏。

b. 副特征：脉动居于深层或底层。

（2）动点特征

a. 主特征

一级特征：A_2 点前点位深层超高黏滞性涩搏（$60\% \leqslant \rho < 70\%$，$0 \leqslant v < 10\%$）、$A_2$ 点前点位深层双连性硬冲搏（$50\% \leqslant \rho < 60\%$，$0 \leqslant v < 10\%$）。

二级特征：A_2 点前点位深层致密软涩搏（$50\% \leqslant \rho < 60\%$，$10\% \leqslant v < 20\%$）。

b. 副特征：C_2 点明显缩短。

（二）脉形发生机理

肺癌的生长和发展多种多样。肿瘤从黏膜起源，或向支气管腔内生长，或沿支气管黏膜直接蔓延，或穿透管壁向邻近肺组织浸润，形成肿块。因癌肿生长迅速，需血量大，质地较硬，挤压脏器内或邻近血管，在脉搏上表现为 A_2 点前点位深层硬冲搏；邻近组织因受瘤体的压迫而致缺血、坏死，使大量促血凝物质（以组织凝血活酶较多）进入血液，加之瘤体坏死时释放黏蛋白及毒素，从而启动凝血系统而引起凝血，导致血液黏滞度异常升高，在脉搏上呈现为黏滞性涩搏，尤其以瘤体及周围组织中血液的黏滞度升高更为明显，故在 A_2 点前点位深层浅层面呈现表现度更高的黏滞性涩搏。另外，癌细胞的浸润导致周围组织炎性水肿、充血，影响局部血流，在脉搏上表现为 A_2 点前点位深层致密软涩搏。

恶性肿瘤是一种高代谢性、慢性消耗性疾病。随着病情的发展，

373

机体功能的衰减，心输出量减少，血管充盈量降低，在脉搏上表现为弱搏或微搏。亚数搏或数搏的出现，主要有两方面的原因：一是由于心搏出量的减少，可反射性引起心率增快，以维持正常的心输出量；二是由于肿瘤继发性感染，导致体温升高，使心率增快。

（三）　脉形分析

1. 脉形确诊概率、误差系数及肿瘤恶性度

（1）肺癌Ⅰ期

a. 脉形确诊概率及确诊率

在该脉形中，低黏滞性涩搏、A型亚数搏为整体一级特征，对肺癌Ⅰ期的经验特征确诊概率为 $P(M_{11}) = 0.10$、$P(M_{12}) = 0.10$；A_2点前点位深层低黏滞性涩搏（$40\% \leqslant \rho < 50\%$，$20\% \leqslant v < 30\%$）、$A_2$点前点位深层点位性硬冲搏（$40\% \leqslant \rho < 50\%$，$10\% \leqslant v < 20\%$）为动点一级特征，$A_2$点前点位深层致密软涩搏（$30\% \leqslant \rho < 40\%$，$20\% \leqslant v < 30\%$）为动点二级特征，将动点一级特征的密度和离散系数代入公式 J_1，将动点二级特征的密度和离散系数代入公式 J_2，即可得该脉形各动点特征对肺癌Ⅰ期的确诊概率分别为 $P(M_{13}) = 0.3886$、$P(M_{14}) = 0.4388$、$P(M_{15}) = 0.1561$。将上述五个特征的确诊概率值代入公式 W_1，得肺癌Ⅰ期的脉形确诊概率为 $P(M_1) = 0.7655$，即其脉形确诊率为 76.55%。

b. 误差系数

将该脉形中的动点一级、二级特征的密度分别代入公式 E_1、E_2，得采集识别 A_2点前点位深层低黏滞性涩搏、A_2点前点位深层点位性硬冲搏、A_2点前点位深层致密软涩搏的特征误差系数分别为 $\sigma_{11} = 0.0974$、$\sigma_{12} = 0.0974$、$\sigma_{13} = 0.0625$，把 σ_{11}、σ_{12}、σ_{13} 代入公式 W_2，得采集识别该脉形时的误差系数 $\sigma_1 = 0.2362$。

c. 肿瘤恶性度

根据肿瘤恶性度概率判定方法的规定，肺癌Ⅰ期的分化度为Ⅰ°，

生长速度为Ⅰ°，浸润度为Ⅰ°，边界清晰度介于Ⅰ°和Ⅱ°之间，利用公式 N，得该期肺癌的分化度、生长速度、浸润度及边界清晰度对判断肿瘤恶性程度的概率值分别为 $P(C_{11}) = 0.20$、$P(C_{12}) = 0.10$、$P(C_{13}) = 0.20$、$P(C_{14}) = 0.12$。把以上概率值代入公式 W_4，可得肺癌Ⅰ期的恶性度为 $P(C_1) = 0.4931$，为低度恶性。

（2）肺癌Ⅱ期

a. 脉形确诊概率及确诊率

在该脉形中，中黏滞性涩搏、B 型亚数搏为整体一级特征，对肺癌Ⅱ期的经验特征确诊概率分别为 $P(M_{21}) = 0.20$、$P(M_{22}) = 0.20$；弱搏为整体二级特征，对肺癌Ⅱ期的经验特征确诊概率为 $P(M_{23}) = 0.05$；A_2 点前点位深层中黏滞性涩搏（$40\% \leqslant \rho < 50\%$，$10\% \leqslant v < 20\%$）、$A_2$ 点前点位深层动点性或单连性硬冲搏（$40\% \leqslant \rho < 50\%$，$10\% \leqslant v < 20\%$）为动点一级特征，$A_2$ 点前点位深层致密软涩搏（$30\% \leqslant \rho < 40\%$，$20\% \leqslant v < 30\%$）为动点二级特征，将动点一级特征的密度和离散系数代入公式 J_1，将动点二级特征的密度和离散系数代入公式 J_2，得该脉形各动点特征对肺癌Ⅱ期的特征确诊概率分别为 $P(M_{24}) = 0.4388$、$P(M_{25}) = 0.4388$、$P(M_{26}) = 0.1561$。将上述六个特征的确诊概率值代入公式 W_1，得肺癌Ⅱ期的脉形确诊概率为 $P(M_2) = 0.8384$，即其脉形确诊率为 83.84%。

b. 误差系数

将该脉形中的动点一级、二级特征的密度分别代入公式 E_1、E_2，得采集识别 A_2 点前点位深层中黏滞性涩搏、A_2 点前点位深层动点性或单连性硬冲搏、A_2 点前点位深层致密软涩搏的特征误差系数分别为 $\sigma_{21} = 0.0974$、$\sigma_{22} = 0.0974$、$\sigma_{23} = 0.0625$，把 σ_{21}、σ_{22}、σ_{23} 代入公式 W_2，得采集识别该脉形时的误差系数 $\sigma_2 = 0.2362$。

c. 肿瘤恶性度

根据肿瘤恶性度概率判定方法的规定，肺癌Ⅱ期的分化度为Ⅱ°，生长速度为Ⅱ°，浸润度为Ⅱ°，边界清晰度介于Ⅱ°和Ⅲ°之间，利用公式 N ，得该期肺癌的分化度、生长速度、浸润度及边界清晰度对判断肿瘤恶性程度的概率分别为 $P(C_{21})$ ＝0.40、 $P(C_{22})$ ＝0.30、 $P(C_{23})$ ＝0.40、 $P(C_{24})$ ＝0.24。把以上概率值代入公式 W_4 ，可得肺癌Ⅱ期的恶性度为 $P(C_2)$ ＝0.8085，为高度恶性。

（3）肺癌Ⅲ期

a. 脉形确诊概率及确诊率

在该脉形中，高黏滞性涩搏、B 型亚数搏或 A 型数搏为整体一级特征，对肺癌Ⅲ期的经验特征确诊概率分别为 $P(M_{31})$ ＝0.30、 $P(M_{32})$ ＝0.25；弱搏或微搏为整体二级特征，对肺癌Ⅲ期的经验脉形特征确诊概率为 $P(M_{33})$ ＝0.075；A_2 点前点位深层高黏滞性涩搏（ $50\% \leqslant \rho < 60\%$ ， $10\% \leqslant v < 20\%$ ）、 A_2 点前点位深层单连性或双连性硬冲搏（ $50\% \leqslant \rho < 60\%$ ， $10\% \leqslant v < 20\%$ ）为动点一级特征，A_2 点前点位深层致密软涩搏（ $40\% \leqslant \rho < 50\%$ ， $10\% \leqslant v < 20\%$ ）为动点二级特征，将一级特征的密度和离散系数代入公式 J_1 ，将二级特征的密度和离散系数代入公式 J_2 ，得该脉形各动点特征对肺癌Ⅲ期的确诊概率分别为 $P(M_{34})$ ＝0.5240、 $P(M_{35})$ ＝0.5240、 $P(M_{36})$ ＝0.1943。将上述六个特征的确诊概率值代入公式 W_1 ，得肺癌Ⅲ期的脉形确诊概率为 $P(M_3)$ ＝0.9113，即其脉形确诊率为91.13%。

b. 误差系数

将该脉形中的动点一级、二级特征的密度分别代入公式 E_1 、 E_2 ，得采集识别 A_2 点前点位深层高黏滞性涩搏、 A_2 点前点位深层单连性或双连性硬冲搏、 A_2 点前点位深层致密软涩搏的脉形特征误差系数分别为 σ_{31} ＝0.0744、 σ_{32} ＝0.0744、 σ_{33} ＝0.0487，把 σ_{31} 、 σ_{32} 、 σ_{33} 代入公式 W_2 ，得采集识别该脉形时的误差系数 σ_3 ＝0.1850。

c. 肿瘤恶性度

根据肿瘤恶性度概率判定方法的规定，肺癌Ⅲ期的分化度介于Ⅱ°

和Ⅲ°之间，生长速度介于Ⅱ°和Ⅲ°之间，浸润度为Ⅲ°，边界清晰度为Ⅲ°，利用公式 N，得该期肺癌的分化度、生长速度、浸润度及边界清晰度对判断肿瘤恶性程度的概率 $P(C_{31})$ = 0.58、$P(C_{32})$ = 0.43、$P(C_{33})$ = 0.60、$P(C_{34})$ = 0.40。把以上概率值代入公式 W_4，可得肺癌Ⅲ期的恶性度为 $P(C_3)$ = 0.9425，为高度恶性。

（4）肺癌Ⅳ期

a. 脉形确诊概率及确诊率

在该脉形中，超高黏滞性涩搏、A 型数搏为整体一级特征，对肺癌Ⅳ期的经验特征确诊概率分别为 $P(M_{41})$ = 0.40、$P(M_{42})$ = 0.30；微搏为整体二级特征，对肺癌Ⅳ期的经验特征确诊概率为 $P(M_{43})$ = 0.10；A_2 点前点位深层超高黏滞性涩搏（$60\% \leqslant \rho < 70\%$，$0 \leqslant v < 10\%$）、$A_2$ 点前点位深层双连性硬冲搏（$50\% \leqslant \rho < 60\%$，$0 \leqslant v < 10\%$）为动点一级特征，$A_2$ 点前点位深层致密软涩搏（$50\% \leqslant \rho < 60\%$，$10\% \leqslant v < 20\%$）为动点二级特征，将一级特征的密度和离散系数代入公式 J_1，将动点二级特征的密度和离散系数代入公式 J_2，得该脉形各动点特征对肺癌Ⅳ期的脉形特征确诊概率分别为 $P(M_{44})$ = 0.6880、$P(M_{45})$ = 0.5440、$P(M_{46})$ = 0.2620。将上述六个特征的确诊概率值代入公式 W_1，得肺癌Ⅳ期的脉形确诊概率为 $P(M_4)$ = 0.9603，即其脉形确诊率为 96.03%。

b. 误差系数

将该脉形中的动点一级、二级特征的密度分别代入公式 E_1、E_2，得采集识别 A_2 点前点位深层超高黏滞性涩搏、A_2 点前点位深层双连性硬冲搏、A_2 点前点位深层致密软涩搏的脉形特征误差系数分别为 σ_{41} = 0.0545、σ_{42} = 0.0744、σ_{43} = 0.0372，把 σ_{41}、σ_{42}、σ_{43} 代入公式 W_2，得采集识别该脉形时的误差系数 σ_4 = 0.1574。

c. 肿瘤恶性度

根据肿瘤恶性度概率判定方法的规定，肺癌Ⅳ期的分化度介于Ⅲ°

和Ⅳ°之间，生长速度介于Ⅲ°和Ⅳ°之间，浸润度为Ⅳ°，边界清晰度为Ⅳ°，利用公式 N，得该期肺癌的分化度、生长速度、浸润度及边界清晰度对判断肿瘤恶性程度的概率 $P(C_{41}) = 0.76$、$P(C_{42}) = 0.59$、$P(C_{43}) = 0.80$、$P(C_{44}) = 0.60$。把以上概率值代入公式 W_4，可得肺癌Ⅳ期的恶性度为 $P(C_4) = 0.9921$，为高度恶性。

2. 结论分析

（1）脉形指数

a. 肺癌Ⅰ期脉形：$P(M_1) = 0.7655$、$\sigma_1 = 0.2362$，利用公式 W_3，得脉形指数 $Z_1 = 0.7650$，即为二级标准脉形。

b. 肺癌Ⅱ期脉形：$P(M_2) = 0.8384$、$\sigma_2 = 0.2362$，利用公式 W_3，得脉形指数 $Z_2 = 0.8135$，即为一级标准脉形。

c. 肺癌Ⅲ期脉形：$P(M_3) = 0.9113$、$\sigma_3 = 0.1850$，利用公式 W_3，得脉形指数 $Z_3 = 0.8824$，即为一级标准脉形。

d. 肺癌Ⅳ期脉形：$P(M_4) = 0.9603$、$\sigma_4 = 0.1574$，利用公式 W_3，得脉形指数 $Z_4 = 0.9250$，即为最佳脉形。

肺癌的平均脉形指数为 0.8465，为一级标准脉形。由以上计算，结合脉形结构及发生机理，说明随着病情的发展，其病理损伤逐渐加重，脉形特征表现度及确诊概率逐渐增高，采集识别该脉形时的误差系数逐渐减小。故用该脉形诊断疾病，诊断准确率高。

（2）肿瘤恶性度

通过对肺癌各期肿瘤恶性度的概率值分析，发现肿瘤的恶性程度随着病情的发展而增加，其恶性度分别如下。

肺癌Ⅰ期：$P(C_1) = 0.4931$，为低度恶性。

肺癌Ⅱ期：$P(C_2) = 0.8085$，为高度恶性。

肺癌Ⅲ期：$P(C_3) = 0.9425$，为高度恶性。

肺癌Ⅳ期：$P(C_4) = 0.9921$，为高度恶性。

从上述数值可以看出，肺癌由Ⅰ期发展至Ⅱ期，其恶性度变化较大，即由低度恶性迅速发展到高度恶性，这主要是由于Ⅱ期肺癌已发生转移，与临床实际基本吻合。

二、 辅助检查

（一） 胸部 X 线检查

肺癌的胸部 X 线检查表现有如下几种主要形式。

1. 中央型肺癌

多为一侧肺门类圆形阴影，边缘大多毛糙，有时有分叶表现，或为单侧性不规则的肺门部肿块，癌肿与转移性肺门或纵隔淋巴结融合而成的表现；也可以与肺不张或阻塞性肺炎并存，形成所谓"S"形的典型肺癌的 X 线征象。肺不张、阻塞性肺炎、局限性肺气肿皆是癌肿对支气管完全阻塞或部分阻塞引起的间接征象。在体层摄片、支气管造影可见到支气管壁不规则增厚、狭窄、中断或腔内肿物；视支气管阻塞的不同程度可见有鼠尾状、杯口状或截平状中断。肿瘤发展至晚期侵犯邻近器官和转移淋巴结肿大，可见有肺门淋巴结肿大，纵隔块状影，气管向健侧移位；隆凸下淋巴结肿大可引起左右主支气管的压迹，气管分叉角度变钝和增宽，以及食管中段局部受压等；压迫膈神经引起膈麻痹，可出现膈高位和矛盾运动；侵犯心包时，可引起心包积液等晚期征象。

2. 周围型肺癌

早期常呈局限性小斑片状阴影，边缘不清，密度较淡，易误诊为炎症或结核。如动态观察肿块增大呈圆形或类圆形时，密度增高，边缘清楚常呈分叶状，有切迹或毛刺，尤其是细毛刺或长短不等的毛刺。如癌肿向肺门淋巴结蔓延，可见其间的引流淋巴管增粗呈条索状，亦可引起肺门淋巴结肿大。如发生癌性空洞，其特点为壁膜较厚，多偏心，内壁不规则，凹凸不平，也可伴有液平面。易侵犯胸膜，引起胸腔积液，也易侵犯肋骨，引起骨质破坏。

3. 细支气管肺泡癌（腺癌的一个亚型）

有两种类型的表现。结节型与周围型肺癌的圆形病灶不易区别。弥漫型为两肺大小不等的结节状播散病灶，边界清楚，密度较深，随病情发展逐渐增多和增大，常伴有增深的网织状阴影，表现颇似血行播散型肺结核。

（二）电子计算机体层扫描（CT）

CT 的优点在于能发现普通 X 线检查不能显示的解剖结构，特别对位于心脏后、脊柱旁沟和在肺尖、近膈面下及肋骨头部位的肿瘤发现极有帮助。CT 还可以辨认有无肺门和纵隔淋巴结肿大。如纵隔淋巴结直径大于 20 mm，肿瘤侵入纵隔脂肪间隙或包绕大血管，则基本不能手术。CT 还能显示肿瘤有无直接侵犯邻近器官。CT 对病灶大于 3 mm 的多能发现。CT 对转移癌的发现率比普通断层高。

（三）磁共振（MRI）

MRI 对肺癌的诊断价值基本与 CT 相似，在某些方面优于 CT，但有些方面又不如 CT。如 MRI 在明确肿瘤与大血管之间关系方面明显优于 CT，在发现小病灶（小于 5 mm）方面又远不如薄层 CT。在钙化灶显示方面也很困难，且 MRI 易受呼吸伪影干扰，一些维持生命的设施如氧气瓶、呼吸机等不能带入磁场。因此，病情危重或严重呼吸困难者，一般不宜选用 MRI 检查。有心脏起搏器者为绝对禁忌证。因此，MRI 只适用于如下几种情况：临床上确诊为肺癌，需进一步了解肿瘤部位、范围，特别是了解肺癌与心脏大血管、支气管胸壁的关系，评估手术切除可能性者；疑为肺癌而胸片及 CT 均为阴性者；了解肺癌放疗后肿瘤复发与肺纤维化的情况。

（四）痰脱落细胞检查

当怀疑肺癌时，胸部 X 线检查之后的下一个诊断步骤为获取组织标本进行组织学检查。痰细胞学检查的阳性率取决于标本是否符合要求、细胞学家的水平高低、肿瘤的类型以及送标本的次数（以 3—4 次为宜）等因素，非小细胞肺癌的阳性率较小细胞肺癌的阳性率高，一般在70%—80%左右。

（五） 纤维支气管镜检查 （简称纤支镜检）

纤支镜检对明确肿瘤的存在和获取组织供组织学诊断均具有重要的意义。位于近端气道内的肿瘤经纤支镜检结合钳夹活检，阳性率为90%—93%。位于远端气道内不能直接窥视的病变，可在荧光屏透视指导下做纤支镜活检，直径小于2 cm的肿瘤组织阳性诊断率为25%，较大肿瘤的阳性诊断率为65%。也可采用经支气管针刺吸引诊断。对外周病灶可在多面荧光屏透视或胸部计算机体层扫描引导下采用经胸壁穿刺进行吸引。此外，还可以用血卟啉衍化物结合激光，或用亚甲蓝支气管内膜染色后活检，以提高早期诊断的阳性率。有肺动脉高压、低氧血症伴有二氧化碳潴留和出血体质者应列为肺活检禁忌证。

三、 脉形特征与辅助检查的对应关系

（一） 脉形特征与 X 线征的对应关系

1. X 线征显示一侧肺门类圆形阴影，边缘大多毛糙，有时有分叶表现，或为单侧性不规则的肺门部肿块时，在脉搏上表现为 A_2 点前点位深层深层面硬冲搏、黏滞性涩搏。体层摄片、支气管造影若见支气管壁不规则增厚、狭窄，在脉搏上表现为 A_2 点前点位中层深层面致密硬涩搏；若见支气管壁中断，则在脉搏上表现为 A_2 点前点位中层深层面断搏；若支气管腔内有肿物，则在脉搏上表现为 A_2 点前点位中层深层面硬冲搏。

2. X 线征显示局限性小斑片状阴影，边缘不清，密度较淡，在脉搏上表现为 A_2 点前点位深层浅层面低或中黏滞性涩搏、点状硬冲搏；如肿块增大呈圆形或类圆形，密度增高，边缘清楚常呈分叶状，有切迹或毛刺时，在脉搏上表现为 A_2 点前点位深层浅层面低、中或高黏滞性涩搏、点位性或动点性硬冲搏；如见癌性空洞，在脉搏上表现为 A_2 点前点位深层深层面点位性断搏；若显示胸腔积液，则在脉搏上表现为 A_1 点浅层深层面液冲搏。

（二） 脉形特征与 CT 征的对应关系

CT 显示肺门和纵隔淋巴结肿大，在脉搏上表现为 A_1、A_2 点相应层位出现中或高黏滞性涩搏、点状硬冲搏。

四、 脉形诊断标准

（一） 诊断依据

1. 低黏滞性涩搏、A 型亚数搏、A_2 点前点位深层低黏滞性涩搏（$40\% \leqslant \rho < 50\%$，$20\% \leqslant v < 30\%$）、$A_2$ 点前点位深层点位性硬冲搏（$40\% \leqslant \rho < 50\%$，$10\% \leqslant v < 20\%$）、$A_2$ 点前点位深层致密软涩搏（$30\% \leqslant \rho < 40\%$，$20\% \leqslant v < 30\%$）。

2. 中黏滞性涩搏、B 型亚数搏、弱搏、A_2 点前点位深层中黏滞性涩搏（$40\% \leqslant \rho < 50\%$，$10\% \leqslant v < 20\%$）、$A_2$ 点前点位深层动点性或单连性硬冲搏（$40\% \leqslant \rho < 50\%$，$10\% \leqslant v < 20\%$）、$A_2$ 点前点位深层致密软涩搏（$30\% \leqslant \rho < 40\%$，$20\% \leqslant v < 30\%$）。

3. 高黏滞性涩搏、B 型亚数搏或 A 型数搏、弱搏或微搏、A_2 点前点位深层高黏滞性涩搏（$50\% \leqslant \rho < 60\%$，$10\% \leqslant v < 20\%$），$A_2$ 点前点位深层单连性或双连性硬冲搏（$50\% \leqslant \rho < 60\%$，$10\% \leqslant v < 20\%$）、$A_2$ 点前点位深层致密软涩搏（$40\% \leqslant \rho < 50\%$，$10\% \leqslant v < 20\%$）。

4. 超高黏滞性涩搏、A 型数搏、微搏、A_2 点前点位深层超高黏滞性涩搏（$60\% \leqslant \rho < 70\%$，$0 \leqslant v < 10\%$）、$A_2$ 点前点位深层双连性硬冲搏（$50\% \leqslant \rho < 60\%$，$0 \leqslant v < 10\%$）、$A_2$ 点前点位深层致密软涩搏（$50\% \leqslant \rho < 60\%$，$10\% \leqslant v < 20\%$）。

（二） 判定方法

1. 结合临床表现，具备诊断依据第 1 条者，可诊断为肺癌Ⅰ期。

2. 结合临床表现，具备诊断依据第 2 条者，可诊断为肺癌Ⅱ期。

3. 结合临床表现，具备诊断依据第 3 条者，可诊断为肺癌Ⅲ期。

4. 结合临床表现，具备诊断依据第 4 条者，可诊断为肺癌Ⅳ期。

五、 误诊分析

自 1977 年创立原发性支气管肺癌脉形至今，累计使用该脉形诊断各期原发性肺癌患者 845 例，脉诊结论与患者病情实际完全吻合者 670 例，约占患者总人数的 79.29%，即此脉形的临床实际诊断准确率为 79.29%；不吻合者 175 例，约占患者总人数的 20.71%，即该脉形的临床实际误诊率为 20.71%。在误诊的 175 例患者中，72 例因系统因素而误诊，约占患者总人数的 8.52%，其他 103 例为随机误诊病例，约占患者总人数的 12.19%，即此脉形的随机误诊率为 12.19%。由上可知，此脉形的特异性较低，随机误诊率较高。随机误诊原因及分析如下。

随机误诊原因及分析

误诊人数	随机误诊比率	随机误诊原因	改进措施
57	55.34%	衣袖过紧，影响脉位血流，致使应现冲搏变形或脱失。衣袖过紧，桡动脉受压，脉位血流缓慢，致使应现冲搏显示不清，从而误诊。	脉诊时，嘱患者脱去手表，放松衣袖，以免影响脉位血流，妨碍冲搏显现。
46	44.66%	脉位过低，涩搏不显。冲搏是肿瘤的主要脉形特征之一，是脉诊诊断肿瘤的重要依据，为使该特征充分显示，临床上常选用低脉位采集。低脉位虽较利于冲搏的显示，但常可人为降低涩搏的表现度，使该特征采集不全或漏采，尤其是表现较低、采集难度较大的低黏滞性涩搏常被遗漏，从而误诊。	适当抬高脉位，腋间角为 50°—55°。

六、病案分析

（一）典型病例及分析

祝某，女，53岁，教师，1999年7月初诊。患者自述：吐痰、气短、胸闷、咳嗽、咯血。经脉诊检查，患者脉搏呈现弱搏、B型亚数搏、高黏滞性涩搏、A_2点前点位深层深层面高黏滞性涩搏（$\rho=65\%$，$v=15\%$）、A_2点前点位深层深层面阔点位硬冲搏（$\rho=61\%$，$v=18\%$）、A_2点前点位深层深层面致密软涩搏（$\rho=57\%$，$v=23\%$），其中，B型亚数搏、高黏滞性涩搏为整体一级特征，弱搏为整体二级特征，表现度较高的A_2点前点位深层深层面高黏滞性涩搏、A_2点前点位深层深层面阔点位硬冲搏为动点一级特征，表现度相对较低的A_2点前点位深层深层面致密软涩搏为动点二级特征，组成的脉形结构完全符合肺癌Ⅲ期脉形。整体特征的确诊概率根据经验值得B型亚数搏为$P_1=0.20$，高黏滞性涩搏为$P_2=0.30$，弱搏为$P_3=0.05$；利用公式J_1得两动点一级特征的确诊概率分别为$P_4=0.6074$、$P_5=0.5535$，利用公式J_2得动点二级特征的确诊概率为$P_6=0.2450$，再用公式W_1将各特征的确诊概率统合起来，即可得该患者的脉形确诊率为92.96%。结合临床表现，诊断为肺癌Ⅲ期。后经证实，脉诊结论与患者病情实际完全吻合。

（二）误诊病例及分析

齐某，女，55岁，职员，2019年5月初诊。患者自述：吐痰、痰中带血、食欲不振、偶见恶心、低热、乏力、咳嗽。经脉诊检查，患者脉搏呈现A型亚数搏、A型松散涩搏、A_2点前点位深层深层面泡状冲搏（$\rho=45\%$，$v=27\%$）、A_2点前点位深层深层面致密硬涩搏（$\rho=35\%$，$v=24\%$），其中，A型亚数搏为整体一级特征，A型松散涩搏为整体二级特征，A_2点前点位深层深层面泡状冲搏、A_2点前点位深层深层面致密硬涩搏为动点一级特征，脉形结构基本符合肺脓肿脉形。

整体特征的确诊概率根据经验值得 A 型亚数搏 $P_1 = 0.10$，A 型松散涩搏 $P_2 = 0.05$；利用公式 J_1 得两动点一级特征的确诊概率分别为 $P_3 = 0.3788$、$P_4 = 0.2854$，再用公式 W_1 将上述各特征的确诊概率统合起来，得该患者的脉形确诊率为 62.05%。结合临床表现，诊断为肺脓肿。后经证实，脉诊结论与患者病情实际不符。随访患者重做脉诊检查，回忆初诊时情况方知，初诊采集冲搏时，所用指力过小，致使硬冲搏变形误认为泡状冲搏，另因采集特征时所用脉位过低（腋间角在 45°左右），误将低黏滞性涩搏判为松散涩搏。故患者脉搏应现特征为 A 型亚数搏、低黏滞性涩搏、弱搏、A_2 点前点位深层深层面点状硬冲搏（$\rho = 47\%$，$v = 19\%$）、A_2 点前点位深层深层面点状低黏滞性涩搏（$\rho = 49\%$，$v = 16\%$）、A_2 点前点位深层深层面致密软涩搏（$\rho = 37\%$，$v = 25\%$），其中 A 型亚数搏、低黏滞性涩搏为整体一级特征，弱搏为整体二级特征，A_2 点前点位深层深层面点状硬冲搏、A_2 点前点位深层深层面点状黏滞性涩搏为动点一级特征，A_2 点前点位深层深层面致密软涩搏为动点二级特征，脉形结构完全符合肺癌 I 期理论脉形。整体特征的确诊概率根据经验值得 A 型亚数搏为 $P_1 = 0.10$，低黏滞性涩搏为 $P_2 = 0.10$，弱搏 $P_3 = 0.05$；利用公式 J_1，得两动点一级特征的确诊概率 $P_4 = 0.4347$、$P_5 = 0.4675$，利用公式 J_2，得动点二级特征的确诊概率 $P_6 = 0.1638$，再用 W_1 将上述各特征的确诊概率统合起来，得患者的脉形确诊率为 80.63%。结合临床表现，应诊断为肺癌 I 期。后经证实，复诊结论与患者病情实际完全吻合。

第十一节 食管癌

食管癌是常见的消化道肿瘤，全世界每年约有 30 万人死于食管癌。我国是世界上食管癌高发地区之一，每年平均病死约 15 万人，男性多于女性，发病年龄多在 40 以上。

其临床表现为：

1. 进行性咽下困难 咽下困难是食管癌的早期症状。起初仅在吞咽食物后偶感胸骨后停滞或异物感，并不影响进食，有时呈间歇性，故可不引起重视。此后出现进行性咽下困难，先对固体食物咽下困难，而后发展至对半流质、流质饮食也有困难，过程一般在半年左右。多数病人可以明确指出咽下困难在胸骨后的部位，往往和梗阻所在部位一致，这对判断食管癌的解剖定位有帮助。

2. 咽下疼痛 在咽下困难的同时，进食可引起胸骨后灼痛、钝痛，特别在摄入过热或酸性食物后更为明显，片刻自行缓解，系因癌肿糜烂、溃疡或近段伴有食管炎所致。疼痛可涉及胸骨上凹、肩胛、颈、背等处。晚期病人因纵隔被侵犯，则呈持续性胸背疼痛。

3. 食物反流 由于食管梗阻的近段有扩张与潴留，可有食管反流，多出现于晚期病人。反流物含黏液，有时呈血性，混杂隔餐或隔日食物，有宿食馊味，甚至可见坏死脱落组织块。

4. 其他 长期摄食不足导致明显的慢性脱水、营养不良、消瘦与恶病质。有左锁骨上淋巴结肿大，或因癌扩散转移引起的其他表现，如喉返神经麻痹或反流吸入性喉炎所致声嘶、食管气管或支气管瘘所致的呛咳与肺部感染、食管纵隔瘘所致纵隔炎或脓肿、食管气管瘘所致胸皮下气肿等。

　　根据食管癌的发展过程，可将其分为早期食管癌和中晚期食管癌。前者癌组织仅侵及黏膜层或黏膜固有层或黏膜下层，但未累及肌层，据其病理变化可分为隐伏型、糜烂型、斑块型和乳头型四型；后者癌细胞已穿透食管黏膜下层，浸润肌层或食管全层，甚至周围组织，有不同程度的淋巴转移，据其病理变化，又可分为髓质型、蕈伞型、溃疡型和缩窄型四型。

一、　脉诊检查

（一）　脉形结构

1. 早期食管癌（隐伏型）

（1）整体特征

a. 主特征

一级特征：低黏滞性涩搏。

b. 副特征：脉动居于中层。

（2）动点特征

a. 主特征

一级特征：A_2点后点位浅层或中层或深层低黏滞性涩搏（$30\% \leqslant \rho < 40\%$，$20\% \leqslant v < 30\%$）。

二级特征：A_2点后点位浅层或中层或深层致密软涩搏（$20\% \leqslant \rho < 30\%$，$30\% \leqslant v < 40\%$）。

b. 副特征：A_2点减弱。

2. 早期食管癌（糜烂型）

（1）整体特征

a. 主特征

一级特征：中黏滞性涩搏、A 型亚数搏。

b. 副特征：脉动居于中层或深层。

（2）动点特征

a. 主特征

一级特征：A_2 点后点位浅层或中层或深层中黏滞性涩搏（$40\% \leqslant \rho < 50\%$，$20\% \leqslant v < 30\%$）。

二级特征：A_2 点后点位浅层或中层或深层致密软涩搏（$40\% \leqslant \rho < 50\%$，$20\% \leqslant v < 30\%$）。

b. 副特征：A_2 点减弱。

3. 早期食管癌（斑块型）

（1）整体特征

a. 主特征

一级特征：低黏滞性涩搏、A 型亚数搏。

b. 副特征：脉动居于中层。

（2）动点特征

a. 主特征

一级特征：A_2 点后点位浅层或中层或深层低黏滞性涩搏（$30\% \leqslant \rho < 40\%$，$20\% \leqslant v < 30\%$）、$A_2$ 点后点位浅层或中层或深层点状硬冲搏（$20\% \leqslant \rho < 30\%$，$20\% \leqslant v < 30\%$）。

二级特征：A_2 点后点位浅层或中层或深层致密硬涩搏（$30\% \leqslant \rho < 40\%$，$20\% \leqslant v < 30\%$）。

b. 副特征：A_2 点减弱。

4. 早期食管癌（乳头型）

（1）整体特征

a. 主特征

一级特征：低黏滞性涩搏、A 型亚数搏。

b. 副特征：脉动居于中层。

（2）动点特征

a. 主特征

一级特征：A_2 点后点位浅层或中层或深层低黏滞性涩搏（$30\% \leqslant \rho < 40\%$，$20\% \leqslant v < 30\%$）、$A_2$ 点后点位浅层或中层或深层点位性硬冲搏（$30\% \leqslant \rho < 40\%$，$20\% \leqslant v < 30\%$）。

二级特征：A_2 点后点位浅层或中层或深层致密软涩搏（$20\% \leqslant \rho < 30\%$，$30\% \leqslant v < 40\%$）。

b. 副特征：A_2 点减弱。

5. 中晚期食管癌（髓质型）

（1）整体特征

a. 主特征

一级特征：超高黏滞性涩搏、A 型数搏。

二级特征：微搏。

b. 副特征：脉动居于底层。

（2）动点特征

a. 主特征

一级特征：A_2 点后点位浅层或中层或深层超高黏滞性涩搏（$60\% \leqslant \rho < 70\%$，$10\% \leqslant v < 20\%$）、$A_2$ 点后点位浅层或中层或深层单连性或双连性致密硬涩搏（$50\% \leqslant \rho < 60\%$，$10\% \leqslant v < 20\%$）。

二级特征：A_2 点后点位浅层或中层或深层点状或点位性断搏（$40\% \leqslant \rho < 50\%$，$20\% \leqslant v < 30\%$）。

三级特征：A_2 点后点位浅层或中层或深层致密软涩搏（$30\% \leqslant \rho < 40\%$，$20\% \leqslant v < 30\%$）。

b. 副特征：A_2 点减弱。

6. 中晚期食管癌（蕈伞型）

（1）整体特征

a. 主特征

一级特征：中黏滞性涩搏、B型亚数搏。

二级特征：弱搏。

b. 副特征：脉动居于深层。

（2）动点特征

a. 主特征

一级特征：A_2点后点位浅层或中层或深层中黏滞性涩搏（$40\% \leqslant \rho < 50\%$，$20\% \leqslant v < 30\%$）、$A_2$点后点位浅层或中层或深层点位性或动点性硬冲搏（$50\% \leqslant \rho < 60\%$，$10\% \leqslant v < 20\%$）。

二级特征：A_2点后点位浅层或中层或深层点状或点位性断搏（$50\% \leqslant \rho < 60\%$，$10\% \leqslant v < 20\%$）。

三级特征：A_2点后点位浅层或中层或深层致密软涩搏（$30\% \leqslant \rho < 40\%$，$20\% \leqslant v < 30\%$）。

b. 副特征：A_2点减弱。

7. 中晚期食管癌（溃疡型）

（1）整体特征

a. 主特征

一级特征：高黏滞性涩搏、B型亚数搏。

二级特征：弱搏或微搏。

b. 副特征：脉动居于深层。

（2）动点特征

a. 主特征

一级特征：A_2点后点位浅层或中层或深层高黏滞性涩搏（$50\% \leqslant \rho < 60\%$，$10\% \leqslant v < 20\%$）、$A_2$点后点位浅层或中层或深层点位性或动点性断搏（$50\% \leqslant \rho < 60\%$，$10\% \leqslant v < 20\%$）。

二级特征：A_2点后点位浅层或中层或深层致密软涩搏（$40\% \leqslant \rho < 50\%$，$20\% \leqslant v < 30\%$）。

b. 副特征：A_2 点减弱。

8. 中晚期食管癌（缩窄型）

（1）整体特征

a. 主特征

一级特征：高黏滞性涩搏、B 型亚数搏。

二级特征：弱搏或微搏。

b. 副特征：脉动居于深层。

（2）动点特征

a. 主特征

一级特征：A_2 点后点位浅层或中层或深层高黏滞性涩搏（$60\% \leqslant \rho < 70\%$，$10\% \leqslant v < 20\%$）、$A_2$ 点后点位浅层或中层或深层点位性或动点性致密硬涩搏（$50\% \leqslant \rho < 60\%$，$10\% \leqslant v < 20\%$）。

二级特征：A_2 点后点位浅层或中层或深层致密软涩搏（$30\% \leqslant \rho < 40\%$，$20\% \leqslant v < 30\%$）。

b. 副特征：A_2 点减弱。

（二）脉形发生机理

很多资料阐明，食管裂孔疝、食管憩室、贲门痉挛、慢性食管炎、食管狭窄及食管白斑病等为食管癌的癌前疾病。这些病变可导致食管的慢性炎症或形成溃疡，在长期慢性炎症的基础上，食管上皮从轻度增生发展到重度增生，随着细胞中原癌基因激活和抗癌基因失活及丢失，导致细胞癌变。

食管癌患者，由于癌细胞对周围组织的浸润及癌组织在坏死时释放毒素与黏蛋白，一方面导致局部血液黏滞度增高，而在脉搏上表现为 A_2 点后点位浅层或中层或深层黏滞性涩搏；另一方面致使周围组织发生炎性水肿、充血，阻碍局部血流，同时使体温升高，心率增快，在脉搏上表现为 A_2 点后点位浅层或中层或深层致密软涩搏、亚数搏或数搏。

早期食管癌组织仅侵及黏膜层或黏膜固有层或黏膜下层，但未累及肌层。若早期食管癌为斑块型，因病变处食管黏膜增厚、隆起，其表面形成大小不等的斑块，压迫局部血管，在脉搏上表现为 A_2 点后点位浅层或中层或深层点状硬冲搏；若早期食管癌为乳头型，因瘤体呈结节状、乳头状或息肉状隆起，质地较硬，局部血管受压，而表现为 A_2 点后点位浅层或中层或深层点位性硬冲搏。

中晚期食管癌，癌细胞已穿透食管黏膜下层，浸润肌层或食管全层，甚至周围组织，有不同程度的淋巴转移。若中晚期食管癌为髓质型，因癌瘤已侵及食管各层，并向食管内外迅速扩展，受侵食管壁显著增厚，质硬，严重影响局部组织血液循环，在脉动 A_2 点后点位浅层或中层或深层呈现致密硬涩搏；又因瘤体表面有深浅不等的溃疡，阻碍癌变部血流，在脉动 A_2 点后点位浅层或中层或深层呈现断搏。若中晚期食管癌为蕈伞型，瘤体呈圆形或卵圆形，向食管内突起如蕈伞状，压迫周围血管，使之内部产生涡流，而在脉搏 A_2 点后点位浅层或中层或深层呈现动点性硬冲搏；肿瘤表面多有浅在性溃疡，阻断部分血流，而表现为 A_2 点前点位浅层或中层或深层点状或点位性断搏。若中晚期食管癌为溃疡型，瘤组织表面形成深在性溃疡，阻断局部血流，在脉搏上表现为 A_2 点前点位浅层或中层或深层点位性断搏。若中晚期食管癌为缩窄型，瘤组织呈条索状，被大量纤维组织包绕，并累及食管壁全周，导致病变区的血流阻力异常增大，在脉搏上表现为 A_2 点后点位浅层或中层或深层致密硬涩搏。

（三） 脉形分析

1. 脉形确诊概率、误差系数及肿瘤恶性度计算

（1）早期食管癌（隐伏型）

a. 脉形确诊概率及确诊率

在该脉形中，A_2 点后点位浅层或中层或深层低黏滞性涩搏（$30\% \leqslant \rho < 40\%$，$20\% \leqslant v < 30\%$）为动点一级特征，$A_2$ 点后点位浅层或中层或深层致密软涩搏（$20\% \leqslant \rho < 30\%$，$30\% \leqslant v < 40\%$）为动点二级

特征，将一级特征的密度和离散系数依次代入公式 J_1，将二级特征的密度和离散系数代入公式 J_2，得该脉形各动点特征对隐伏型食管癌的特征确诊概率分别为 $P(M_{111})=0.3122$、$P(M_{112})=0.1029$；低黏滞性涩搏为整体一级特征，对隐伏型食管癌的特征经验确诊概率为 $P(M_{113})=0.10$。将上述三个特征的确诊概率值代入公式 W_1，得此脉形的确诊概率为 $P(M_{11})=0.4447$，即其脉形确诊率为 44.47%。

b. 误差系数

将该脉形中的动点一级及二级特征的密度分别代入公式 E_1、E_2，得采集识别 A_2 点后点位浅层或中层或深层低黏滞性涩搏、A_2 点后点位浅层或中层或深层致密软涩搏的特征误差系数分别为 $\sigma_{111}=0.1250$、$\sigma_{112}=0.0789$，把 σ_{111}、σ_{112} 代入公式 W_2，得采集识别该脉形时的误差系数 $\sigma_{11}=0.1940$。

c. 肿瘤恶性度

根据肿瘤恶性度概率判定方法的规定，隐伏型食管癌的分化度不及Ⅰ°，生长速度不及Ⅰ°，浸润度为Ⅰ°，边界清晰度不及Ⅰ°，利用公式 N，得该型食管癌的分化度、生长速度、浸润度及边界清晰度对判断肿瘤恶性程度的概率 $P(C_{111})=0.16$、$P(C_{112})=0.03$、$P(C_{113})=0.20$、$P(C_{114})=0.08$。把以上概率值代入公式 W_4，可得隐伏型食管癌的恶性度为 $P(C_{11})=0.4003$，为低度恶性。

（2）早期食管癌（糜烂型）

a. 脉形确诊概率及确诊率

该脉形中，A_2 点后点位浅层或中层或深层中黏滞性涩搏（$40\% \leqslant \rho < 50\%$，$20\% \leqslant v < 30\%$）为动点一级特征，$A_2$ 点后点位浅层或中层或深层致密软涩搏（$40\% \leqslant \rho < 50\%$，$20\% \leqslant v < 30\%$）为动点二级特征，将一级特征的密度与离散系数分别代入公式 J_1，将二级特征的密度和离散系数代入公式 J_2，得该脉形各动点特征对糜烂型食管癌的特征确诊概率分别为 $P(M_{121})=0.3886$、$P(M_{122})=0.3886$，A 型亚

393

数搏、中黏滞性涩搏为整体一级特征，对糜烂型食管癌的特征经验确诊概率分别为 $P（M_{123}）=0.10$、$P（M_{124}）=0.20$。将上述四个特征的确诊概率值代入公式 W_1，计算得糜烂型食管癌的脉形确诊概率为 $P（M_{12}）=0.7309$，即其确诊率为 73.09%。

b. 误差系数

将该脉形中的动点一级及二级特征的密度分别代入公式 E_1、E_2，得采集识别 A_2 点后点位浅层或中层或深层中黏滞性涩搏、A_2 点后点位浅层或中层或深层致密软涩搏的脉形特征误差系数分别为 $\sigma_{121}=0.0974$、$\sigma_{122}=0.0974$，把 σ_{121}、σ_{122} 代入公式 W_2，得采集识别该脉形时的误差系数 $\sigma_{12}=0.1853$。

c. 肿瘤恶性度

根据肿瘤恶性度概率判定方法的规定，糜烂型食管癌的分化度不及 Ⅱ°，生长速度介于 Ⅰ° 和 Ⅱ° 之间，浸润度为 Ⅱ°，边界清晰度不及 Ⅱ°，利用公式 N，得该型食管癌的分化度、生长速度、浸润度及边界清晰度对判断肿瘤恶性程度的概率 $P（C_{121}）=0.32$、$P（C_{122}）=0.13$、$P（C_{123}）=0.40$、$P（C_{124}）=0.16$。把以上概率值代入公式 W_4，可得糜烂型食管癌的恶性度为 $P（C_{12}）=0.7018$，为低度恶性。

（3）早期食管癌（斑块型）

a. 脉形确诊概率及确诊率

在该脉形中，A_2 点后点位浅层或中层或深层低黏滞性涩搏（$30\% \leqslant \rho < 40\%$，$20\% \leqslant v < 30\%$）、$A_2$ 点后点位浅层或中层或深层点状硬冲搏（$20\% \leqslant \rho < 30\%$，$20\% \leqslant v < 30\%$）为动点一级特征，$A_2$ 点后点位浅层或中层或深层致密硬涩搏（$30\% \leqslant \rho < 40\%$，$20\% \leqslant v < 30\%$）为动点二级特征，将一级特征的密度和离散系数代入公式 J_1，将动点二级特征的密度和离散系数代入公式 J_2，得该脉形各动点特征对斑块型食管癌的确诊概率分别为 $P（M_{131}）=0.3122$、$P（M_{132}）=0.2327$、$P（M_{133}）=0.1561$；A 型亚数搏、低黏滞性涩搏为整体一级特征，对

斑块型食管癌的经验确诊概率分别为 $P（M_{134}）=0.10$、$P（M_{135}）=0.10$。将上述五个特征的确诊概率代入公式 W_1，得斑块型食管癌的脉形确诊概率为 $P（M_{13}）=0.6393$，即其确诊率为 63.93%。

b. 误差系数

将该脉形中的动点一级及二级特征的密度分别代入公式 E_1、E_2，得采集识别 A_2 点后点位浅层或中层或深层低黏滞性涩搏、A_2 点后点位浅层或中层或深层点状硬冲搏、A_2 点后点位浅层或中层或深层致密硬涩搏的脉形特征误差系数分别为 $\sigma_{131}=0.1250$、$\sigma_{132}=0.1598$、$\sigma_{133}=0.0625$，把 σ_{131}、σ_{132}、σ_{133} 代入公式 W_2，得采集识别该脉形时的误差系数 $\sigma_{13}=0.3108$。

c. 肿瘤恶性度

根据肿瘤恶性度概率判定方法的规定，斑块型食管癌的分化度为 $Ⅰ°$，生长速度为 $Ⅰ°$，浸润度为 $Ⅰ°$，边界清晰度为 $Ⅰ°$，利用公式 N，得该型食管癌的分化度、生长速度、浸润度及边界清晰度对判断肿瘤恶性程度的概率 $P（C_{131}）=0.20$、$P（C_{132}）=0.10$、$P（C_{133}）=0.20$、$P（C_{134}）=0.10$。把以上概率值代入公式 W_4，可得斑块型食管癌的恶性度为 $P（C_{13}）=0.4816$，为低度恶性。

（4）早期食管癌（乳头型）

a. 脉形确诊概率及确诊率

在该脉形中，A_2 点后点位浅层或中层或深层低黏滞性涩搏（$30\% \leqslant \rho < 40\%$，$20\% \leqslant v < 30\%$）、$A_2$ 点后点位浅层或中层或深层点位性硬冲搏（$30\% \leqslant \rho < 40\%$，$20\% \leqslant v < 30\%$）为动点一级特征，$A_2$ 点后点位浅层或中层或深层致密软涩搏（$20\% \leqslant \rho < 30\%$，$30\% \leqslant v < 40\%$）为动点二级特征，将一级特征的密度和离散系数代入公式 J_1，将二级特征的密度和离散系数代入公式 J_2，得该脉形各动点特征对乳头型食管癌的脉形确诊概率分别为 $P（M_{141}）=0.3122$、$P（M_{142}）=0.3122$、$P（M_{143}）=0.1029$；A 型亚数搏、低黏滞性涩搏为整体一级

特征，对乳头型食管癌的经验确诊概率分别为 $P（M_{144}）=0.10$、$P（M_{145}）=0.10$。将上述五个特征的确诊概率代入公式 W_1，得乳头型食管癌的脉形确诊概率为 $P（M_{14}）=0.6562$，即其确诊率为 65.62%。

b. 误差系数

将该脉形中的动点一级及二级特征的密度分别代入公式 E_1、E_2，得采集识别 A_2 点后点位浅层或中层或深层低黏滞性涩搏、A_2 点后点位浅层或中层或深层点位性硬冲搏、A_2 点后点位浅层或中层或深层致密软涩搏的脉形特征误差系数分别为 $\sigma_{141}=0.1250$、$\sigma_{142}=0.1250$、$\sigma_{143}=0.0799$，把 σ_{141}、σ_{142}、σ_{143} 代入公式 W_2，得采集识别该脉形时的误差系数 $\sigma_{14}=0.2955$。

c. 肿瘤恶性度

根据肿瘤恶性度概率判定方法的规定，乳头型食管癌的分化度为 $I°$，生长速度为 $I°$，浸润度为 $I°$，边界清晰度介于 $I°$ 和 $II°$ 之间，利用公式 N，得该型食管癌的分化度、生长速度、浸润度及边界清晰度对判断肿瘤恶性程度的概率 $P（C_{141}）=0.20$、$P（C_{142}）=0.10$、$P（C_{143}）=0.20$、$P（C_{144}）=0.12$。把以上概率值代入公式 W_4，可得乳头型食管癌的恶性度为 $P（C_{14}）=0.4931$，为低度恶性。

（5）中晚期食管癌（髓质型）

a. 脉形确诊概率及确诊率

在该脉形中，A_2 点后点位浅层或中层或深层超高黏滞性涩搏（$60\%\leqslant\rho<70\%$，$10\%\leqslant v<20\%$）、A_2 点后点位浅层或中层或深层单连性或双连性致密硬涩搏（$50\%\leqslant\rho<60\%$，$10\%\leqslant v<20\%$）为动点一级特征，A_2 点后点位浅层或中层或深层点状或点位性断搏（$40\%\leqslant\rho<50\%$，$20\%\leqslant v<30\%$）为动点二级特征，A_2 点后点位浅层或中层或深层致密软涩搏（$30\%\leqslant\rho<40\%$，$20\%\leqslant v<30\%$）为动点三级特征，将一级特征的密度及离散系数代入公式 J_1，将二级特征的密度及

离散系数代入公式 J_2，将三级特征的密度及离散系数代入公式 J_3，得该型脉形各特征对确诊髓质型食管癌的概率分别为 P（M_{211}）= 0.6074、P（M_{212}）= 0.5240、P（M_{213}）= 0.1943、P（M_{214}）= 0.1041；超高黏滞性涩搏、A 型数搏为整体一级特征，对髓质型食管癌的经验确诊概率 P（M_{215}）= 0.40、P（M_{216}）= 0.30；微搏为整体二级特征，对髓质型食管癌的经验确诊概率 P（M_{217}）= 0.10。将上述七个特征的确诊概率值代入公式 W_1，得髓质型食管癌的脉形确诊概率为 P（M_{21}）= 0.9490，其确诊率为 94.90%。

b. 误差系数

将该脉形中的动点一级、二级及三级特征的密度分别代入公式 E_1、E_2、E_3，得采集识别 A_2 点后点位浅层或中层或深层超高黏滞性涩搏、A_2 点后点位浅层或中层或深层单连性或双连性致密硬涩搏、A_2 点后点位浅层或中层或深层点状或点位性断搏、A_2 点后点位浅层或中层或深层致密软涩搏的脉形特征误差系数分别为 σ_{211} = 0.0545、σ_{212} = 0.0744、σ_{213} = 0.0487、σ_{214} = 0.0417，把 σ_{211}、σ_{212}、σ_{213}、σ_{214} 代入公式 W_2，得采集识别该脉形时的误差系数 σ_{21} = 0.2022。

c. 肿瘤恶性度

根据肿瘤恶性度概率判定方法的规定，髓质型食管癌的分化度介于Ⅱ°和Ⅳ°之间，生长速度介于Ⅱ°和Ⅳ°之间，浸润度为Ⅳ°，边界清晰度介于Ⅲ°和Ⅳ°之间，利用公式 N，得该型食管癌的分化度、生长速度、浸润度及边界清晰度对判断肿瘤恶性程度的概率 P（C_{211}）= 0.74、P（C_{212}）= 0.56、P（C_{213}）= 0.80、P（C_{214}）= 0.58。把以上概率值代入公式 W_4，可得髓质型食管癌的恶性度为 P（C_{21}）= 0.9904，为高度恶性。

（6）中晚期食管癌（蕈伞型）

a. 脉形确诊概率及确诊率

该脉形中，A_2 点后点位浅层或中层或深层中黏滞性涩搏（40% ≤

$\rho < 50\%$，$20\% \leqslant v < 30\%$）、A_2 点后点位浅层或中层或深层点位性或动点性硬冲搏（$50\% \leqslant \rho < 60\%$，$10\% \leqslant v < 20\%$）为动点一级特征，$A_2$ 点后点位浅层或中层或深层点状或点位性断搏（$50\% \leqslant \rho < 60\%$，$10\% \leqslant v < 20\%$）为动点二级特征，$A_2$ 点后点位浅层或中层或深层致密软涩搏（$30\% \leqslant \rho < 40\%$，$20\% \leqslant v < 30\%$）为动点三级特征，将一级特征的密度及离散系数代入公式 J_1，将二级特征的密度及离散系数代入公式 J_2，将三级特征的密度及离散系数代入公式 J_3，得该脉形各动点特征对蕈伞型食管癌的脉形特征确诊概率分别为 $P（M_{221}）=0.3886$、$P（M_{222}）=0.5240$、$P（M_{223}）=0.2620$、$P（M_{224}）=0.1041$；中黏滞性涩搏、B 型亚数搏为整体一级特征，对蕈伞型食管癌的经验脉形确诊概率 $P（M_{225}）=0.20$、$P（M_{226}）=0.20$；弱搏为整体二级特征，对蕈伞型食管癌的经验确诊概率为 $P（M_{227}）=0.05$。将上述七个特征的确诊概率代入公式 W_1，得蕈伞型食管癌的脉形确诊概率 $P（M_{22}）=0.8830$，即其确诊率为 88.30%。

　　b. 误差系数

将该脉形中的动点一级、二级、三级特征的密度分别代入公式 E_1、E_2、E_3，得采集识别 A_2 点后点位浅层或中层或深层中黏滞性涩搏、A_2 点后点位浅层或中层或深层点位性或动点性硬冲搏、A_2 点后点位浅层或中层或深层点状或点位性断搏、A_2 点后点位浅层或中层或深层致密软涩搏的特征误差系数分别为 $\sigma_{221}=0.0974$、$\sigma_{222}=0.0744$、$\sigma_{223}=0.0372$、$\sigma_{224}=0.0417$，把 σ_{221}、σ_{222}、σ_{223}、σ_{224} 代入公式 W_2，得采集识别该脉形时的误差系数 $\sigma_{22}=0.2292$。

　　c. 肿瘤恶性度

根据肿瘤恶性度概率判定方法的规定，蕈伞型食管癌的分化度介于 I° 和 II° 之间，生长速度介于 I° 和 II° 之间，浸润度为 II°，边界清晰度介于 II° 和 III° 之间，利用公式 N，得该型食管癌的分化度、生长速度、浸润度及边界清晰度对判断肿瘤恶性程度的概率 $P（C_{221}）=$

0.38、$P（C_{222}）= 0.47$、$P（C_{223}）= 0.60$、$P（C_{224}）= 0.42$。把以上概率值代入公式 W_4，可得蕈伞型食管癌的恶性度为 $P（C_{22}）= 0.9484$，为高度恶性。

（7）中晚期食管癌（溃疡型）

a. 脉形确诊概率及确诊率

该脉形中，A_2 点后点位浅层或中层或深层高黏滞性涩搏（$50\% \leqslant \rho < 60\%$，$10\% \leqslant v < 20\%$）、$A_2$ 点后点位浅层或中层或深层点位性或动点性断搏（$50\% \leqslant \rho < 60\%$，$10\% \leqslant v < 20\%$）为动点一级特征，$A_2$ 点后点位浅层或中层或深层致密软涩搏（$40\% \leqslant \rho < 50\%$，$20\% \leqslant v < 30\%$）为动点二级特征，将一级特征的密度和离散系数代入公式 J_1，将二级特征的密度及离散系数代入公式 J_2，得该脉形各动点特征对溃疡型食管癌的确诊概率分别为 $P（M_{231}）= 0.5240$、$P（M_{232}）= 0.5240$、$P（M_{233}）= 0.1943$；高黏滞性涩搏、B 型亚数搏为整体一级特征，对溃疡型食管癌的经验特征确诊概率分别为 $P（M_{234}）= 0.30$、$P（M_{235}）= 0.20$；弱搏或微搏为整体二级特征，对溃疡型食管癌的经验脉形确诊概率 $P（M_{236}）= 0.075$。将上述六个特征的确诊概率代入公式 W_1，得溃疡型食管癌的脉形确诊概率 $P（M_{23}）= 0.9054$，即其脉形确诊率为 90.54%。

b. 误差系数

将该脉形中的动点一级、二级特征的密度分别代入公式 E_1、E_2，得采集识别 A_2 点后点位浅层或中层或深层高黏滞性涩搏、A_2 点后点位浅层或中层或深层点位性或动点性断搏、A_2 点后点位浅层或中层或深层致密软涩搏的脉形特征误差系数分别为 $\sigma_{231} = 0.0744$、$\sigma_{232} = 0.0744$、$\sigma_{233} = 0.0487$，把 σ_{231}、σ_{232}、σ_{233} 代入公式 W_2，得采集识别该脉形时的误差系数 $\sigma_{23} = 0.1850$。

c. 肿瘤恶性度

根据肿瘤恶性度概率判定方法的规定，溃疡型食管癌的分化度介

于 Ⅰ°和 Ⅲ°之间，生长速度介于 Ⅰ°和 Ⅲ°之间，浸润度为 Ⅲ°，边界清晰度介于 Ⅱ°和 Ⅲ°之间，利用公式 N，得该型食管癌的分化度、生长速度、浸润度及边界清晰度对判断肿瘤恶性程度的概率 $P(C_{231})$ = 0.54、$P(C_{232})$ = 0.33、$P(C_{233})$ = 0.60、$P(C_{234})$ = 0.38。把以上概率值代入公式 W_4，可得溃疡型食管癌的恶性度为 $P(C_{23})$ = 0.9236，为高度恶性。

（8）中晚期食管癌（缩窄型）

a. 脉形确诊概率及确诊率

该脉形中，A_2 点后点位浅层或中层或深层高黏滞性涩搏（60% ≤ ρ < 70%，10% ≤ v < 20%）、A_2 点后点位浅层或中层或深层点位性或动点性致密硬涩搏（50% ≤ ρ < 60%，10% ≤ v < 20%）为动点一级特征，A_2 点后点位浅层或中层或深层致密软涩搏（30% ≤ ρ < 40%，20% ≤ v < 30%）为动点二级特征，将一级特征的密度和离散系数代入公式 J_1，将二级特征的密度及离散系数代入公式 J_2，得该脉形各动点特征对缩窄型食管癌的确诊概率分别为 $P(M_{241})$ = 0.6074、$P(M_{242})$ = 0.5240、$P(M_{243})$ = 0.1561；高黏滞性涩搏、B 型亚数搏为整体一级特征，对缩窄型食管癌的经验特征确诊概率分别为 $P(M_{244})$ = 0.30、$P(M_{245})$ = 0.20；弱搏或微搏为整体二级特征，对缩窄型食管癌的经验脉形确诊概率 $P(M_{246})$ = 0.075。将上述六个特征的确诊概率代入公式 W_1，得缩窄型食管癌的脉形确诊概率 $P(M_{24})$ = 0.9183，即其脉形确诊率为 91.83%。

b. 误差系数

将该脉形中的动点一级、二级特征的密度分别代入公式 E_1、E_2，得采集识别 A_2 点后点位浅层或中层或深层高黏滞性涩搏、A_2 点后点位浅层或中层或深层点位性或动点性致密硬涩搏、A_2 点后点位浅层或中层或深层致密软涩搏的特征误差系数分别为 σ_{241} = 0.0545、σ_{242} = 0.0744、σ_{243} = 0.0625，把 σ_{241}、σ_{242}、σ_{243} 代入公式 W_2，得采集识别该脉形时的误差系数 $\sigma_{24} = 0.1795$。

c. 肿瘤恶性度

根据肿瘤恶性度概率判定方法的规定，缩窄型食管癌的分化度介于Ⅰ°和Ⅲ°之间，生长速度介于Ⅰ°和Ⅲ°之间，浸润度为Ⅲ°，边界清晰度介于Ⅱ°和Ⅲ°之间，利用公式 N，得该型食管癌的分化度、生长速度、浸润度及边界清晰度对判断肿瘤恶性程度的概率 $P(C_{241}) = 0.54$、$P(C_{242}) = 0.33$、$P(C_{243}) = 0.60$、$P(C_{244}) = 0.38$。把以上概率值代入公式 W_4，可得缩窄型食管癌的恶性度为 $P(C_{24}) = 0.9236$，为高度恶性。

2. 结论分析

（1）脉形指数（早期食管癌）

a. 隐伏型：$P(M_{11}) = 0.4447$，$\sigma_{11} = 0.1940$，利用公式 W_3 得脉形指数 $Z_{11} = 0.5530$，即该脉形为基本脉形。结合该型的脉形结构及发生机理，说明隐伏型食管癌病理改变小，脉形特征表现度低，用该脉形诊断疾病，确诊率较低，临床诊断意义较小。

b. 糜烂型：$P(M_{12}) = 0.7309$，$\sigma_{12} = 0.1853$，利用公式 W_3 得脉形指数 $Z_{12} = 0.7560$，即该脉形为二级标准脉形。结合该型的脉形结构及发生机理，说明糜烂型食管癌病理损害较重，脉形特征表现度较高，采集识别该脉形时误差较小，用该脉形诊断疾病，确诊率较高，可作为临床诊断的主要依据。

c. 斑块型：$P(M_{13}) = 0.6393$，$\sigma_{13} = 0.3108$，利用公式 W_3 得脉形指数 $Z_{13} = 0.6543$，即该脉形为三级标准脉形。结合该型的脉形结构及发生机理，说明斑块型食管癌病理损害较轻，脉形特征表现度较低，采集识别该脉形时误差较大，用该脉形诊断疾病，虽确诊率较低，仍可作为临床诊断的依据。

d. 乳头型：$P(M_{14}) = 0.6562$，$\sigma_{14} = 0.2955$，利用公式 W_3 得脉形指数 $Z_{14} = 0.6707$，即该脉形为三级标准脉形。结合该型的脉形结构

及发生机理，说明乳头型食管癌病理损害较轻，脉形特征表现度较低，采集识别该脉形时误差较大，用该脉形诊断疾病，确诊率较低。

由此可知，早期各型食管癌的脉形指数均较低，其中糜烂型最高、隐伏型最低。所以在脉诊时，应认真仔细，争取能在食管癌早期做出诊断，以便及时治疗。

（2）脉形指数（中晚期食管癌）

a. 髓质型：$P（M_{21}）=0.9490$，$\sigma_{21}=0.2022$，利用公式 W_3 得脉形指数 $Z_{21}=0.9036$，即该脉形为最佳脉形。结合该型的脉形结构及发生机理，说明髓质型食管癌病理损害相当严重，脉形特征表现度高，用该脉形诊断疾病，确诊率高，可作为临床疾病诊断的可靠依据，但因该脉形特征较多，故采集识别时误差系数相对较大。

b. 蕈伞型：$P（M_{22}）=0.8830$，$\sigma_{22}=0.2292$，利用公式 W_3 得脉形指数 $Z_{22}=0.8493$，即该脉形为一级标准脉形。结合该型的脉形结构及发生机理，说明蕈伞型食管癌病理损害重，脉形特征表现度高，用该脉形诊断疾病确诊率高，可作为疾病诊断的主要依据。但因该脉形特征较多，故采集识别时误差相对较大。

c. 溃疡型：$P（M_{23}）=0.9054$，$\sigma_{23}=0.1850$，利用公式 W_3 得脉形指数 $Z_{23}=0.8783$，即该脉形为标准一级脉形。结合该型的脉形结构及发生机理，说明溃疡型食管癌病理损害重，脉形特征表现度高，用该脉形诊断疾病确诊率高，可作为疾病诊断的主要依据。另因特征表现度高，故采集识别该脉形时误差较小。

d. 缩窄型：$P（M_{24}）=0.9183$，$\sigma_{24}=0.1795$，利用公式 W_3 得脉形指数 $Z_{24}=0.8890$，即该脉形为一级标准脉形。结合该型的脉形结构及发生机理，说明缩窄型食管癌病理改变明显，脉形特征表现度高，用该脉形诊断疾病确诊率高，可作为疾病诊断的主要依据。但因该脉形特征多，故采集识别时误差相对较大。

由上可知，中晚期食管癌的脉形指数较大，其中尤以髓质型最大。在中晚期食管癌的诊断时，应特别注意肿瘤的转移情况及并发症的产生，及早采取措施，以便提高病人的生存率及生活质量。

（3）脉形指数（肿瘤恶性度）

食管癌各期各型肿瘤恶性度如下：

$P（C_{11}）=0.4003，P（C_{12}）=0.7018，P（C_{13}）=0.4816，P（C_{14}）=0.4931；$

$P（C_{21}）=0.9904，P（C_{22}）=0.9484，P（C_{23}）=0.9236，P（C_{24}）=0.9236。$

由上数据可知，早期各型的恶性度相对较低，除糜烂型外均为低度恶性；中晚期的恶性度则相当高，均为高度恶性，其中髓质型食管癌的恶性度最高，其他三种类型的恶性度相差不大，与临床实际较为吻合。

二、　辅助检查

（一）　X线检查

早期食管癌X线征常不典型，可见有下列表现：（1）局限性黏膜皱襞增粗、扭曲、紊乱、断裂、分叉；（2）局限于管壁一侧的小的充盈缺损或表现为向腔内隆起的小结节；（3）小的溃疡龛影，可单发或多发，常常在增粗的黏膜皱襞上发现，大小往往在0.2cm和0.4cm之间；（4）局限性管壁僵硬、蠕动消失。

中晚期食管癌X线征典型，主要表现为充盈缺损、狭窄、僵硬、梗阻，病变上端食管往往有不同程度的管腔扩张，狭窄部附近有时可见到软组织阴影。

（二）　脱落细胞检查

带网气囊摩擦法（简称拉网）采取网上食管脱落细胞进行细胞学检查，是一种简便易行的早期诊断方法。阳性率可达90%左右。其具体做法为：让病人吞下有线网气囊的塑料管至胃内（约50cm），将气囊充气 20 ml，慢慢拉出并适当调节气量使之能与食管黏膜接触摩擦，以便网上挂着食管黏膜表面的细胞，引出塑料管至 15 ml 时放气，拉出后选择带血部分作涂片，立即固定，并染色做细胞学检查。

（三）食管镜检查

食管镜检查对中晚期患者的确诊率可达 100%。近年来虽采用纤维食管镜，但对早期食管癌的诊断率仍仅为 50%—60%。

三、脉形特征与 X 线征的对应关系

1. X 线征若表现为局限性黏膜皱襞增粗、扭曲、紊乱、断裂、分叉，则在脉搏 A_2 点后点位浅层或中层或深层呈现低黏滞性涩搏；若显示局限于管壁一侧的小的充盈缺损，则脉动 A_2 点后点位浅层或中层或深层呈现点状断搏伴有黏滞性涩搏；若显示为向腔内隆起的小结节，则在脉动 A_2 点后点位浅层或中层或深层呈现点状冲搏，并伴有黏滞性涩搏；若表现为小的溃疡龛影，可单发或多发，在脉搏 A_2 点后点位浅层或中层或深层则呈现点状或多发性点状断搏，且伴有黏滞性涩搏；若表现为局限性管壁僵硬、蠕动消失，则在脉搏上表现为 A_2 点后点位浅层或中层或深层致密硬涩搏且伴有黏滞性涩搏。

2. X 线征若表现为充盈缺损、狭窄、僵硬、梗阻，则在脉搏上表现为 A_2 点后点位浅层或中层或深层点位性或动点性硬冲搏、致密硬涩搏，并伴有中、高黏滞性涩搏。

四、脉形诊断标准

（一）诊断依据

1. 低黏滞性涩搏、A_2 点后点位浅层或中层或深层低黏滞性涩搏（$30\% \leqslant \rho < 40\%$，$20\% \leqslant v < 30\%$）、$A_2$ 点后点位浅层或中层或深层致密软涩搏（$20\% \leqslant \rho < 30\%$，$30\% \leqslant v < 40\%$）。

2. 中黏滞性涩搏、A 型亚数搏、A_2 点后点位浅层或中层或深层中

黏滞性涩搏（40%≤ρ<50%，20%≤v<30%）、A₂点后点位浅层或中层或深层致密软涩搏（40%≤ρ<50%，20%≤v<30%）。

3. 低黏滞性涩搏、A 型亚数搏、A₂点后点位浅层或中层或深层低黏滞性涩搏（30%≤ρ<40%，20%≤v<30%）、A₂点后点位浅层或中层或深层点状硬冲搏（20%≤ρ<30%，20%≤v<30%）、A₂点后点位浅层或中层或深层致密硬涩搏（30%≤ρ<40%，20%≤v<30%）。

4. 低黏滞性涩搏、A 型亚数搏、A₂点后点位浅层或中层或深层低黏滞性涩搏（30%≤ρ<40%，20%≤v<30%）、A₂点后点位浅层或中层或深层点位性硬冲搏（30%≤ρ<40%，20%≤v<30%）、A₂点后点位浅层或中层或深层致密软涩搏（20%≤ρ<30%，30%≤v<40%）。

5. 超高黏滞性涩搏、A 型数搏、微搏、A₂点后点位浅层或中层或深层超高黏滞性涩搏（60%≤ρ<70%，10%≤v<20%）、A₂点后点位浅层或中层或深层单连性或双连性致密硬涩搏（50%≤ρ<60%，10%≤v<20%）、A₂点后点位浅层或中层或深层点状或点位性断搏（40%≤ρ<50%，20%≤v<30%）、A₂点后点位浅层或中层或深层致密软涩搏（30%≤ρ<40%，20%≤v<30%）。

6. 中黏滞性涩搏、B 型亚数搏、弱搏、A₂点后点位浅层或中层或深层中黏滞性涩搏（40%≤ρ<50%，20%≤v<30%）、A₂点后点位浅层或中层或深层点位性或动点性硬冲搏（50%≤ρ<60%，10%≤v<20%）、A₂点后点位浅层或中层或深层点状或点位性断搏（50%≤ρ<60%，10%≤v<20%）、A₂点后点位浅层或中层或深层致密软涩搏（30%≤ρ<40%，20%≤v<30%）。

7. 高黏滞性涩搏、B 型亚数搏、弱搏或微搏、A₂点后点位浅层或中层或深层高黏滞性涩搏（50%≤ρ<60%，10%≤v<20%）、A₂点后点位浅层或中层或深层点位性或动点性断搏（50%≤ρ<60%，10%≤v<20%）、A₂点后点位浅层或中层或深层致密软涩搏（40%≤

$\rho < 50\%$，$20\% \leqslant v < 30\%$）。

8. 高黏滞性涩搏、B 型亚数搏、弱搏或微搏、A_2 点后点位浅层或中层或深层高黏滞性涩搏（$60\% \leqslant \rho < 70\%$，$10\% \leqslant v < 20\%$）、$A_2$ 点后点位浅层或中层或深层点位性或动点性致密硬涩搏（$50\% \leqslant \rho < 60\%$，$10\% \leqslant v < 20\%$）、$A_2$ 点后点位浅层或中层或深层致密软涩搏（$30\% \leqslant \rho < 40\%$，$20\% \leqslant v < 30\%$）。

（二） 判定方法

1. 结合临床表现，具备诊断依据第 1 条者，可诊断为早期食管癌隐伏型。

2. 结合临床表现，具备诊断依据第 2 条者，可诊断为早期食管癌糜烂型。

3. 结合临床表现，具备诊断依据第 3 条者，可诊断为早期食管癌斑块型。

4. 结合临床表现，具备诊断依据第 4 条者，可诊断为早期食管癌乳头型。

5. 结合临床表现，具备诊断依据第 5 条者，可诊断为中晚期食管癌髓质型。

6. 结合临床表现，具备诊断依据第 6 条者，可诊断为中晚期食管癌蕈伞型。

7. 结合临床表现，具备诊断依据第 7 条者，可诊断为中晚期食管癌溃疡型。

8. 结合临床表现，具备诊断依据第 8 条者，可诊断为中晚期食管癌缩窄型。

五、 误诊分析

自 1981 年创立食管癌脉形至今，累计使用该脉形诊断各期食管癌患者 1976 例，脉诊结论与患者病情实际完全吻合者 1551 例，约占患者总人数的78.49%，即此脉形的临床实际诊断准确率为78.49%；不吻合者425例，约占患者总人数的21.51%，即该脉形的临床实际误诊率为21.51%。在误诊的425例患者中，205例因系统因素而误诊，约占患者总人数的10.37%，其他220例为随机误诊病例，约占患者总人数的11.13%，即此脉形的随机误诊率为11.13%。上述资料表明，此脉形的特异性较差，误诊率较高。随机误诊原因及分析如下。

随机误诊原因及分析

误诊人数	随机误诊比率	随机误诊原因	改进措施
60	27.27%	患者脉位不当，致使特征显示不清。斑块型食管癌及乳头型食管癌的黏滞性涩搏表现度相对较低，若采集特征时患者脉位过低，则可人为降低涩搏的表现度贻误诊断；髓质型食管癌所呈现的脉形中冲搏、涩搏及断搏三种特征兼见，特征采集过程中所取脉位要做适当调整，涩搏采集时脉位应适中（腋间角45°—50°），断搏采集时则要求脉位稍高（腋间角50°—55°），冲搏采集所要求的脉位最低（腋间角40°—45°），故该脉形的采集较为复杂，如采集脉位变换不当，极易导致诊断失误。	1. 根据患者的实际情况，按照各特征的采集需要选择适当脉位，注意变换患者脉位时应使患者腋间角保持在40°—55°； 2. 适当延长诊脉时间，多次变换患者脉位，对动点特征的表现度详加探查。

（续表）

误诊人数	随机误诊比率	随机误诊原因	改进措施
46	20.91%	三指指力不一，致使邻层特征混采。溃疡型及缩窄型食管癌中的主要特征 A_2 点后点位的断搏及硬冲搏分居不同的层面，一般而言，断搏多见于相应层位的浅层面，冲搏则多见于相应层位的深层面，两层面之间相距甚小，若三指指力所处层位不一，可造成邻层特征混采。	1. 布指合理，三指指力一致，使三指指腹处于同一层位； 2. 对处于同一层位不同层面的特征，应变换指力分别采集，避免同时用不同的指力分采两层面的特征。
114	51.82%	吞测法使用不当造成特征漏采。隐伏型食管癌为早期食管癌，脉形特征表现度较低，诊脉时必须借助吞测法加以辅助；使用该方法时若食物咀嚼过细、吞咽过快或体位（如坐、立等）不当，食团在病变部位的停留时间过短，则特征显示时间短且表现度低而致漏采。	使用吞测法应注意： 1. 体位正确，使用吞测法应嘱患者采取卧位，尽量延缓食团通过病变部位的时间。若癌肿见于食管前壁，应采取俯卧位；若见后壁，则应采集仰卧位；见于侧壁（右侧壁或左侧壁）则应使用相应的侧卧位； 2. 吞咽方法正确，食物咀嚼不可过细，吞咽不可过快，尽量延缓食团通过病变部位的时间，以利特征采集。

六、 病案分析

（一） 典型病例及分析

李某，男，49岁，军人，2011年3月初诊。患者自述：噎膈、胸痛、低热、进行性吞咽困难。经脉诊检查，患者脉搏呈现B型亚数搏、高黏滞性涩搏、弱搏、A_2点后点位中层高黏滞性涩搏（$\rho = 67\%$，$v = 11\%$）、A_2点后点位中层点位性断搏（$\rho = 63\%$，$v = 14\%$）、A_2点后点位中层致密软涩搏（$\rho = 49\%$，$v = 23\%$），其中，B型亚数搏、高黏滞性涩搏为整体一级特征，弱搏为整体二级特征，A_2点后点位中层高黏滞性涩搏、A_2点后点位中层点位性断搏为动点一级特征，A_2点后点位中层致密软涩搏为动点二级特征，脉形结构完全符合溃疡型食管癌理论脉形。整体特征的确诊概率根据经验值得B型亚数搏为$P_1 = 0.20$，高黏滞性涩搏为$P_2 = 0.30$，弱搏为$P_3 = 0.05$；利用公式J_1得两动点一级特征的确诊概率分别为$P_4 = 0.6552$、$P_5 = 0.5981$，利用公式J_2得动点二级特征的确诊概率为$P_6 = 0.2146$，再用公式W_1将各特征的确诊概率统合起来，即可得该患者的脉形确诊率为94.21%。结合临床表现，诊断为溃疡型食管癌（中晚期）。后经证实，脉诊结论与患者病情实际完全吻合。

（二） 误诊病例及分析

杨某，女，49岁，职员，2015年7月初诊。患者自述：低热，有时伴有吞咽困难、呕吐、胸痛、乏力。经脉诊检查，患者脉搏呈现弱搏、B型亚数搏、B型松散涩搏、A_2点后点位中层断搏（$\rho = 57\%$，$v = 19\%$）、A_2点后点位中层致密软涩搏（$\rho = 45\%$，$v = 21\%$）、A_2点后点位中层致密硬涩搏（$\rho = 47\%$，$v = 23\%$），其中，弱搏、B型松散涩搏为整体一级特征，B型亚数搏为整体二级特征，A_2点后点位中层断搏、A_2点后点位中层致密软涩搏为动点一级特征，A_2点后点位中层致密硬涩搏为动点二级特征，脉形结构基本符合反流性食管炎脉形。整体特征的确诊概率根据经验值得弱搏为 $P_1 = 0.10$，B 型松散涩搏 $P_2 = 0.20$，B 型亚数搏 $P_3 = 0.10$；利用公式 J_1 得两动点一级特征的确诊概率分别为 $P_4 = 0.5150$、$P_5 = 0.4189$，利用公式 J_2 得动点二级特征的确诊概率为 $P_6 = 0.2069$，再用公式 W_1 将上述各特征的确诊概率统合起来，得该患者的脉形确诊率为 85.52%。结合临床表现，诊断为反流性食管炎。后经证实，脉诊结论与患者病情实际不符。随访患者重做脉诊检查，回忆初诊时情况方知，初诊时，因患者脉动过弱，特征显示不清，为提高特征表现度，使用了低测法（腋间角在 40°左右），较低的脉位使黏滞性涩搏表现度显著降低，加之当时未经血流冲击实验，将整体和动点的中黏滞性涩搏误认为整体 B 型松散涩搏和动点致密硬涩搏。故患者脉搏应现特征为 B 型亚数搏、中黏滞性涩搏、弱搏、A_2 点后点位中层点位性断搏（$\rho = 61\%$，$v = 17\%$）、A_2 点后点位中层中黏滞性涩搏（$\rho = 65\%$，$v = 17\%$）、A_2 点后点位中层致密软涩搏（$\rho = 55\%$，$v = 21\%$），其中 B 型亚数搏、中黏滞性涩搏为整体一级特征，弱搏为整体二级特征，A_2 点后点位中层点位性断搏、A_2 点后点位中层中黏滞性涩搏为动点一级特征，A_2 点后点位中层致密软涩搏为动点二级特征，脉形结构完全符合溃疡型食管癌（中期）理论脉形。整体特征的确诊概率根据经验值得 B 型亚数搏为 $P_1 = 0.20$，中黏滞性涩搏为 $P_2 = 0.20$，弱搏 $P_3 = 0.05$；利用公式 J_1，得两动点一级特征的确诊概率 $P_4 = 0.5603$、$P_5 = 0.5926$，利用公式 J_2，得动点二级特征的确诊概率 $P_6 = 0.2434$，再用公式 W_1 将上述各特征的确诊概率统合起来，得该患者的脉形确诊率为 91.76%。结合临床表现，应诊断为溃疡型食管癌（中期）。后经证实，复诊结论与患者病情实际完全吻合。

第十二节　胃癌

胃部肿瘤，不论良性或恶性，大多源于上皮。在胃部恶性肿瘤中，95％是腺癌，即通常所称的胃癌。这是最常见的消化道癌肿，在我国发病率颇高。其流行情况，一般北方比南方高，沿海比内地高，以西北地区的甘肃、青海、宁夏等省（自治区）最高，其次为东北及内蒙古，再次为华北及华东，而以中南的湖南、广东及广西等省（自治区），以及西南的四川、云南、贵州等省最低。在我国，胃癌平均年死亡率约为16/10万人口（男性21/10万，女性10/10万），高发区可达60—100/10万人口，低发区则在5/10万人口以下。

胃癌的临床表现：

早期胃癌无症状也无体征。有些有轻度非特异性消化不良表现者，很难归咎于癌肿。进展期胃癌最早出现的症状是上腹痛，常同时有胃纳差，食无味，体重减轻。腹痛可急可缓，开始可仅上腹饱胀不适，餐后更甚，继之有隐痛不适，偶呈节律性溃疡样胃痛，最后疼痛持续而不能缓解。这些症状多见于小弯溃疡型癌肿。患者常有易饱感和软弱无力。易饱感是指患者虽感饥饿，但稍一进食即感饱胀不适，是胃壁受累的表现，皮革状胃时这种症状尤为突出。

发生并发症或癌细胞转移时可出现一些特殊的症状。贲门癌累及食管下端时可出现咽下困难。胃窦癌引起幽门梗阻时可有恶心呕吐。溃疡型癌有出血时可引起黑粪甚或呕血。如癌细胞转移至肺并累及脑膜产生积液时，可有咳嗽和呼吸困难。癌细胞转移至肝及腹膜而产生

411

腹水时则有腹部胀满不适。剧烈而持续性上腹痛放射至背部时表示肿瘤已穿透入胰腺。

胃癌体征主要有腹部肿块，多在上腹部偏右相当于胃窦处，呈坚实可移动的结节状肿块，有压痛。胃体肿瘤有时可触及，但在贲门者则不能扪到。肝可因癌细胞转移而肿大并可扪到坚实结节。腹膜有转移时可发生腹水，有移动性浊音。有远处淋巴结转移时可在左锁骨上内侧摸到魏尔啸淋巴结，质硬而不能移动。肛门指检在直肠膀胱间斑块可摸到一架板样肿块。在脐孔处也可扪到坚硬结节。并发库肯勃瘤时阴道指检可扪到两侧卵巢肿大，常伴阴道出血。

胃癌常见并发症：（1）出血，约5%的患者可发生大出血，表现为呕血和（或）黑粪，偶为首发症状；（2）贲门或幽门梗阻决定胃癌的部位；（3）穿孔比良性溃疡少见，多发生于幽门前区的溃疡型胃癌。

胃癌有四种扩散形式：（1）直接蔓延扩散至相邻器官。（2）淋巴转移，先及局部继及远处淋巴结，最常见。胃的淋巴系统与左锁骨上淋巴结相连接，发生此种转移时称魏尔啸淋巴结。（3）血行播散，常见于肝，其次可累及腹膜、肺及肾上腺，也可累及卵巢、骨髓及皮肤，少见。（4）腹腔内种植，癌细胞从浆膜层脱落入腹腔，移植于肠壁和盆腔，多见的为在直肠周围形成一结节性架板样肿块，如移植于卵巢，称库肯勃肿瘤。

一、 脉诊检查

（一） 脉形结构

1. 早期胃癌（隆起型）

（1）整体特征

a. 主特征

一级特征：A型亚数搏、低黏滞性涩搏。

b. 副特征：脉动居于中层或深层。

（2）动点特征

a. 主特征

一级特征：左侧脉位 B_1 点前点位中层低黏滞性涩搏（$30\% \leqslant \rho < 40\%$，$20\% \leqslant v < 30\%$）、左侧脉位 B_1 点前点位中层点位性硬冲搏（$30\% \leqslant \rho < 40\%$，$15\% \leqslant v < 25\%$）。

二级特征：左侧脉位 B_1 点前点位中层致密软涩搏（$35\% \leqslant \rho < 45\%$，$20\% \leqslant v < 30\%$）。

b. 副特征：C_2 点相对缩短。

2. 早期胃癌（平坦型）

（1）整体特征

a. 主特征

一级特征：A 型亚数搏、低黏滞性涩搏。

二级特征：弱搏。

b. 副特征：脉动居于中层或深层。

（2）动点特征

a. 主特征

一级特征：左侧脉位 B_1 点前点位中层低黏滞性涩搏（$30\% \leqslant \rho < 40\%$，$15\% \leqslant v < 25\%$）、左侧脉位 B_1 点前点位中层点状致密硬涩搏（$30\% \leqslant \rho < 40\%$，$20\% \leqslant v < 30\%$）。

二级特征：左侧脉位 B_1 点前点位中层致密软涩搏（$20\% \leqslant \rho < 30\%$，$20\% \leqslant v < 30\%$）。

b. 副特征：C_2 点相对缩短。

3. 早期胃癌（凹陷型）

（1）整体特征

a. 主特征

一级特征：A 型亚数搏、低黏滞性涩搏。

二级特征：弱搏。

b. 副特征：脉动居于中层或深层。

（2）动点特征

a. 主特征

一级特征：左侧脉位 B_1 点前点位中层低黏滞性涩搏（$30\% \leqslant \rho < 40\%$，$20\% \leqslant v < 30\%$）、左侧脉位 B_1 点前点位中层点位性断搏（$20\% \leqslant \rho < 30\%$，$20\% \leqslant v < 30\%$）。

二级特征：左侧脉位 B_1 点前点位中层致密硬涩搏（$30\% \leqslant \rho < 40\%$，$20\% \leqslant v < 30\%$）。

三级特征：左侧脉位 B_1 点前点位中层致密软涩搏（$30\% \leqslant \rho < 40\%$，$20\% \leqslant v < 30\%$）。

b. 副特征：C_2 点相对缩短。

4. 进展期胃癌（肿块型）

（1）整体特征

a. 主特征

一级特征：B 型亚数搏、中黏滞性涩搏。

二级特征：弱搏。

b. 副特征：脉动居于深层。

（2）动点特征

a. 主特征

一级特征：左侧脉位 B_1 点前点位中层中黏滞性涩搏（$40\% \leqslant \rho < 50\%$，$15\% \leqslant v < 25\%$）、左侧脉位 B_1 点前点位中层点位性或动点性硬冲搏（$45\% \leqslant \rho < 55\%$，$10\% \leqslant v < 20\%$）。

二级特征：左侧脉位 B_1 点前点位中层致密硬涩搏（$30\% \leqslant \rho < 40\%$，$20\% \leqslant v < 30\%$）。

三级特征：左侧脉位 B_1 点前点位中层致密软涩搏（$30\% \leqslant \rho < 40\%$，$20\% \leqslant v < 30\%$）。

b. 副特征：C_2 点缩短。

5. 进展期胃癌（溃疡型）

（1）整体特征

a. 主特征

一级特征：A 型数搏、高黏滞性涩搏。

二级特征：弱搏。

b. 副特征：脉动居于深层。

（2）动点特征

a. 主特征

一级特征：左侧脉位 B_1 点前点位中层高黏滞性涩搏（$60\% \leqslant \rho <$ 70%，$10\% \leqslant v < 20\%$）、左侧脉位 B_1 点前点位中层动点性或双连性断搏（$50\% \leqslant \rho < 60\%$，$10\% \leqslant v < 20\%$）。

二级特征：左侧脉位 B_1 点前点位中层致密软涩搏（$30\% \leqslant \rho <$ 40%，$20\% \leqslant v < 30\%$）。

b. 副特征：C_2 点明显缩短。

6. 进展期胃癌（浸润型）

（1）整体特征

a. 主特征

一级特征：B 型数搏、超高黏滞性涩搏。

二级特征：微搏。

b. 副特征：脉动居于底层。

（2）动点特征

a. 主特征

一级特征：左侧脉位 B_1 点前点位中层动点性超高黏滞性涩搏（$70\% \leqslant \rho < 80\%$，$0 \leqslant v < 10\%$）、左侧脉位 B_1 点前点位中层动点性致密硬涩搏（$60\% \leqslant \rho < 70\%$，$10\% \leqslant v < 20\%$）。

二级特征：左侧脉位 B_1 点前点位中层致密软涩搏（$40\% \leqslant \rho <$

50% ，$30\% \leqslant v < 40\%$ ）。

b. 副特征：C_2 点明显缩短。

（二） 脉形发生机理

因胃癌的早、中、晚期及类型的不同，其脉形结构及发生机理有很大差异，现根据其不同类型分别做如下论述。

早期胃癌，瘤细胞虽较正常组织代谢快，并有瘤细胞毒素及黏蛋白释放入血，导致血液黏滞度增高，但因病变仅局限于黏膜下层，对整个机体影响不大，所以在脉搏上表现为脉率稍快、低黏滞性涩搏、左侧脉位 B_1 点前点位中层低黏滞性涩搏。据其大体形态又可分为隆起型、平坦型和凹陷型三个类型。

隆起型：病变呈不规则隆起或息肉状，表面呈结节状，压迫周围血管，在脉搏上表现为左侧脉位 B_1 点前点位中层点位性硬冲搏。

平坦型：病变区形成较平坦的斑块或瘢痕，对局部血流的阻碍作用较强，在脉搏上表现为左侧脉位 B_1 点前点位中层点状致密硬涩搏；若病变区因瘤细胞的破坏而形成糜烂灶，对局部血流阻碍作用较弱，则表现为左侧脉位 B_1 点前点位中层致密软涩搏。

凹陷型：病变区有不规则的浅凹陷，达黏膜下层，造成其局部血管断裂阻塞，在脉搏上表现为左侧脉位 B_1 点前点位中层点位性断搏；由于瘤细胞的破坏，使病变区周围组织变性，炎性细胞渗出，局部血管充血水肿，影响血液循环，则在脉搏上表现为左侧脉位 B_1 点前点位中层致密软涩搏。

进展期胃癌的病变已超过黏膜下层，癌变组织生长迅速，代谢旺盛，需血量增大，加之瘤体坏死组织作为内源性致热原进入血液，导致体温升高，心率加快，在脉搏上表现为 B 型亚数搏或 A 型数搏或 B 型数搏。由于肿瘤细胞释放大量的毒素及凝血物质，导致血液黏滞度显著增加，在脉搏上表现为超高或高或中黏滞性涩搏、左侧脉位 B_1 点前点位中层点位性或动点性超高或高或中黏滞性涩搏。

肿块型：肿块突向胃腔生长，表面粗糙，呈绒毛乳头状或结节状，压迫周围血管，而在脉搏上表现为左侧脉位 B_1 点前点位中层点位性或动点性硬冲搏；若伴有溃疡形成，造成局部血管断裂、阻塞，使病变区血流显著减少，在左侧脉位 B_1 点前点位中层呈现断搏；若继发感染，导致局部组织充血、水肿，影响局部血运，在脉搏上表现为左侧脉位 B_1 点前点位中层致密软涩搏。

溃疡型：瘤体向深部浸润生长，导致肿瘤中央坏死而形成深在溃疡，并有向四周浸润的趋势，造成病变部位黏膜下层血管断裂、阻塞，使局部血流缺失，而在脉搏上表现为左侧脉位 B_1 点前点位中层动点性或双连性断搏；若继发感染，致使局部组织充血、水肿，影响局部血液循环，在脉搏上表现为左侧脉位 B_1 点前点位中层致密软涩搏。

浸润型：瘤细胞沿胃壁各层组织的间隙向四周浸润，导致广泛的纤维组织增生，使胃壁增厚、变硬，造成病变部位血液循环障碍，在脉搏上表现为左侧脉位 B_1 点前点位中层动点性致密硬涩搏。

（三）脉形分析

1. 脉形确诊概率、误差系数及肿瘤恶性度计算

（1）早期胃癌（隆起型）

a. 确诊概率及确诊率

在该脉形中，左侧脉位 B_1 点前点位中层低黏滞性涩搏（$30\% \leqslant \rho < 40\%$，$20\% \leqslant v < 30\%$）、左侧脉位 B_1 点前点位中层点位性硬冲搏（$30\% \leqslant \rho < 40\%$，$15\% \leqslant v < 25\%$）为动点一级特征，左侧脉位 B_1 点前点位中层致密软涩搏（$35\% \leqslant \rho < 45\%$，$20\% \leqslant v < 30\%$）为动点二级特征，将一级特征的密度和离散系数依次代入公式 J_1，将二级特征的密度及离散系数代入公式 J_2，得左侧脉位 B_1 点前点位中层低黏滞性涩搏、左侧脉位 B_1 点前点位中层点位性硬冲搏、左侧脉位 B_1 点前点位中层致密软涩搏对隆起型胃癌的特征确诊概率分别为 $P（M_{111}）=0.3122$、$P（M_{112}）=0.3315$、$P（M_{113}）=0.1754$；A 型亚数搏、低

417

黏滞性涩搏为整体一级特征，对隆起型胃癌的特征经验确诊概率分别为 $P（M_{114}）=0.10$、$P（M_{115}）=0.10$。将上述五个特征的确诊概率值代入公式 W_1，得此脉形的确诊概率为 $P（M_{11}）=0.6929$，即其脉形确诊率为 69.29%。

b. 误差系数

将该脉形中的动点一级及二级特征的密度分别代入公式 E_1、E_2，得采集识别左侧脉位 B_1 点前点位中层低黏滞性涩搏、左侧脉位 B_1 点前点位中层点位性硬冲搏、左侧脉位 B_1 点前点位中层致密软涩搏的特征误差系数分别为 $\sigma_{111}=0.1250$、$\sigma_{112}=0.1250$、$\sigma_{113}=0.0553$。把 σ_{111}、σ_{112}、σ_{113} 代入公式 W_2，得采集识别该脉形时的误差系数 $\sigma_{11}=0.2767$。

c. 肿瘤恶性度

根据肿瘤恶性度概率判定方法的规定，隆起型胃癌的分化度为Ⅰ°，生长速度为Ⅰ°，浸润度为Ⅰ°，边界清晰度介于Ⅰ°和Ⅱ°之间，利用公式 N，得该型胃癌的分化度、生长速度、浸润度及边界清晰度对判断肿瘤恶性程度的概率 $P（C_{111}）=0.20$、$P（C_{112}）=0.10$、$P（C_{113}）=0.20$、$P（C_{114}）=0.12$。把以上概率值代入公式 W_4，可得隆起型胃癌的恶性度为 $P（C_{11}）=0.4931$，为低度恶性肿瘤。

（2）早期胃癌（平坦型）

a. 脉形确诊概率及确诊率

该脉形中，左侧脉位 B_1 点前点位中层低黏滞性涩搏（$30\% \leqslant \rho < 40\%$，$15\% \leqslant v < 25\%$）、左侧脉位 B_1 点前点位中层点状致密硬涩搏（$30\% \leqslant \rho < 40\%$，$20\% \leqslant v < 30\%$）为动点一级特征，左侧脉位 B_1 点前点位中层致密软涩搏（$20\% \leqslant \rho < 30\%$，$20\% \leqslant v < 30\%$）为动点二级特征，将一级特征的密度与离散系数分别代入公式 J_1，将二级特征的密度及离散系数代入公式 J_2，得左侧脉位 B_1 点前点位中层低黏滞性涩搏、左侧脉位 B_1 点前点位中层点状致密硬涩搏、左侧脉位 B_1 点前点位中层点状致密软涩搏对平坦型胃癌的特征确诊概率分别为 $P（M_{121}）$

$=0.3315$、P（M_{122}）$=0.3122$、P（M_{123}）$=0.1164$；A 型亚数搏、低黏滞性涩搏为整体一级特征，对平坦型胃癌的脉形特征经验确诊概率分别为 P（M_{124}）$=0.10$、P（M_{125}）$=0.10$；弱搏为整体二级特征，对平坦型胃癌的脉形特征经验确诊概率为 P（M_{126}）$=0.05$。将上述六个特征的确诊概率值代入公式 W_1，计算可得平坦型胃癌的脉形确诊概率为 P（M_{12}）$=0.6709$，即其确诊率为 67.09%。

b. 误差系数

将该脉形中的动点一级及二级特征的密度分别代入公式 E_1、E_2，得采集识别左侧脉位 B_1 点前点位中层低黏滞性涩搏、左侧脉位 B_1 点前点位中层点状致密硬涩搏、左侧脉位 B_1 点前点位中层致密软涩搏的特征误差系数分别为 $\sigma_{121}=0.1250$、$\sigma_{122}=0.1250$、$\sigma_{123}=0.0799$。把 σ_{121}、σ_{122}、σ_{123} 代入公式 W_2，得采集识别该脉形时的误差系数 $\sigma_{12}=0.2955$。

c. 肿瘤恶性度

根据肿瘤恶性度概率判定方法的规定，平坦型胃癌的分化度为 Ⅰ°，生长速度为 Ⅰ°，浸润度为 Ⅰ°，边界清晰度介于 Ⅰ°与Ⅱ°之间，利用公式 N，得该型胃癌的分化度、生长速度、浸润度及边界清晰度对判断肿瘤恶性程度的概率 P（C_{121}）$=0.20$、P（C_{122}）$=0.10$、P（C_{123}）$=0.20$、P（C_{124}）$=0.10$。把以上概率值代入公式 W_4，可得平坦型胃癌的恶性度为 P（C_{12}）$=0.4816$，为低度恶性。

（3）早期胃癌（凹陷型）

a. 脉形确诊概率及确诊率

在该脉形中，左侧脉位 B_1 点前点位中层低黏滞性涩搏（30% ≤ρ <40%，20% ≤v < 30%）、左侧脉位 B_1 点前点位中层点位性断搏（20% ≤ρ <30%，20% ≤v < 30%）为动点一级特征，左侧脉位 B_1 点前点位中层致密硬涩搏（30% ≤ρ <40%，20% ≤v < 30%）为动点二级特征，左侧脉位 B_1 点前点位中层致密软涩搏（30% ≤ρ <40%，

$20\% \leqslant v < 30\%$）为动点三级特征，将一级特征的密度和离散系数代入公式 J_1，将二级特征的密度和离散系数代入公式 J_2，将三级特征的密度和离散系数代入公式 J_3，得左侧脉位 B_1 点前点位中层低黏滞性涩搏、左侧脉位 B_1 点前点位中层点位性断搏、左侧脉位 B_1 点前点位中层致密硬涩搏、左侧脉位 B_1 点前点位中层致密软涩搏对凹陷性胃癌的确诊概率分别为 $P(M_{131}) = 0.3122$、$P(M_{132}) = 0.2328$、$P(M_{133}) = 0.1561$、$P(M_{134}) = 0.1041$；A 型亚数搏、低黏滞性涩搏为整体一级特征，对凹陷型胃癌的经验确诊概率分别为 $P(M_{135}) = 0.10$、$P(M_{136}) = 0.10$，弱搏为整体二级特征，对凹陷型胃癌的经验确诊概率为 $P(M_{137}) = 0.05$。将上述七个特征的确诊概率代公式 W_1，得凹陷型胃癌的脉形确诊概率为 $P(M_{13}) = 0.6930$，即其确诊率为 69.30%。

b. 误差系数

将该脉形中的动点一级、二级及三级特征的密度分别代入公式 E_1、E_2、E_3，得采集识别左侧脉位 B_1 点前点位中层低黏滞性涩搏、左侧脉位 B_1 点前点位中层点位性断搏、左侧脉位 B_1 点前点位中层致密硬涩搏、左侧脉位 B_1 点前点位中层致密软涩搏的特征误差系数分别为 $\sigma_{131} = 0.1250$、$\sigma_{132} = 0.1598$、$\sigma_{133} = 0.0625$、$\sigma_{134} = 0.0417$。把 σ_{131}、σ_{132}、σ_{133}、σ_{134} 代入公式 W_2，得采集识别该脉形时的误差系数 $\sigma_{13} = 0.3395$。

c. 肿瘤恶性度

根据肿瘤恶性度概率判定方法的规定，凹陷型胃癌的分化度为 I°，生长速度为 I°，浸润度为 I°，边界清晰度介于 I°和 II°之间，利用公式 N，得该型胃癌的分化度、生长速度、浸润度及边界清晰度对判断肿瘤恶性程度的概率 $P(C_{131}) = 0.20$、$P(C_{132}) = 0.10$、$P(C_{133}) = 0.20$、$P(C_{134}) = 0.12$。把以上概率值代入公式 W_4，可得凹陷型胃癌的恶性度为 $P(C_{13}) = 0.4932$，为低度恶性。

（4）进展期胃癌（肿块型）

a. 脉形确诊概率及确诊率

在该脉形中，左侧脉位 B_1 点前点位中层中黏滞性涩搏（$40\% \leqslant \rho < 50\%$，$15\% \leqslant v < 25\%$）、左侧脉位 B_1 点前点位中层点位性或动点性硬冲搏（$45\% \leqslant \rho < 55\%$，$10\% \leqslant v < 20\%$）为动点一级特征，左侧脉位 B_1 点前点位中层致密硬涩搏（$30\% \leqslant \rho < 40\%$，$20\% \leqslant v < 30\%$）为动点二级特征，左侧脉位 B_1 点前点位中层致密软涩搏（$30\% \leqslant \rho < 40\%$，$20\% \leqslant v < 30\%$）为动点三级特征，将一级特征的密度及离散系数代入公式 J_1，将二级特征的密度及离散系数代入公式 J_2，将三级特征的密度及离散系数代入公式 J_3，得左侧脉位 B_1 点前点位中层中黏滞性涩搏、左侧脉位 B_1 点前点位中层点位性或动点性硬冲搏、左侧脉位 B_1 点前点位中层致密硬涩搏、左侧脉位 B_1 点前点位中层致密软涩搏对确诊肿块型胃癌的概率分别为 $P（M_{211}）= 0.4134$、$P（M_{212}）= 0.4816$、$P（M_{213}）= 0.1561$、$P（M_{214}）= 0.1295$；中黏滞性涩搏、B 型亚数搏（整体一级特征）对肿块型胃癌的经验脉形确诊概率 $P（M_{215}）= 0.20$、$P（M_{216}）= 0.20$；弱搏（整体二级特征）对肿块型胃癌的经验脉形确诊概率 $P（M_{217}）= 0.05$。将上述七个特征的确诊概率值代入公式 W_1，得肿块型胃癌的脉形确诊概率为 $P（M_{21}）= 0.8642$，其确诊率为 86.42%。

b. 误差系数

将该脉形中的动点一级、二级及三级特征的密度分别代入公式 E_1、E_2、E_3，得采集识别左侧脉位 B_1 点前点位中层中黏滞性涩搏、左侧脉位 B_1 点前点位中层点位性或动点性硬冲搏、左侧脉位 B_1 点前点位中层致密硬涩搏、左侧脉位 B_1 点前点位中层致密软涩搏的特征误差系数分别为 $\sigma_{211} = 0.0974$、$\sigma_{212} = 0.0854$、$\sigma_{213} = 0.0625$、$\sigma_{214} = 0.0417$。把 σ_{211}、σ_{212}、σ_{213}、σ_{214} 代入公式 W_2，得采集识别该脉形时的误差系数 $\sigma_{21} = 0.2583$。

c. 肿瘤恶性度

根据肿瘤恶性度概率判定方法的规定，肿块型胃癌的分化度介于Ⅰ°和Ⅱ°之间，生长速度介于Ⅰ°和Ⅱ°之间，浸润度为Ⅱ°，边界清晰度介于Ⅱ°和Ⅲ°之间，利用公式 N，得该型胃癌的分化度、生长速度、浸润度及边界清晰度对判断肿瘤恶性程度的概率 $P（C_{211}）$ = 0.38、$P（C_{212}）$ = 0.27、$P（C_{213}）$ = 0.40、$P（C_{214}）$ = 0.22。把以上概率值代入公式 W_4，可得肿块型胃癌的恶性度为 $P（C_{21}）$ = 0.7882，为高度恶性。

（5）进展期胃癌（溃疡型）

a. 脉形确诊概率及确诊率

该脉形中，左侧脉位 B_1 点前点位中层高黏滞性涩搏（60% ≤ ρ < 70%，10% ≤ v < 20%）、左侧脉位 B_1 点前点位中层动点性或双连性断搏（50% ≤ ρ < 60%，10% ≤ v < 20%）为动点一级特征，左侧脉位 B_1 点前点位中层致密软涩搏（30% ≤ ρ < 40%，20% ≤ v < 30%）为动点二级特征，将一级特征的密度及离散系数代入公式 J_1，将二级特征的密度及离散系数代入公式 J_2，得左侧脉位 B_1 点前点位中层高黏滞性涩搏、左侧脉位 B_1 点前点位中层动点性或双连性断搏、左侧脉位 B_1 点前点位中层致密软涩搏对溃疡型胃癌的特征确诊概率分别为 $P（M_{221}）$ = 0.6074、$P（M_{222}）$ = 0.5240、$P（M_{223}）$ = 0.1561；高黏滞性涩搏、A 型数搏（整体一级特征）对溃疡型胃癌的经验脉形确诊概率 $P（M_{224}）$ = 0.30、$P（M_{225}）$ = 0.30；弱搏（整体二级特征）对溃疡型胃癌的经验脉形确诊概率为 $P（M_{226}）$ = 0.05。将上述六个特征的确诊概率代入公式 W_1，得溃疡型胃癌的脉形确诊概率 $P（M_{22}）$ = 0.9266，即其确诊率为 92.66%。

b. 误差系数

将该脉形中的动点一级、二级特征的密度分别代入公式 E_1、E_2，得采集识别左侧脉位 B_1 点前点位中层高黏滞性涩搏、左侧脉位 B_1 点前点位中层动点性或双连性断搏、左侧脉位 B_1 点前点位中层致密软涩搏的特征误差系数分别为 $\sigma_{221} = 0.0545$、$\sigma_{222} = 0.0744$、$\sigma_{223} = 0.0625$。把 σ_{221}、σ_{222}、σ_{223} 代入公式 W_2，得采集识别该脉形时的误差系数 $\sigma_{22} = 0.1795$。

c. 肿瘤恶性度

根据肿瘤恶性度概率判定方法的规定，溃疡型胃癌的分化度介于Ⅱ°和Ⅲ°之间，生长速度介于Ⅱ°和Ⅲ°之间，浸润度为Ⅲ°，边界清晰度介于Ⅲ°和Ⅳ°之间，利用公式 N，得该型胃癌的分化度、生长速度、浸润度及边界清晰度对判断肿瘤恶性程度的概率 $P(C_{221}) = 0.58$、$P(C_{222}) = 0.47$、$P(C_{223}) = 0.60$、$P(C_{224}) = 0.42$。把以上概率值代入公式 W_4，可得溃疡型胃癌的恶性度为 $P(C_{22}) = 0.9484$，为高度恶性。

（6）进展期胃癌（浸润型）

a. 脉形确诊概率及确诊率

该脉形中，左侧脉位 B_1 点前点位中层动点性超高黏滞性涩搏（$70\% \leqslant \rho < 80\%$，$0 \leqslant v < 10\%$）、左侧脉位 B_1 点前点位中层动点性致密硬涩搏（$60\% \leqslant \rho < 70\%$，$10\% \leqslant v < 20\%$）为动点一级特征，左侧脉位 B_1 点前点位中层致密软涩搏（$40\% \leqslant \rho < 50\%$，$30\% \leqslant v < 40\%$）为动点二级特征，将一级特征的密度和离散系数代入公式 J_1，将二级特征的密度及离散系数代入公式 J_2，得左侧脉位 B_1 点前点位中层动点性超高黏滞性涩搏、左侧脉位 B_1 点前点位中层动点性致密硬涩搏、左侧脉位 B_1 点前点位中层致密软涩搏对浸润型胃癌的脉形特征确诊概率分别为 $P(M_{231}) = 0.7821$、$P(M_{232}) = 0.6074$、$P(M_{233}) = 0.1701$；超高黏滞性涩搏、B 型数搏为整体一级特征，对浸润型胃癌的经验特征确诊概率分别为 $P(M_{234}) = 0.40$、$P(M_{235}) = 0.40$；微搏为整体二级特征，对浸润型胃癌的经验确诊概率 $P(M_{236}) = 0.10$。将上述六个特征的确诊概率代入公式 W_1，得浸润型胃癌的脉形确诊概率 $P(M_{23}) = 0.9770$，即其脉形确诊率为 97.70%。

b. 误差系数

将该脉形中的动点一级、二级特征的密度分别代入公式 E_1、E_2，得采集识别左侧脉位 B_1 点前点位中层动点性超高黏滞性涩搏、左侧脉位 B_1 点前点位中层动点性致密硬涩搏、左侧脉位 B_1 点前点位中层致密软涩搏的特征误差系数分别为 $\sigma_{231} = 0.0369$、$\sigma_{232} = 0.0545$、$\sigma_{233} = 0.0487$。把 σ_{231}、σ_{232}、σ_{233} 代入公式 W_2，得采集识别该脉形时的误差系数 $\sigma_{23} = 0.1337$。

c. 肿瘤恶性度

根据肿瘤恶性度概率判定方法的规定，浸润型胃癌的分化度介于 Ⅲ°和Ⅳ°之间，生长速度介于 Ⅱ°和Ⅳ°之间，浸润度为Ⅲ°，边界清晰度介于Ⅲ°和Ⅳ°之间，利用公式 N，得该型胃癌的分化度、生长速度、浸润度及边界清晰度对判断肿瘤恶性程度的概率 $P(C_{231}) = 0.72$、$P(C_{232}) = 0.53$、$P(C_{233}) = 0.80$、$P(C_{234}) = 0.56$。把以上概率值代入公式 W_4，可得浸润型胃癌的恶性度为 $P(C_{23}) = 0.9884$，为高度恶性。

2. 结论分析

（1）脉形指数（早期胃癌脉形）

a. 隆起型胃癌脉形：$P(M_{11}) = 0.6929$，$\sigma_{11} = 0.2767$，利用公式 W_3 得脉形指数 $Z_{11} = 0.7020$，即该脉形为二级标准脉形。

b. 平坦型胃癌脉形：$P(M_{12}) = 0.6709$，$\sigma_{12} = 0.2955$，利用公式 W_3 得脉形指数 $Z_{12} = 0.6810$，即该脉形为三级标准脉形。

c. 凹陷型胃癌脉形：$P(M_{13}) = 0.6930$，$\sigma_{13} = 0.3395$，利用公式 W_3 得脉形指数 $Z_{13} = 0.6833$，即该脉形为三级标准脉形。

从以上数据可以看出，早期胃癌三种类型的脉形确诊概率、误差系数及脉形指数相差很小，这与三型病理变化均不甚明显、脉形特征表现度不高有关。用该脉形诊断疾病，诊断准确率相对较低，采集识别特征时误差较大。

（2）脉形指数（进展期胃癌脉形）

a. 肿块型胃癌脉形：$P（M_{21}）=0.8642$，$\sigma_{21}=0.2583$，利用公式 W_3 得脉形指数 $Z_{21}=0.8275$，即该脉形为一级标准脉形。

b. 溃疡型胃癌脉形：$P（M_{22}）=0.9266$，$\sigma_{22}=0.1795$，利用公式 W_3 得脉形指数 $Z_{22}=0.8948$，即该脉形为一级标准脉形。

c. 浸润型胃癌脉形：$P（M_{23}）=0.9770$，$\sigma_{23}=0.1337$，利用公式 W_3 得脉形指数 $Z_{23}=0.9438$，即该脉形为最佳脉形。

由上可知，进展期胃癌肿块型、溃疡型和浸润型的脉形确诊概率、脉形指数依次增大，采集识别误差依次减小。这与三型肿瘤的病理改变及对周围组织的损害依次增强、脉形特征表现度逐渐增大有关。用该脉形诊断疾病，诊断准确率高。

（3）肿瘤恶性度

胃癌各期各型肿瘤恶性度如下：

$P（C_{11}）=0.4931$（低度恶性），$P（C_{12}）=0.4816$（低度恶性），$P（C_{13}）=0.4932$（低度恶性）；

$P（C_{21}）=0.7882$（高度恶性），$P（C_{22}）=0.9848$（高度恶性），$P（C_{23}）=0.9884$（高度恶性）。

由上数据可知，早期各型的恶性度相对较低，均为低度恶性；进展期的恶性度则较高，都为高度恶性，其中浸润型胃癌的恶性度最高，溃疡型胃癌的恶性度次之，肿块型的恶性度最低，与临床实际吻合。

二、　辅助检查

（一）　实验室检查

约 50% 患者有缺铁性贫血，由于长期失血所致。如有恶性贫血，则见巨幼细胞性贫血。

粪隐血试验常持续阳性，检测方便，有辅助诊断的意义。

（二） X线钡餐检查

应用气钡双重对比法、压迫法和低张造影技术，采用高密度钡粉，能清楚地显示黏膜的精细结构，有利于发现微小的病变。

早期胃癌可表现为局限性浅洼的充盈缺损，基底广，表面呈颗粒状；或黏膜有灶性积钡、胃小区模糊不清等现象；或呈现一龛影，边缘不规则呈锯齿状，向其集中的黏膜纹有中断、变形或融合现象。

进展期胃癌的 X 线表现比较明确，诊出率可达 90% 以上。凸入胃腔的肿块，表现为较大而不规则的充盈缺损。溃疡型癌主要发生在肿块之上，故其龛影位于胃轮廓之内，龛影直径常大于 2.5 cm，边缘不整齐，可示半月征；在正视位，龛影周围因癌性浸润而使边缘不整齐，并为一圆形较透明带所环绕，称环堤征，邻近黏膜僵直，失蠕动，无皱襞聚合或见皱襞中断。胃壁僵直失去蠕动能力是浸润型癌的 X 线特点。浸润广泛仅累及胃窦时，则胃窦狭窄、固定，呈漏斗状；如累及全胃，则呈固定、腔小无蠕动的皮革状胃。

胃癌必须与胃淋巴瘤相鉴别。胃淋巴瘤的特点是病变常广泛累及胃及十二指肠，X 线示粗大皱襞伴多发性息肉样充盈缺损和多发性浅龛影。

（三） 胃镜检查

对早期胃癌，胃镜是最好的诊断办法。镜下早期胃癌可呈现为一片变色的黏膜，或局部黏膜呈颗粒状粗糙不平，或呈现轻度隆起或凹陷，或有僵直感，不柔软。镜下应估计癌肿大小，小于 1 cm 者称小胃癌，小于 0.5 cm 者称微小胃癌。

进展型胃癌大多可从肉眼观察做出拟诊，肿瘤表现为凹凸不平、表面污秽的肿块，常见渗血及溃烂；或表现为不规则较大溃疡，其底部为秽苔所覆盖，可见渗血，溃疡边缘常呈结节状隆起，无聚合皱襞。

三、 脉形特征与辅助检查的对应关系

（一） 脉形特征与实验室检查的对应关系

若病人有缺铁性贫血，或粪隐血试验持续阳性，则在脉搏上表现为 A 型滑搏、弱搏。

（二） 脉形特征与 X 线钡餐检查的对应关系

1. 早期胃癌，若 X 线征表现为局限性浅洼的充盈缺损，基底广，表面呈颗粒状，在脉搏上表现为左侧脉位 B_1 点前点位中层低黏滞性涩搏、左侧脉位 B_1 点前点位中层点位性硬冲搏；若 X 线征黏膜有灶性积钡、胃小区模糊不清等现象，在脉搏上表现为左侧脉位 B_1 点前点位中层低黏滞性涩搏、左侧脉位 B_1 点前点位中层点状致密硬涩搏；若 X 线征呈现一龛影，边缘不规则呈锯齿状，向其集中的黏膜纹有中断、变形或融合现象，在脉搏上表现为左侧脉位 B_1 点前点位中层低黏滞性涩搏、左侧脉位 B_1 点前点位中层点位性断搏。

2. 进展期胃癌，若 X 线征出现较大而不规则的充盈缺损，在脉搏上表现为左侧脉位 B_1 点前点位中层中黏滞性涩搏、左侧脉位 B_1 点前点位中层点位性或动点性硬冲搏。若 X 线征在胃轮廓之内出现龛影，龛影边缘不整齐，在脉搏上表现为左侧脉位 B_1 点前点位中层高黏滞性涩搏、左侧脉位 B_1 点前点位中层动点性或双连性断搏。若胃壁僵直失去蠕动能力，在脉搏上表现为左侧脉位 B_1 点前点位中层动点性超高黏滞性涩搏、左侧脉位 B_1 点前点位中层动点性致密硬涩搏。

（三） 脉形特征与胃镜检查的对应关系

1. 早期胃癌，若镜下呈现轻度隆起，在脉搏上表现为左侧脉位 B_1 点前点位中层低黏滞性涩搏、左侧脉位 B_1 点前点位中层点位性硬冲搏；若镜下局部黏膜呈颗粒状粗糙不平，在脉搏上表现为左侧脉位 B_1 点前点位中层低黏滞性涩搏、左侧脉位 B_1 点前点位中层点状致密硬涩搏；若镜下呈现黏膜凹陷，则在脉搏上表现为左侧脉位 B_1 点前点位中

层低黏滞性涩搏、左侧脉位 B_1 点前点位中层点位性断搏。

2. 进展型胃癌，若肿瘤表现为凸向腔内的肿块，在脉搏上表现为左侧脉位 B_1 点前点位中层中黏滞性涩搏、左侧脉位 B_1 点前点位中层点位性或动点性硬冲搏；若表现为不规则较大溃疡，其底部为秽苔所覆盖，溃疡边缘常呈结节状隆起，无聚合皱襞，在脉搏上表现为左侧脉位 B_1 点前点位中层高黏滞性涩搏、左侧脉位 B_1 点前点位中层动点性或双连性断搏。

四、 脉形诊断标准

（一） 诊断依据

1. A 型亚数搏、低黏滞性涩搏、左侧脉位 B_1 点前点位中层低黏滞性涩搏（$30\% \leqslant \rho < 40\%$，$20\% \leqslant v < 30\%$）、左侧脉位 B_1 点前点位中层点位性硬冲搏（$30\% \leqslant \rho < 40\%$，$15\% \leqslant v < 25\%$）、左侧脉位 B_1 点前点位中层致密软涩搏（$35\% \leqslant \rho < 45\%$，$20\% \leqslant v < 30\%$）。

2. A 型亚数搏、低黏滞性涩搏、弱搏、左侧脉位 B_1 点前点位中层低黏滞性涩搏（$30\% \leqslant \rho < 40\%$，$15\% \leqslant v < 25\%$）、左侧脉位 B_1 点前点位中层点状致密硬涩搏（$30\% \leqslant \rho < 40\%$，$20\% \leqslant v < 30\%$）、左侧脉位 B_1 点前点位中层致密软涩搏（$20\% \leqslant \rho < 30\%$，$20\% \leqslant v < 30\%$）。

3. A 型亚数搏、低黏滞性涩搏、弱搏、左侧脉位 B_1 点前点位中层低黏滞性涩搏（$30\% \leqslant \rho < 40\%$，$20\% \leqslant v < 30\%$）、左侧脉位 B_1 点前点位中层点位性断搏（$20\% \leqslant \rho < 30\%$，$20\% \leqslant v < 30\%$）、左侧脉位 B_1 点前点位中层致密硬涩搏（$30\% \leqslant \rho < 40\%$，$20\% \leqslant v < 30\%$）、左侧脉位 B_1 点前点位中层致密软涩搏（$30\% \leqslant \rho < 40\%$，$20\% \leqslant v < 30\%$）。

4. B 型亚数搏、中黏滞性涩搏、弱搏、左侧脉位 B_1 点前点位中层中黏滞性涩搏（$40\% \leqslant \rho < 50\%$，$15\% \leqslant v < 25\%$）、左侧脉位 B_1 点前点位中层点位性或动点性硬冲搏（$45\% \leqslant \rho < 55\%$，$10\% \leqslant v < 20\%$）、左侧脉位 B_1 点前点位中层致密硬涩搏（$30\% \leqslant \rho < 40\%$，$20\% \leqslant v <$

30%）、左侧脉位 B_1 点前点位中层致密软涩搏（30% ≤ρ < 40%，20% ≤v < 30%）。

5. A 型数搏、高黏滞性涩搏、弱搏、左侧脉位 B_1 点前点位中层高黏滞性涩搏（60% ≤ρ < 70%，10% ≤v < 20%）、左侧脉位 B_1 点前点位中层动点性或双连性断搏（50% ≤ρ < 60%，10% ≤v < 20%）、左侧脉位 B_1 点前点位中层致密软涩搏（30% ≤ρ < 40%，20% ≤v < 30%）。

6. B 型数搏、超高黏滞性涩搏、微搏、左侧脉位 B_1 点前点位中层动点性超高黏滞性涩搏（70% ≤ρ < 80%，0 ≤v < 10%）、左侧脉位 B_1 点前点位中层动点性致密硬涩搏（60% ≤ρ < 70%，10% ≤v < 20%）、左侧脉位 B_1 点前点位中层致密软涩搏（40% ≤ρ < 50%，30% ≤v < 40%）。

（二）　判定方法

1. 结合临床表现，具备上述诊断依据第 1 条者，可诊断为早期胃癌隆起型。

2. 结合临床表现，具备上述诊断依据第 2 条者，可诊断为早期胃癌平坦型。

3. 结合临床表现，具备上述诊断依据第 3 条者，可诊断为早期胃癌凹陷型。

4. 结合临床表现，具备上述诊断依据第 4 条者，可诊断为进展期胃癌肿块型。

5. 结合临床表现，具备上述诊断依据第 5 条者，可诊断为进展期胃癌溃疡型。

6. 结合临床表现，具备上述诊断依据第 6 条者，可诊断为进展期胃癌浸润型。

五、　误诊分析

自 1979 年创立胃癌脉形至今，累计使用该脉形诊断各期胃癌患者 1736 例，脉诊结论与患者病情实际完全吻合者 1368 例，约占患者总人数的 78.80%，即此脉形的实际诊断准确率为 78.80%；不吻合者

368 例，约占患者总人数的 21.20%，即该脉形的实际误诊率为 21.20%。在误诊的 368 例患者中，219 例因系统因素而误诊，约占患者总人数的 12.62%，其他 149 例为随机误诊病例，约占患者总人数的 8.58%，即此脉形的随机误诊率为 8.58%。上述资料显示，此脉形的特异性较低，误诊率较高。随机误诊原因及分析如下。

随机误诊原因及分析

误诊人数	随机误诊比率	随机误诊原因	改进措施
46	30.87%	脉位过低，特征显示不清。一般而言，早期胃癌整体及动点均以低黏滞性涩搏为主，当患者脉动较弱、脉位深陷时，采集其特征需稍降低患者脉位以利特征显示，但如果脉位降低幅度掌握不好，则可因脉位过低而人为造成低黏滞性涩搏变形而使关键特征漏采。	降低脉位应根据患者的实际情况而定，腋间角应控制在40°—50°。
44	29.53%	B 组回落过快，特征显示时间过短，特征不易采集。此脉形的动点特征均位于左侧脉位 B_1 点前点位，该点位是 B 组动点中回落最快的点位，加之该脉形的整体特征以数搏为主，这在一定程度上又加快了该点位的回落速度，致使其所携带的信息一闪即逝，给特征采集造成难度。	1. 适当抬高患者脉位，并注意腋间角不可超过55°； 2. 延长诊脉时间，并反复对比两侧脉位所现特征是否一致，不可单凭一侧脉位所现特征妄下结论。

误诊人数	随机误诊比率	随机误诊原因	改进措施
59	39.60%	随测法使用不当，造成特征漏采。B组为回落组，各点位的特征应使用随测法的加压法予以采集。在B组回落过快，各点位持续时间显著缩短的情况下，随测法的加压速度很难掌握，加压过快或过慢均能使特征漏采，造成误诊。	熟练掌握随测法的使用技巧，并根据患者脉率变化及时变换指力，且应特别注意指力变化速度应与脉搏回落速度保持绝对一致。
提示	此脉形动点特征所处点位为脉动回落最快的点位，且因其动点特征又以各种涩搏为主，故采集其特征时可适当抬高患者脉位，一方面可适当延缓脉位血流，另一方面又可利于涩搏的显示，但改变脉位时应特别注意改变幅度不可过大、过猛，以免使其脉动在脉位过高的情况下，形成伪特征干扰特征采集。		

六、 病案分析

（一） 典型病例及分析

高某，女，61岁，退休工人，2013年3月初诊。患者自述：胃痛、胃胀，偶见腹泻、纳差、食无味、体重减轻。经脉诊检查，患者脉搏呈现B型亚数搏、中黏滞性涩搏、左侧脉位 B_1 点前点位中层中黏滞性涩搏（ $\rho=45\%$ ， $v=17\%$ ）、左侧脉位 B_1 点前点位中层点位性硬冲搏（ $\rho=45\%$ ， $v=10\%$ ）、左侧脉位 B_1 点前点位中层致密硬涩搏（ $\rho=31\%$ ， $v=27\%$ ）、左侧脉位 B_1 点前点位中层致密软涩搏（ $\rho=30\%$ ， $v=25\%$ ）。其中，B型亚数搏、中黏滞性涩搏为整体一级特征，

左侧脉位 B_1 点前点位中层中黏滞性涩搏及点位性硬冲搏为动点一级特征，左侧脉位 B_1 点前点位中层致密硬涩搏为动点二级特征，左侧脉位 B_1 点前点位中层致密软涩搏为动点三级特征，脉形结构完全符合肿块型胃癌理论脉形。整体特征的确诊概率根据经验值得，B 型亚数搏确诊概率为 $P_1 = 0.20$，中黏滞性涩搏确诊概率为 $P_2 = 0.20$，利用公式 J_1 得两动点一级特征的确诊概率为 $P_3 = 0.4285$、$P_4 = 0.4654$，利用公式 J_2 得二级特征的确诊概率为 $P_5 = 0.1370$，利用公式 J_3 得三级特征的确诊概率为 $P_6 = 0.0910$。将上述各特征的确诊概率统合起来，用公式 W_1 计算得患者的脉形确诊率为 84.66%，结合临床表现诊断为肿块型胃癌。后经证实，脉诊结论与患者病情实际完全吻合。

（二）误诊病例及分析

陈某，男，63 岁，农民，2009 年 5 月初诊。患者自述：上腹部疼痛、反酸、嗳气、纳差、黑便，偶见恶心。经脉诊检查，患者脉搏呈现粗软搏、B 型亚数搏、左侧脉位 B_1 点前点位中层断搏（$\rho = 42\%$，$v = 21\%$）、左侧脉位 B_1 点前点位中层致密软涩搏（$\rho = 49\%$，$v = 12\%$），其中粗软搏为整体一级特征，B 型亚数搏为整体二级特征，左侧脉位 B_1 点前点位中层断搏、左侧脉位 B_1 点前点位中层致密软涩搏为动点一级特征，脉形结构基本符合十二指肠球部溃疡脉形。整体特征的确诊概率根据经验值得，粗软搏为 $P_1 = 0.10$，B 型亚数搏为 $P_2 = 0.10$，利用公式 J_1 得两动点一级特征的确诊概率分别为 $P_3 = 0.3844$、$P_4 = 0.4902$，再用公式 W_1 将各特征的确诊概率统合起来，则得其脉形的确诊率为 77.40%，结合临床表现，诊断为胃溃疡。后经证实，脉诊结论与患者病情实际不相吻合。随访患者重做脉诊检查并询问病史方知，病人患有高血脂，长期服用降血脂药物，药物作用改变了血液的黏滞度，妨碍了黏滞性涩搏的显现，致使黏滞性涩搏漏采。患者应现脉形特征为 B 型亚数搏、中黏滞性涩搏、左侧脉位 B_1 点前点位中层中黏滞性涩搏（$\rho = 52\%$，$v = 15\%$）、左侧脉位 B_1 点前点位中层点位性断搏（$\rho=55\%$，$v=12\%$）、左侧脉位 B_1 点前点位中层致密软涩搏（$\rho=44\%$，$v=23\%$）。其中 B 型亚数搏、中黏滞性涩搏为整体一级特征，左侧脉位 B_1 点前点位中层中黏滞性涩搏、左侧脉位 B_1 点前点位中层点位性断搏为动点一级特征，左侧脉位 B_1 点前点位中层致密软涩搏为动点二级特征，脉形结构完全符合肿块型胃癌理论脉形。整体特征的确诊概率根据经验值得 B 型亚数搏为 $P_1=0.20$，中黏滞性涩搏为 $P_2=0.20$，利用公式 J_1 得两动点一级特征的确诊概率分别为 $P_3=0.4986$、$P_4=0.5432$，利用公式 J_2 得二级特征的确诊概率为 $P_5=0.1953$，再用公式 W_1 将各特征的确诊概率统合起来，得该患者的脉形确诊率为 88.20%，结合临床表现，应诊断为肿块型胃癌。后经证实，复诊脉诊结论与患者病情实际完全吻合。

后 记

我的写作历程

金伟

当人沉浸到一种事物中时，时间的流逝往往难以察觉。我对脉诊异乎寻常的热情和兴趣，使我忘记了自己是个盲人，也完全忽略了时光的飞逝。从 1973 年到 1978 年，我在黑龙江省伊春市工作了整整五年，也对脉诊研究痴迷了五年。在这五年里，我饱尝了失败的痛苦，也真实地体验了成功带来的喜悦，然而我感受最深的是，每当遭受挫折时，总有许许多多好心人出手相助。正是他们那敦厚豪爽的品格，包容万物的胸怀，纯真善良的人性光芒，温暖了我的心灵，鼓励我满怀对人生的美好憧憬，在脉诊研究的道路上无畏前行。

1978 年，我怀着对伊春人的无限感激，携妻带子，恋恋不舍地离开伊春回到了山东。

为了更好地把脉诊结论和现代医学结合，回到山东之后，我依旧致力于脉学研究，不间断地学习中西医理论，也尝试着把脉诊的结论与现代医学的有关内容结合起来。

经过多年的参悟、痴迷、积累，我对脉搏有了更新的认识，应用于临床也有不俗的成绩。

1989 年 10 月，我到中国残联去办事。残联有关领导知道我在研究脉诊，就让我写一本关于脉学方面的书。

434

　　我以前没有想过要写书。出书，那似乎是名人、专家、大人物的事。对于我，一个高中毕业生，一个盲人，一个漂泊着寻求精神家园的普通医生，出书真是有些不可思议。

　　写什么呢？1973 年以来，我一直在研究脉学，最初研究的是一种新的脉诊方法，对，要不就写这种新的脉诊方法吧。

　　这种新的脉诊方法说起来并不是很复杂，可要把它写成一本书，也不是一件容易的事。我先查阅了以前的试验和验证资料，又认真思考了一下要写的内容，随后就开始用盲文写作了。没曾想，事情出奇地顺利，只用了半年时间，十五万字的书就脱稿了。这是我对近二十年临床经验及参悟的脉诊新方法的记录和归纳整理，定名为《脉诊新法》。书稿交上去了，我的手指也肿胀难忍，半年多的时间，连续用盲文板扎写盲文，毕竟不是件轻松的工作。

　　就这样，我的第一部专著——《脉诊新法》（盲文版）就由中国盲文出版社出版了。《脉诊新法》的出版，是对我从事脉诊工作近二十年的一次总结，是金氏脉学理论发生质变的数量积累，是基础。正是在写作《脉诊新法》的过程中，我认识到我所参悟和使用的脉诊方法只要再深入下去，完全可以成为一种新的脉诊主流方法和全新的理论。

　　由于《脉诊新法》一书只有盲文版，了解此书的人并不多，但仍有许多从事脉学工作的医生、学者对此表示了很大的兴趣，来信来函商榷脉学的研究方法和脉诊的临床应用，探讨书中的有关内容，这促使我进一步去考虑这种脉诊新法后面的更深刻的东西。

　　如果说《脉诊新法》的出版标志着一种脉诊新思路的诞生，那么显然，它为金氏脉学理论的形成奠定了量变的基础，是对金氏脉学认识的第一次飞跃，完成了对传统脉诊的扬弃，我开始按照科学的认识规律，有意识地结合现代医学及其他学科的相关知识去发展完善这种理论。

1990 年到 1993 年我所做的工作，是金氏脉学走到今天的关键。新的方法有了，怎样去发展它，完善它，使之逐步上升到经验理论和科学理论高度，这是当时摆在我面前的一个不易解答的问题。脉学在中国已经有了几千年的历史，多少风流俊彦为之钟情一生，使得中医脉学发展到今天，成为人类的宝贵财富。它能在我手里发生大的变革吗？我不过是一个只有高中学历的盲人罢了。

我是个盲人，于黑暗中摸索习惯了，所以我可以而且应该在脉学的道路上继续摸索，不成功的话，至多依旧是一片黑暗，但如果我能在脉学上建立一个明媚的新天地，我的眼前就会出现光明，这份光明是我终生的追求。

我开始着手《金氏实用脉学》的写作。这本书我打算用汉文出版，那时我还没有电脑，自己无法书写汉文，只能由我口述，别人记录，所以它的写作过程是艰难而又令人感动的。

思考是痛苦的，写作是艰难的。每天晚上记录一结束，我就开始总结、思考明天的写作内容，然后用盲文写提纲、打腹稿。第二天记录的人一到，我就继续口述。

在那期间，我每夜只睡四五个小时。

时光在口述与记录的交替中流逝，书稿也一天天增厚。经过近三年的不懈努力，29 万字的《金氏实用脉学》终于写完了。我长出了一口气，三年的焦虑和愉悦，苦也罢，乐也罢，该结束了。

那时的条件不好，全部的书稿都是手写的，不像现在，写作可以用电脑完成。可万万没想到的是，当我的朋友代我去出版社交稿时，那凝结着三年心血的书稿竟意外遗失了！

得知这个消息的时候，已经是晚上 11 点多了，身心俱疲的我已进入梦乡，那是三年来少有的好觉。惊醒后的我颓然无声，能说什么呢？当时的感觉真是难以描述。怎么办？怎么办？我该怎么办！

我知道我必须接受这个现实，抱怨和伤感都无法改变现实，只能重写！

　　这一夜是漫长而痛苦的，也是难以忘怀的。我不停地思考，不停地回忆。我必须根据我的回忆从头来过。

　　由于丢失的书稿刚刚写完，以前打下的腹稿仍有印象，当黎明到来的时候，我已经捋清了思路。一切的过程重现了。原稿内容脑子里虽有印象，但重新写作也不是一件容易的事——那时，我那智障的儿子已经十二三岁了，稍不如意就大哭大闹，经常搅得我无法动笔。白天他在校园里跟孩子们一起玩，家里还算安静，一到晚上，家里就乱套了——小女儿躲在小屋里写作业，智障儿子就在卧室和客厅里乱跑乱叫，吵得我根本无法安心写作。交稿日期日益临近，写作速度慢得惊人，这让我很着急。为加快写作进度，我每天晚上吃过晚饭，就躲进办公室让同事帮我抄写，写不上几句，妻子就打电话说儿子闹得厉害，让我回去看看。没办法，我只好先让同事改错字，自己回去哄儿子，把儿子哄好了再回来继续写。每天晚上总要来回跑上三五趟，等儿子睡下了，我才能安下心来写上两三个小时。就这样，口述和记录夜以继日晨昏达旦。功夫不负有心人，经过三个月的艰苦奋斗，《金氏实用脉学》又结稿了。

　　《金氏实用脉学》一书中有不少错误，导致这些错误的原因就是最后这三个月的苦赶。当时，明明知道书稿赶得太急，书中难免有错，本应深入推敲予以更正，但由于丢失书稿耽误了时间，交稿日期已经延误，万般无奈，只能在仓促中交稿了。

　　《金氏实用脉学》应该说写作过程的准备比较充分，但成书过于仓促。虽然如此，该书还是出版了汉文版、英文版和盲文版，并在1996年获世界传统医药突出贡献国际优秀成果奖，1999年获山东省残疾人科技进步奖一等奖。荣誉并不重要，重要的是这些荣誉说明金氏脉学理论得到了医界的承认和肯定。之所以获奖，不在于我个人的拼搏和进取，而在于这种理论的前所未有，在于它对中西医结合的突破，在于它的科学性和实用性，在于它在临床上的实用价值。

《金氏实用脉学》首次提出了"金氏脉学"的概念，为这种新事物定了名，正了名。

《金氏实用脉学》是我的第二本专业著作，从 1990 年到 1993 年用了三年的时间完稿。这三年是我最痛苦也是最快乐的三年，痛苦的是理论的上升和蜕变，快乐的是完成了这个上升和蜕变。

脉学是一门神奇而又迷人的学科，不小心踏进去的人是不容易跳出来的。《金氏实用脉学》一书的出版，是我以前临床实践的总结，主要是从临床应用角度探讨金氏脉学理论。把金氏脉学建成一门独立的学科，任重而道远。我醉心于脉学的美丽和魅力，在实践中寻找深入的内容，在思维中探求本质的内涵。

我是如此沉醉，沉醉得使自己迷失，迷失到陷入管中窥豹的误区，以至有一天我发现自己竟然已无法走得更远，我知道我该安静地离开了。当然，这种离开并非放弃，目的恰恰是为了更好地接近。

人类对事物的认识是有着这样独特而有趣的规律的——当你沉迷于事物本身时，事物的全貌往往无法看清，正所谓"不识庐山真面目，只缘身在此山中"。此时需要做的事就是放开它，离开它，走向远方或者登到山顶，为的是开阔眼界，换一个角度，换一种思路。这样，当你回眸时，那使你沉醉的事物方可能现出"横看成岭侧成峰，远近高低各不同"的境界，倘如此，对事物的认识则无疑又前进了一大步。

可以说，1993 年至 1995 年，是我最痛苦的两年，也是我最快乐的两年。在这两年里，我一如既往地积累着脉诊的临床数据，同时拿出大量的时间和精力转向当代医学有关知识和最新成果的学习中，并广泛涉猎自然科学的相关知识，同时为脉诊研究进行了大量实验。这是充实的两年，收获的两年。由于这两年的学习和积累，我自觉对脉学的认识有了很大的提高，我不敢称"家"，但已绝非往日的"匠"

了。我想，金氏脉学理论是该建立起来的时候了。

既然要建立一种理论，首先要确定理论得以建立的基础，即理论的基本原理。那么，金氏脉学的基本原理是什么呢？只有基本原理确定了，理论才能建立在正确的基石之上。

实践是检验真理的唯一标准。我一边在临床中细细体会，一边思考这个问题。

脉诊是通过分析、归纳脉搏信息诊断疾病的手段，且能够较为准确地诊断疾病。能够做到这一点的原因是脉搏上携带有人体自身的生理、病理信息。传统脉诊是通过脉搏诊病，金氏脉学也是通过脉搏诊病，金氏脉诊的准确性比传统脉诊要高，要全面，是因为金氏脉学对脉搏信息的收集比传统脉学细致、全面，更重要的是比传统脉诊的整体信息诊病多了系统性和综合性。那么，如果对脉搏信息的体察再进一步细致入微，是否诊断疾病准确性更高呢？实践证明这种思路是正确的。当我收集到更多的脉搏信息时，临床诊断的准确率大为提高，同时建立的病理脉形开始增加，能够诊断的疾病种类也越来越多，直到现今确立了 198 种脉形。

正确的思维对认识事物起到的作用是无法估量的，可以使人透过现象发现本质，并进而引导人揭示事物的真谛。两年的学习使我对事物的认识有了质的改变，我已经在有意识地思考、探索脉学本身的问题。大量实验资料证明，脉搏信息完全能够真实、全面地反映机体的生理、病理状况——人体健康，脉搏就呈现生理信息；人体有病，脉搏就呈现病理信息。正所谓"有其病必有其脉"，"有其脉必有其病"。传统脉诊所谓的"舍症从脉"或"舍脉从症"，主要是因为受当时历史条件的限制，对脉搏认识还不够透彻，对脉搏携带的信息还无法全面采集、正确识别。若通过血流动力学和血液流变学知识充分认清脉搏的物理本质，换一种新的脉诊方法对脉搏的信息全面采集、正确识别，人体所患的疾病应该都能通过脉诊诊断清楚，这就是所谓的脉病统一。

虽然脉和病之间的统一机理受现在实验手段和认识水平的限制，暂时还不能完全做出科学的解释，但这种统一在我四十年的临床实践中不断得到验证。实践证明这个基本原理是正确的，建立在此基础上的金氏脉学理论是有理可依的。

认识提高了，理论基础也有了，我开始着手《金氏脉学》的写作。

写作是痛苦的，是心灵和智慧的煎熬；写作也是容易上瘾的，执着的感觉真好。

随着认识的不断深入，理论也在不断完善，此时，指下瞬间经过的脉搏在我的脑海里已成为清晰明了的三维结构，正如纪昌学射时，悬挂在窗棂上的小虫在他眼中变成磨盘大一样。每当我的手指搭于患者脉搏上的时候，那种通达灵魂的喜悦是如此澄澈透明。我像一位洞察世事的哲人，脉搏中一丝一毫的变化在我的指下都是如此清晰，那一刻，我的眼前仿佛充溢着光明，一如孩提时代的蓝天、白云在我心中留下的永远蚀磨不去的印迹。

随着对脉学认识的不断加深，写作内容也更加丰富了。预计九十万字结稿的书竟然写成了一百三十万字！当最后一个句点被圆满画上时，我的心情真是用任何语言都难以描述。

2000 年 8 月，《金氏脉学》由山东科学技术出版社正式出版。《金氏脉学》一书将经验理论升华为一种科学理论，实现了从部分质变到完全质变的重大飞跃。该书的写作经历了五年的时间，这拉长的痛苦和快乐，只有融入其中的人才得以体味。

《金氏脉学》一书首次全面详细地介绍了我总结出的 198 种病理脉形，这是 40 年呕心沥血的结晶。虽说创建的过程充盈着艰辛和无可名状的痛苦，诚如分娩的滋味只有母亲才会知道，但是同样，当初生的生命绽放出迎接世界的第一声啼哭时，也只有母亲方能体味到醉心的快乐。

正如欲望无止境一样，科研的道路也永远没有尽头。在荣誉面前，我不能有丝毫的骄傲，我只能更加投入、更加专注于脉学研究。2005 年春天，我受中国中医药出版社之约，开始写作我的第四部脉学专著——《我的脉学探索》。由于资料充实，又有先进的电脑帮忙，写作十分顺利，只用了一年半时间，三十六万字的书稿就写完了。2006 年 9 月，《我的脉学探索》由中国中医药出版社正式出版。该书获山东省中医药科学技术二等奖，被列为"中医新课堂丛书"。

从 1990 年开始写作《脉诊新法》到 2006 年《我的脉学探索》出版，整整 16 年。16 年，只是历史长河中弹指的一瞬，是人生历程中白驹过隙的片刻，对于无所事事的人，不过就是额上多增的几道皱纹，鬓边花白了几缕头发，但 16 年，对于一种理论的研究，却会有太多太多的变化发生。就是在这 16 年的时间里，我把几十年来积累的脉诊研究资料进行总结归纳，写成了《脉诊新法》《金氏实用脉学》《金氏脉学》和《我的脉学探索》4 部脉学专著。这 4 部书，分别代表了金氏脉学理论不同发展阶段的学术特点。《脉诊新法》阐述的是一种新的脉诊方法，是金氏脉学理论发生质变的数量积累，是基础，是对金氏脉学认识的第一次飞跃；《金氏实用脉学》把这种方法上升成为一种经验理论，这是金氏脉学理论从量变到部分质变的又一次飞跃；《金氏脉学》则是金氏脉学理论从量变到部分质变再到完全质变的阶段性总结；《我的脉学探索》进一步完善了金氏脉学理论，使之更系统，更科学，更完善。

如果说《脉诊新法》是大海中的珠贝，那么《金氏实用脉学》就已成功地采出了炫目的珍珠，《金氏脉学》则把珍珠串成了瑰丽的项链，而《我的脉学探索》就是珍珠项链上那颗耀眼的钻坠。有钻坠的项链才是完美的，完美的项链才是我用一生追求的绚丽璀璨，是永远驱之不散的执着的情结。

自我的前三部脉学专著出版以来，很多读者给我打电话、写信，要求我把自己的脉学研究经历写一写。那时，我正在写我的第四部脉学专著——《我的脉学探索》，于是，我便在这部书的前言中介绍了我的研究经历。《我的脉学探索》出版发行之后，又有许多读者纷纷写信，要求我根据自己的人生经历写一部传记小说，这可让我为难了。我自参加工作以来，一直从事临床、医学科研和医学教学工作。写个教学教案，写篇学术论文，甚至写本专业著作还能勉强为之，写小说我可就是个地地道道的门外汉了，可读者们热情很高，一定要我写，我不愿辜负大家的好意，也只好试试看了。有了写作意向，接下来考虑的就是书名，叫什么呢？我回忆着自己的生活经历和脉学研究过程，突然，两次令人心碎的爱情经历在我脑海里浮现，一直以来，这两次有缘无分的爱情常让我心痛。上天真是无情，天若有情，我的眼睛就不会失明；天若有情，爱情也不会如此捉弄我。对，书的名字就叫《天若有情》。一开始，大家都说这个书名不错，可我认真思考之后又觉不妥，这部书主要写我的坎坷人生，感情故事只是其中的几段插曲，不能全面反映主题，所以否了。随后我想，自我眼睛失明以来，一直在生活与求学路上苦苦追求，要不书名就叫《追求》吧。朋友们说这个名字有些俗，而且太宽泛。是啊，追求什么呢？我是个盲人，一直在黑暗中摸索，深知光明的可贵。仔细想想，给我生活带来不便的是失明，阻碍我事业发展的是失明，差点夺去我当医生权利的还是失明。可以这样说，盲人最恨的是黑暗，最渴望的是光明，光明对一个盲人而言，简直就是生命，如能得到，他宁可用一生去追求，要不，书的名字就叫《执着光明》吧，于是"执着光明"就成了这部传记小说的书名。书名有了，接下来就是写作前的准备。

我是临床医生，又是科研工作者，我的主要工作是给病人看病、做脉诊研究，传记只能在业余时间写。经过认真思考，我给自己定了三条原则：一是上午的接诊时间不能变，二是脉诊研究不能放松，三是传记小说也要写好。原则定下之后，我就开始利用业余时间一边回忆，一边翻箱倒柜寻找那些过去留下来的、残缺不全的日记本和脉诊研究资料。

回忆是心灵上的又一次经历与煎熬。经过半年多精神和肉体的痛苦折磨之后，2007年五一劳动节，我终于动笔了，我计划用四年时间完成写作。

快40年了，往事已变得模糊不清。每个夜晚，我都把自己囚禁在一个小房间里痛苦地回忆，残存的记忆在怀疑中不断被求证，光明与黑暗的日子在迟疑中时隐时现，渐渐地，渐渐地，生活中那些痛苦的、欢乐的、模糊不清的往事逐渐变得清晰起来。

但是，写作并不一帆风顺。由于文化水平有限，又不曾学过写作，写出的文字总是让人觉得枯燥无味，词不达意。没办法，只好一次次删掉重写。一个多月过去了，我不停地删，不停地写，可一段满意的文字也没写出来。我泄气了，想放弃，可又有些不甘心——谁一出生就会写作呢？再说，我只是眼睛看不见，海伦·凯勒不仅眼睛看不见，还又聋又哑，她能写小说，我咋就不行呢？思想上想通了，心也就慢慢静了下来。

443

我回忆着过去，留意着现在，同时也想象着将来，开始一桩桩一件件讲述我所经历的一切，慢慢地，思路变得越来越清晰，越来越开阔，叙述也愈发流畅起来，我终于进入了写作状态。

每个晚上，每个周末，每个节假日，我都把自己关在一间小屋子里不停地回忆，不停地思考，不停地敲击键盘，用文字把一个个瞬间串成故事。小屋里又闷又热，蚊虫也乘虚而入，我汗流浃背，奇痒难耐，但仍默默忍受，继续忘我地写作。

时光在流逝，文稿在增厚，每当我抱着厚厚的书稿沉思时，总是深深感念记忆中那些曾经帮助过我的，亲密的、熟悉的，甚至是陌生的人，是他们让我深刻感受到黑暗与光明的内在交融，并让我有了在黑暗中不断寻求光明的勇气。

时光如白驹过隙，两年半的时间在思考与回忆中转瞬即逝，2009年9月，传记的上部终于顺利结稿了。五十五万字，九百多个日日夜夜，敲完最后一个句号时，我长长地舒了一口气。

在这本书里，我用通俗易懂的语言把脉诊研究过程的每一个细节写得清清楚楚，把每一个脉搏特征的由来及其变化特点也写得明明白白，读过此书的人都说这本书对理解、学习金氏脉学非常有用，简直就像一把开门的钥匙，让读者能够生动直观地进入金氏脉学的世界。《执着光明》的问世，为金氏脉学理论的普及发扬进一步奠定了群众基础。但由于金氏脉学是一门新的脉诊理论，许多读者都说《脉诊新法》只介绍了一种新的脉诊方法，虽然好学易懂，但很难全面吃透金氏脉学理论。《金氏脉学》的内容又过于深奥，对于初学者根本无法理解。读者要求我用朴素的语言写一部金氏脉学的科普读物，于是我开始着手写作《金氏脉学概要》。说老实话，把简单问题搞复杂不易，把复杂问题简单化就更加困难了。经过近一年的时间，我终于写出了《金氏脉学概要》一书。该书共十章，系统介绍了金氏脉学的形成背景、理论依据及其证成，论述了金氏脉学"一个原理、两个基本规律、三对基本概念"的基本内容，阐明了金氏脉学的脉诊方法、脉应和特征、脉形的构建与评价，介绍了金氏脉学的脉病关系、数学模型，探索了金氏脉学的临床应用。

金氏脉学突破了传统脉学的桎梏，建立了一个全新、开放、客观的理论体系。其确定了260种常见疾病的脉象数学模型，提出了以特征定性、以脉点定位、以周程特征密度及其离散系数定量的三定方法，解决了传统脉学无法精确定性、定位、定量诊断的难题，改变了几千年来脉诊只能作为症后诊断参考依据的被动局面，基本实现了只用脉诊就能诊断疾病的目标。

在我的心里，脉搏本身就是一个非常奇妙的、丰富的、有层次、

444

有色彩、能以它独特的方式告诉人们多种多样信息的神奇世界，是人本身在进化过程中形成的反映自身健康状况的一面镜子。虽然直到现在，我们还没有完全破解它那独特的语言，可是孜孜不倦地在脉搏的世界里探幽发微，早已成了我近 50 年来最大的乐趣。

我是个盲人，于黑暗中摸索习惯了，所以我可以而且应该在脉学的道路上继续摸索，不成功的话，至多依旧是一片黑暗，但如果我能在脉学上建立一个明媚的新天地，我的眼前就会出现光明，这份光明是我终生的追求。